神魂意魄志论

徐荣谦　主编

中医古籍出版社
Publishing House of Ancient Chinese Medical Books

图书在版编目（CIP）数据

神魂意魄志论／徐荣谦主编．—北京：中医古籍出版社，2023.1（2024.3 重印）

ISBN 978－7－5152－2522－7

Ⅰ.①神…　Ⅱ.①徐…　Ⅲ.①辨证论治－研究　Ⅳ.①R241

中国版本图书馆 CIP 数据核字（2022）第 142797 号

神魂意魄志论

主编　徐荣谦

责任编辑　刘　婷
封面设计　宝蕾元
出版发行　中医古籍出版社
社　　址　北京市东城区东直门内南小街 16 号（100700）
电　　话　010－64089446（总编室）　010－64002949（发行部）
网　　址　www.zhongyiguji.com.cn
印　　刷　廊坊市靓彩印刷有限公司
开　　本　710mm×1000mm　1/16
印　　张　24.5
字　　数　400 千字
版　　次　2023 年 1 月第 1 版　2024 年 3 月第 3 次印刷
书　　号　ISBN 978－7－5152－2522－7
定　　价　126.00 元

守正创新
泽及吾幼
以奉
徐荣谦教授力著
《神魂意魄志论》问世
吉林王烈于丁酉

《神魂意魄志论》编委会

（按姓氏笔画排序）

主　编

徐荣谦　北京中医药大学东直门医院

编　审

王　茹　河北中医学院

史亚文　《国医年鉴》编委会办公室

冯晓纯　长春中医药大学附属医院

谢　琪　中国中医科学院

副主编

王　亮　郑州大学第三附属医院（河南省妇幼保健院）

尹　丹　北京中医药大学东直门医院

刘南萍　山东省潍坊市中医院

李　涛　北京炎黄中医医院

张占玲　保定市第一中医院

张学青　新疆医科大学附属中医医院

周俊亮　广东省佛山市南海区妇幼保健院

殷晓轩　兖矿新里程总医院

黄　娟　洛阳高新区创业路社区卫生服务中心

黄博明　臣字门中医学术流派传承办公室

蔡　江　北京中医药大学附属护国寺中医医院

潘　鸿　北京市海淀区中医医院

编　委

王佳鑫　广东省百岁养生研究所
艾　斯　福建中医药大学附属人民医院
石　勇　乐清柳市石勇中医诊所
刘　玉　兖矿新里程总医院
刘莉萍　新疆医科大学附属中医医院
李　柏　北京中医药大学东直门医院通州院区
李　静　开封市儿童医院
李　静　长春中医药大学附属医院
李亚群　山东省潍坊市中医院
李建保　成都中医药大学第一附属医院
李继杰　中和亚健康服务中心
张　鹏　山东兖矿新里程总院
屈　乐　新疆医科大学附属中医医院
徐光宇　全国名老中医药专家徐荣谦传承工作室
唐燕飞　中国中医药研究促进会综合儿科分会
曹向东　齐齐哈尔市中医医院
梁城玮　天津中医药大学
霍红梅　海南省妇女儿童医学中心

徐荣谦教授简介

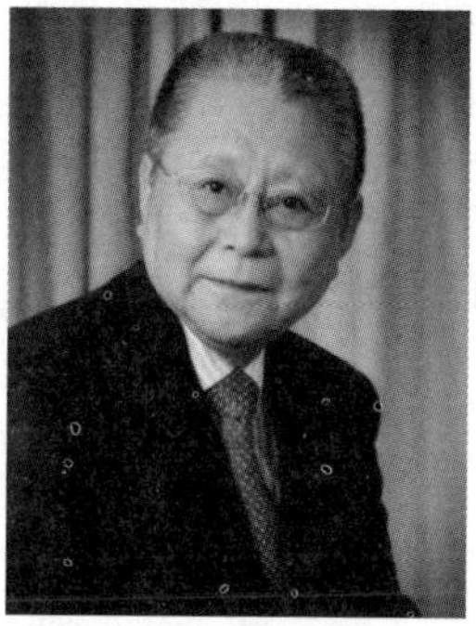

徐荣谦出身于吉林省蛟河市的一个中医世家，受到中医的熏陶。幼承庭训，耳濡目染，自8岁起随父亲学习中医，诵读《药性四百味》《汤头歌诀》与《濒湖脉学》。“文化大革命”停课三年，时逢父亲病休在家，又系统随父亲学习三年，掌握了《中医学概论》《医宗金鉴》等中医经典著作。1968年插队到吉林省蛟河市新站公社河南大队河南生产队，经过卫生所培训两个月后，成为河南生产队卫生员，服务于乡里，为农民扎针拔罐等。1972年参加吉林省蛟河县首届赤脚医生学习班学习一年，毕业后，先在河南大队卫生所做赤脚医生，悬壶于乡里；后到八一九二国防工地蛟河民工营担任卫生员。1974年考入北京中医学院（现北京中医药大学）中医系学习，1978年毕业后留校分配到东直门医院儿科工作至今。1990年秉承“两部一局”文件精神，成为刘弼臣教授的开山大弟子，随师学习5年，以优异成绩出师。而后，又相继游学拜师于四川省名医王静安、吉林省名医王烈、山东省名医张奇文。

现为北京中医药大学东直门医院儿科主任医师、教授、博士生导师，第五批、第七批全国老中医药专家学术继承指导老师，第四届首都国医名师，第四批北京市级中医药专家学术经验继承工作指导老师，北京中医药传承“双百工程”指导老师，北京市通州区第一届师承导师。京城“小儿王”刘弼臣教授的开山大弟子，为“臣字门学术流派”第六代嫡系传人，师授医名“徐济臣”。北京市精品课程“中医儿科学”学科带头人，教育部精品课程“中医儿科学”学科带头人，国家二级重点学科“中医儿科学”学科带头人，同仁堂集团第三批中医大师。现任中国中医药研究促进会中医儿科医师合作工作委员会主席、小儿推拿外治分会名誉会长、综合儿科分会会长、期刊图书编辑与信息专业委员会副会长，中华中医药学会少儿推拿传承发展共同体名誉主席，全国中医药高等教育学会儿科教育研究会理事长，中国医药卫生文化协会中医儿科文化分会会长，中国民族医药学会教育分会副会长，世界中医学会联合会亚健康专业委员会副会长，中国民间中医医药研究开发协会中医妇幼推拿分会副会长。任光明中医杂志社第六届、第七届、第八届编委会副主任委员。

2016 年 3 月 19 日，被中国中医药研究促进会评为“2015 年度优秀会长”；2016 年 3 月 19 日，当选为 50 种重点专科医联体网全国联盟主席；2016 年 3 月 19 日，被聘为中域医学研究员；2016 年 4 月 20 日，当选为世界中医药学会联合会亚健康专业委员会副会长；2016 年 4 月 20 日，被世界中医药学会联合会儿童保健与健康教育专业委员会聘为特聘专家；2016 年 4 月 28 日，当选为中国民间中医药研究开发协会中医妇幼推拿分会副会长；2016 年 5 月 5 日，被聘为山西省河东中医少儿推拿学校名誉校长；2016 年 5 月 28 日，被中国关心下一代工作委员会事业发展中心“六一健康快车”办公室聘为专家委员会顾问；2016 年 7 月 3 日，被河南省开封市中医院聘为儿科首席专家；2016 年 11 月 19 日，当选为《中医儿科杂志》第四届编辑委员会委员；2016 年 12 月 9 日，当选为中国中医药研究促进会期刊图书编辑与信息专业委员会副会长；2017 年 4 月 8 日，再次当选为中国民族医药学会教育分会副会长；2017 年 5 月 15 日，当选为中国卫生摄影协会中华医药摄影分会副主任委员；2022 年，荣获首都中医药“杏林耕耘 50 年”荣誉称号。

曾任中国中西医结合儿科学杂志副主编，北京市突发公共事件中医药应急专家委员会指导组专家，连续三届担任中华中医药学会儿科分会副会长、中华中医药学会继续教育分会副会长，第一届世界中医药学会联合会儿科专业委员会副会长，连续两届担任北京中医药大学学术委员会委员，主持国家十五、十一五等各级各类课题 20 余项。主编著作 28 部，发表论文 200 余篇。

从医60余载，行医50余载，专业从事中医儿科45年，努力研读中医经典，根据《黄帝内经》对人体肾气盛衰的阐述，经过多年探索，总结和提出了总括人体“正常体态动态变化”的“三阳学说”，并在此基础上提出儿童九种体质学说，进而在继承刘弼臣教授“调肺学派”的基础上形成了“少阳学派”，在中医儿科基础理论上创新形成了“少阳学说”理论体系。临床突出“调胆论治与神魂意魄治辨证相结合，调胆论治与调肺论治相结合，伤寒与温病相结合”的医疗特色，擅长治疗小儿肺系疾病，如小儿过敏性鼻炎、腺样体肥大、慢性咳嗽、小儿呼吸道反复感染、哮喘、闭塞性细支气管炎；脾胃疾病，如小儿厌食、腹泻、重症肌无力；心系疾病，如小儿病毒性心肌炎、紫癜；肝系疾病，如小儿多动症、抽动障碍、睡惊症、紧张状态、自闭症、焦虑症、癫痫、睑板腺囊肿；肾系疾病，如小儿肾病、肾炎、生长发育迟缓、脑积水、脑瘫；青春期疾病，如青少年痤疮、痛经、月经不调等病证。

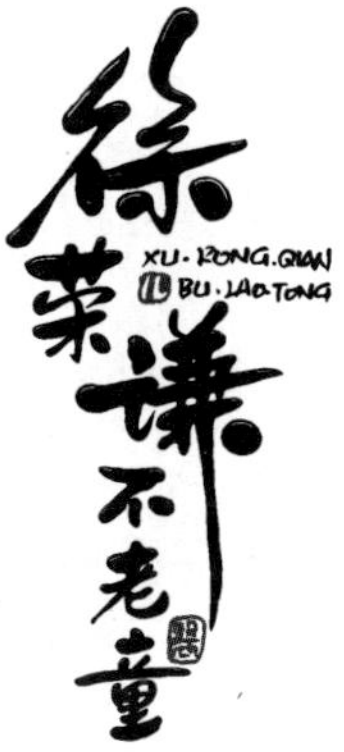

前　　言

浩瀚宇宙，广阔无垠。混沌初开，清阳上升为天，浊阴下降为地。天德为父，地气为母，阴阳相交，孕生万物。天雷地火，淬炼万化。斗转星移，风霜雪雨，四季轮换，自然之道。人类诞生，繁衍生息。天一生水，水能生木，木能生火，火能生土，土能生金，金能生水。五行轮转，天道循环。阴阳之道，顺乎自然。四气调神，顺乎自然。故《素问·阴阳应象大论》曰："阴阳者，天地之道也，万物之纲纪，变化之父母，生杀之本始，神明之府也。治病必求于本。故积阳为天，积阴为地……故清阳为天，浊阴为地。地气上为云，天气下为雨；雨出地气，云出天气。"

《神魂意魄志论》以阴阳为根本，经络为通道，交通阴阳通达各处。强调"神魂意魄志"为生命活力，躯体为载体。以"三阳学说"为"神魂意魄志论"的基本理论，以"心肝脾肺肾"为核心，阐述"神魂意魄志辨证"的精微，探讨机体宏观与微观的生理机能与机体受到损伤后的病理变化。以便临床医生进行辨证论治，提高临床疗效。

本书共分为四个部分。第一部分为上篇的"神魂意魄志论基础"，以"三阳学说"为基线，分别阐述"三阳学说""胎元与元阳学说""少阳学说""太阳学说""夕阳学说"。第二部分的中篇为本书核心内容，着重阐述"神魂意魄志辨证"，阐述"生命活力与载体学说""神魂意魄志辨证"理论基础、"神魂意魄志辨证"述要，并具体阐述"神病证"辨治、"魄病证"辨治、"意病证"辨治、"魂病证"辨治、"志病证"辨治。第三部分为下篇，阐述"神魂意魄志辨证"的其他疗法，分别就"神魂意魄志辨证"之针灸、"神魂意魄志辨证"之外治、"神魂意魄志辨证"之推拿按摩以及"神魂意魄志辨证"之药膳食疗分别予以介绍，共计十七章。第四部分为附录，包括"经典文献""方剂索引"与"中药索引"三方面内容。

本书内容新颖，具有显著的创新性。秉承本着继承发展的精神。但是，发展不可离经，创新而不叛道。“神魂意魄志辨证”与临床实际关系十分密切，不仅适用于当前日益增多的中青年等年龄段的精神神经性疾病的辨证治疗，而且对于“神魂意魄志载体”（即“五脏六腑”等“载体”的疾病以及“疑难杂症”）仍然可以采用“神魂意魄志辨证”的方法进行辨证论治。“神魂意魄志辨证”若能与其他辨证如“八纲辨证”“六经辨证”“五脏辨证”相结合应用，必将进一步提高临床疗效，有利于“人民大健康”。

本书有利于读者学习中医，提高临床诊疗水平。适用于各个基层的中医师、中医院校师生、西医学习中医以及中医自学成才者选用。

本书以“臣字门学术流派”中的核心弟子为主体，同时吸纳了志同道合的谢琪、尹丹等专家学者，共同组成编写团队。在编辑过程中，各位编者发扬“人生有涯，学知无涯”“书山有路，勤奋为径”的精神，谦虚谨慎，求真探端，团结协作，不辞劳苦，夜以继日，反复审校，付出了大量的心血和汗水，终于成稿。在此表示衷心的感谢！此外，对于中医古籍出版社的刘婷主任以及相关领导、山东兖矿新里程总医院的出版支持以及关心和帮助过本书的人员也一并表示衷心的感谢！

由于笔者水平有限，难免有不当之处，敬请海涵。

不老童徐荣谦（徐济臣）

2022 年 11 月 6 日于北京

序

寅虎年立春申时
蓝天望明月抒怀
上弦月儿船，乘游银河川。
神游飞太虚，放眼宇宙观。
不老童徐荣谦
寅虎年立春日

“望龙光知古剑，觇宝气辨明珠。”中医为中华民族的繁衍昌盛发挥了不可磨灭的历史功勋。中医理论来自临床实践，反过来指导临床，通过反反复复的临床—理论—临床—理论的无数次循环往复，不断地完善，才能历经五千年而长盛不衰。

“三阳学说”理论是在中医“阴阳学说”的基础上，依据人体“天癸”的出现与耗尽，将人的一生划分为“阳生阴长”的“少阳体态”“阴平阳秘”的“太阳体态”与“阴微阳衰”的“夕阳体态”三个阶段。“三阳学说”是“阴阳学说”的发展和继续，是深入探索人体奥秘的钥匙，符合人体阶段划分的实际，古今中外，概莫能外。从外知内，求本探源，透过现象看本质，不断探索人体生命的本质，明白人体体质的根本，才能更好指导临床辨证论治，提高临床疗效。

辨证论治理论是中医的核心。自东汉末年医圣张仲景创立“六经辨证”与“脏腑辨证”以来，“气血津液辨证”“三焦辨证”“卫气营血辨证”等辨证论治的理论不断涌现。每一个新的辨证论治理论的出现，皆与当时的疾病变化密切相关，也必将中医事业推向一个新的高潮。

“神魂意魄志”是客观存在的，但是，在相当一段时间，人们一谈到“神魂意魄志”就认为是迷信，避之犹恐不及，更不要说用“神魂意魄志”的理念来辨治疾病了。这种观念在某种程度上阻碍了中医的发展。辨证只明“五脏六腑”等“有形载体”功能，而不明“神、魂、意、魄、志”等无形“活力”的功能，则必不能全面了解人体，临证也必然不能很好地进行辨证论治。

俗语云：“天有三宝，日、月、星；地有三宝，水、火、风；人有三宝，精、气、神。”临证诊病，必先观察其“精气神”。“精气神”在，则健康，“精气神”衰则病；“精气神”失，人则为行尸走肉，命不久矣。

从父精母血结合，诞生新生命的那一刻，“神、魂、意、魄、志”即相伴而生，主导人体由形体初具、出生成长乃至生命终结全过程的生命活动。诚如《灵枢·本神》所云：“天之在我者德也，地之在我者气也。德流气薄而生者也。故生之来谓之精，两精相抟谓之神，随神往来者谓之魂，并精而出入者谓之魄。所以任物者谓之心，心有所忆谓之意，意之所存谓之志，因志而存变谓之思，因思而远慕谓之虑，因虑而处物谓之智。故智者之养生也，必顺四时而适寒暑，和喜怒而安居处，节阴阳而调刚柔。如是则僻邪不至，长生久视。”

“神魂意魄志”必须与机体有机地结合在一起，才成为一个生命体。“神魂意魄志”不可以离开机体而单独存在。譬如电力必须依赖电线作为通道才能输送，才能发挥出电的功能。

在“新冠”疫情肆虐之时，余不忍看苍生蒙难，复读《黄帝内经》《幼科要略》等经典，提出了“湿毒论”，以其彰显中医治疗之优势，得到张奇文老前辈、武汉儿童医院与深圳儿童医院等同行的认可。余心中感念，进一步深究经典，勤求古训，求端探源。发现《黄帝内经》等经典中有诸多有关“神魂意魄志辨证”的描述，深思揣度，熟虑求索，感到“新冠”肆虐的近三年来，儿童精神情志疾病有所增多。采用“神魂意魄志”的理论指导，进行辨证论治，疗效明显提高。于是进一步深入探索，发现“神魂意魄志”的理论不但与“精神”与“情志”疾病相关，而且与“五脏六腑”等全身疾病亦有密切关联。余总结出“神魂意魄志辨治”的理论，并且与其他“辨证论治”的方法相结合，用以指导临床实践，亦可明显提高疗效。“神魂意魄志辨治”的理论是在古代先贤辨证理论启示下提出，不断完善，逐渐形成。于是余心中甚喜，不敢私藏，不揣冒昧，“不需加鞭自奋蹄”，以古稀之躯，与门人弟子等同仁分工合作，不分昼夜，不顾寒暑，披星戴月，加班加点。历经两载有余，六易其稿，终于可以定稿，付梓刊出，与同道共享。但由于水平有限，难免有疏漏之处，敬请同道谅解。

现阶段，随着医学分科呈现日渐细致的趋势，临床上产生了相当多的负面现象。原本一个医生、一个科室能够解决的问题，现在往往多位医生、多个科室不能解决，导致患者徒劳往返而无功。例如“疫病”，诚如《素问·刺法论》所云：“五疫之至，皆相染易，无问大小，病状相似。”这就说明许多传染病，是不分老幼大小，病因一致，病状相似。其治疗方法与选方用药也是大同小异。除此之外，许多疾病，例如“过敏性鼻炎”“哮喘”等；甚至许多精神情志类疾病，如“抽动障碍”“焦虑症”等，虽然不同年龄阶段均可为患，症状有所差异，但是病机病理上基本相似，可以采用相似的治疗方法。对此，美国精神病学家埃里克森提出了“生命周期”理论。其实，在漫长的中医发展史中，出现了扁鹊、华佗、朱丹溪、吴鞠通、叶天士等许多“通科”医生。有的甚至“内外妇儿”兼通。这些所谓的“通科”医生，现在则称为“全科医生”。其实，现代许多名老中医药专家，例如刘弼臣、孔光一等等皆是“内外妇儿”兼治，而且疗效显著。不但解决了患者各科之间奔波劳碌之苦，也为现代临床分科过细的改革提供了有益的思考。“神魂意魄志辨证”不但适用于儿童，也同样适用于内科、妇科等临床科室的应用。

“神魂意魄志辨证”是以“阴阳学说”为基础，“神魂意魄志”生命活力以“经络”为载体，以“神魂意魄志”受到损害的临床症状为依据，展开辨证论治的全新辨证论治理论。

若能将“神魂意魄志辨证”应用于临床，推广应用，必将造福亚健康体态人群与疾病体态人群，以此贡献自己一点绵薄之力，则心中幸甚。

皓首不老童徐荣谦

寅虎年春日于首都北京

2022 年 2 月 4 日

陈 序

徐荣谦先生主编的《神魂意魄志论》付梓出版，是一件大好事。该书立意求本，着眼实用，是在中医临床辨证思路上探索创新之作。

余曾在北京中医药大学学习、工作近十六年，与徐荣谦先生不仅是校友、同事，还是好邻居，他还是我们中国医药卫生文化协会中医儿科文化分会的主委。因此，徐作大成，邀请我为之作序，这是万不可推辞的，同时也给了我一次深入学习思考中医辨证论治理论体系的好机会。

我粗浅地梳理了中医的辨证方法，主要有八纲辨证、六经辨证、病因辨证、三焦辨证、脏腑辨证、经络辨证、气血津液辨证、卫气营血辨证，这些辨证方法都是在古人长期的医疗实践中总结出来的，后世医家在诊疗过程中不断加以补充和完善。

“医圣”张仲景在《伤寒论》中提出了完整的六经辨证体系，包括太阳、阳明、少阳、太阴、少阴、厥阴六种类型，临床上根据这些不同的类型确定治则，遣方用药。仲景的六经辨证，实际上是包括了脏腑、经络、气化、八纲在内的综合辨证体系。脏腑辨证、经络辨证、八纲辨证及病因辨证则均起源于《黄帝内经》，金代名医张元素在《黄帝内经》脏腑理论的启示下，结合自己数十年的临床经验，总结出了以脏腑寒热虚实判断病机的学说，将脏腑的生理、病理、辨证和治疗系统归纳，这较前人又有提高，使脏腑辨证由此而渐被众多医家所重视，脏腑病机理论也被不少后世医家所研究。清代程钟龄进一步阐发了八纲的涵义，提出审证治病不过寒热、虚实、表里、阴阳八字而已；清代温病学家叶天士提出卫气营血辨证，作为温病的辨证纲领，有效地指导临床实践，尤其是温热病的治疗。叶天士说：“大凡看法，卫之后方言气，营之后方言血。”清代医家吴瑭最早确立“三焦辨证法”，将人体分为上、中、下三焦。上焦以心肺为主，中焦以脾胃为主，下焦包括肝、肾、大小肠及膀胱。根据这一理念，治疗上有所不同，即“治上焦如羽，非轻不举”“治中焦如衡，非降不安”“治下焦如沤，非重不沉”。

前人的辨证论治方法对现代中医乃至整个医学界都有很大的帮助和启示。近年来，中医界一直继承并发扬古代医家的辨证方法，治法、方药不断丰富，但在辨证思路上鲜有再度创新。

在中医辨证论治的思路方法上能不能有所创新？徐荣谦先生主编的《神魂意魄志论》正是在这个大课题上的有益尝试。我曾请教徐荣谦先生，让他用最简洁的语言把这本书的内在逻辑说来听听。他说人的生命本质在于精、气、神之统一。我也觉得这确实是临床辨证施治的新视角。回过头再来看手中这本沉甸甸的《神魂意魄志论》书稿，正是从这个新角度形成了新思维，梳理出了新的理论框架。

徐荣谦年逾古稀，仍笔耕不辍，与诸多同仁同心协力，终有《神魂意魄志论》问世。该书上篇讲述“神魂意魄志论”基础理论；中篇讲述辨证诊疗体系，包括治疗法则、遣方用药思路；下篇列举“神魂意魄志”的外治疗法及药膳食疗。理论体系完备，思路明晰，既有治疗思路，又体现了“上工治未病”的中医学术思想。该书紧扣《黄帝内经》根本思想，并不只应用于情志疾病的诊疗，也为内科杂病的诊疗开创了新的辨证论治体系，实为“传承精华，守正创新”的一个范例，这必将对中医药的发展起到重要的推动作用。

在这里，我想借用明末清初大思想家顾炎武写给当时的医圣傅山的一句诗，送给徐荣谦先生和所有参与本书编著的同仁：“老树春深更著花。”愿《神魂意魄志论》在这中医药发展史上的最好时代，成为中医学古树上的一朵奇葩，愿中华文明的参天大树在这民族复兴的大美时代枝叶繁茂。

斯以为序，以荐同道！

陳啸宏

2022 年 9 月

陈啸宏为中国医药卫生文化协会首届会长，原卫生部副部长，曾任北京中医学院（北京中医药大学）党委副书记。

余　序

具有悠久历史的中医儿科学积累了小儿养育和疾病防治的丰富经验，明代王肯堂在《幼科证治准绳》的序言中说：“医家以幼科为最难，谓之‘哑科’，吾独谓不然。夫幼小者精神未受七情六欲之攻，脏腑未经八珍五味之渍，投以之药，易为见功。”对小儿生长发育和生理病理的理论探讨，早期有托名周穆王时师巫所传之《颅囟经》（一作东汉卫汎撰），以及具有中外影响的宋代钱乙《小儿药证直诀》，对儿科病证主要采用五脏辨证法以决定其治法；其后有《小儿卫生总微论》（作者佚名）以儿科病证医论为著。明代则有万全《幼科发挥》、王肯堂《幼科证治准绳》，清代夏鼎《幼科铁镜》、许豫和《许氏幼科七种》及吴澹堂《保婴易知录》。

徐荣谦教授博采诸学，经过多年的艰苦探索，结合自己的研究心得和临证体验，融会中医学理论予以创新发扬，提出独到见解，带领众弟子著书立说，主编《神魂意魄志论》一书。该书强调神魂意魄志为生命功能状态，提出“三阳学说”为其基本理论，探讨小儿宏观与微观的生理机能及其受损后的病理机转。同时，学术与临床并重，着重阐述了神魂意魄志临证辨治的理论与方法，旨以丰富和发展中医学儿科辨治理论。

从全书阐论而言，立论新颖，治法详备，特别是对浩瀚的儿科医籍文献呈现“不取亦取，虽师勿师”（见清代袁枚《续诗品三十三首·尚识》）的学术风貌，向读者提供了丰富的内容。

余瀛鳌

第四届国医大师

中国中医科学院首届学术委员会委员

2022 年 9 月于北京

目录

概 述

人体的生命有长有短，但是无论长短，均形成一个生命周期，称“全生命周期”。人体自成形的那一刻起，就开始了自身的阴阳平衡活动。故《素问·宝命全形论》云“人生有形，不离阴阳”，而阴阳平衡活动贯穿人体的“全生命周期”。故《素问·阴阳应象大论》云：“阴阳者，天地之道也，万物之纲纪，变化之父母，生杀之本始，神明之府也，治病必求于本。”

人的一生，从婴儿、儿童、少年、青壮年到老年，虽然各年龄阶段都有其各自的特点，但是都离不开阴阳这个根本。古代儿科医家根据小儿一方面“生机蓬勃，发育旺盛”，另一方面“五脏六腑成而未全，全而未壮”两重性的体质特点，将小儿称为“芽儿”。“芽儿”一方面展现在小儿的“阴阳二气”中，阳气始终居于主导地位；另一方面展现小儿“阴阳二气”皆稚嫩，体现了小儿“阳生阴长”的“少阳体态”的体质特点。青壮年阶段是人生最辉煌的阶段，阴阳二气处于最强盛和最稳定的阶段，阴阳平衡处于相对稳定的阶段，故曰“阴平阳秘”，称之为“太阳体态”；到了老年，阳气逐渐式微，阴液也随之衰退，又进入了“阴衰阳微”的阴阳平衡不稳定的阶段，称之为“夕阳体态”。合称为“三阳学说”。

每个年龄阶段由于体质特点的不同，所表现的疾病特点和疾病谱也有所不同，由此导致促进了临床医学分科的出现。临床医学分科促进了研究的深入，提高了临床疗效，其历史功绩不容抹杀。但是，由此也产生了一定的不良反应。我们强调“全生命周期”的理论，以“三阳学说”为“神魂意魄志论”的理论基础，加以诠释，并发掘出“神魂意魄志辨证”理论与其他传统的辨证论治理论相结合，形成“神魂意魄志”辨证论治与“五脏证治”相结合为基础，强调“从胆论治”与“从肺论治”相结合、伤寒“六经辨证”与温病“卫气营血辨证”相结合的临证思路，是一种全新的“辨证论治”理念，不但用于辨治“情志类疾病”，亦可与其他“辨证理论”结合起来，辨证论治人体其他疾病，进而指导其他疗法的临床应用，必将大大提高临床疗效。

上 篇

神魂意魄志基础

第一章　三阳学说

三阳学说的提出是受到中国古代文化的影响，其中影响最大的当属河图、洛书。河图、洛书是中华文化、阴阳五行术数之源，汉代儒士认为，河图就是八卦，而洛书就是《尚书》中的《洪范九畴》。河图、洛书最早记录在《尚书》之中，其次在《易传》之中，诸子百家多有记述。太极、八卦、周易、六甲、九星、风水等皆可追源至此。河图上排列成数阵的黑点和白点，蕴藏着无穷的奥秘；洛书上纵、横、斜三条线上的三个数字，其和皆等于15，十分奇妙。洛书以黑白两色来表示奇偶、阴阳，以1~9点的九个组合来表示“数”。这些“数”的排列是来自先天八卦中阳（男）、阴（女）从幼小到长大、从长大再到老死的生命过程。洛书的实际意义是用图形来表示“数”，然后用“数”的顺、逆序次展开“先天八卦”中男、女从胎儿、婴儿到青少年，从青少年到中年，从中年到中老年，从中老年到老年，从老年又回到原始点的整个生命循环过程。将洛书变化成九宫图之后，就可以清楚地看见每个宫格内全都变成了数字。中宫（五宫）是一切生命的起源点（胎养）和终结点（死亡）。中宫属土，世间万物都是生于土而最终又归于土，这是个永恒的道理，所以又将死亡称作“回归”，洛书在数序上以阳顺、阴逆排列出了生命从孕育到出生、从出生到衰老、从衰老到回归（死亡）的整个过程。以男性为阳，依照阳往后顺数的原则，男起点于5宫，此宫象征万物从胎儿到婴儿的阶段。走到6宫时成长为少男，走到7宫时成长为中男，走到8宫时成长为长男，走到9宫变成为老父，当老父衰死后又回归到5宫（中央土）。以女人为阴，依照阴往前逆数的原则，女起点于5宫，此宫象征万物从胎儿到婴儿的阶段。走到4宫时成长为少女，走到3宫时成长为中女，走到2宫时成长为长女，走到1宫变成为老母，当老母衰死后又回归到5宫（中央土）。

四象在中国的《易传》中是指“老阳”“少阴”“少阳”“老阴”，又指四季天然气象，在秦汉以后逐渐指代源于远古星宿信仰中的青龙、白虎、朱雀、玄武，分别代表东、西、南、北四个方向上的群星，也称四神、天之四灵、四圣将。四象学说的出现，有助于古人认识客观世界。“象”，就是以“象”类物，是古人的一种分类和分析事物的方法，是一种认识世界的手段和方法。四象分别可以代表春、夏、秋、冬，或是生、长、老、死等四类事物和现象，将事物和现象分成四个阶段、四种相联系的情况。

综上所述，河图洛书是用“数”的顺、逆次序，描述人从胎儿、婴儿到青少年，从青少年到中年，从中年到中老年，从中老年到老年，从老年又回到原始点的整个生命循环过程。“四象”代表的“生”“长”“老”“死”等四类事物和现象，将事物和现象分成四个阶段。徐荣谦教授从“河图洛书”和“四象”中得到启示，根据儿童、青壮年和老年的生理特点，提出了“儿童阶段的少阳体态，青壮年阶段的太阳体态，老年阶段的夕阳体态”，简称“三阳学说”。

第一节　三阳学说图示

以下图为例（图 1），阳为银白色（宽度约 0.5 厘米），阴为黑色（宽度约 0.5 厘米）。二者紧密相贴，相伴而生，相伴而长，盘旋生长，形成抛物线。底色上部为天，淡蓝色，约占四分之三；中部为一条水平绿色直线（宽度约 0.5 厘米）；下部为土黄色，不足四分之一。

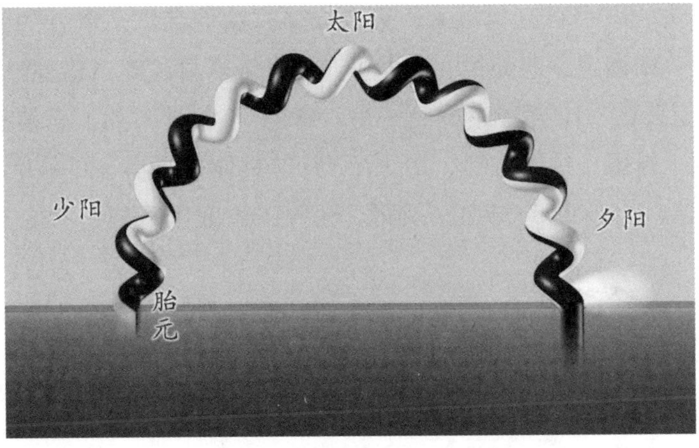

图 1　三阳学说示意图

第二节　道生于玄牝

老子（约公元前571—前471年），字伯阳，谥号聃，又称李耳，出生于楚国苦县历乡曲仁里（今河南省鹿邑县太清宫镇），曾做过周朝守藏室之史，是中国最伟大的哲学家和思想家之一，道家学派创始人，世界文化名人。他被《纽约时报》列为古今中外十大作家之首，被大不列颠博物馆列为影响世界的十大名人之一，著有《老子》一书。本书又名《道德经》或《道德真经》，共81章，分为上下两篇，前37章为上篇道经，第38章以后为下篇德经。据联合国教科文组织统计，在译成外文发行量最多的文化名著当中，《道德经》仅次于《圣经》排名第二。《道德经》的国外版本有一千多种，是被翻译语言最多的中国书籍。

《道德经》含有丰富的辩证法思想，老子哲学与古希腊哲学一起构成了人类哲学的两个源头，老子也因其深邃的哲学思想而被尊为“中国哲学之父”。老子的思想被庄子所传承，并与儒家和后来的佛家思想一起构成了中国传统思想文化的内核。道教出现后，老子被尊为“太上老君”；从《列仙传》开始，老子就被尊为神仙。《道德经》作为中国历史上第一部系统的哲学经典，虽只有五千言，但字字珠玑、句句经典。其具有向多种理解开放的巨大张力，哲学、文学、宗教、经济、政治、伦理、管理、军事、外交等都可以从中找到智慧的源头。该书自诞生以来，读者众多，流传甚广，释者如云。历史上曾有唐玄宗、宋徽宗、明太祖、清世祖四位皇帝亲自注解《道德经》。

“道生于玄牝”出自《道德经·第六章》：“谷神不死，是谓玄牝。玄牝之门，是谓天地根，绵绵若存，用之不勤。”具体所指其说非一，有天与地、鼻与口、上与下、父精与母血，及肾、元神、黄庭中丹田、心之左右二窍等诸说。

“玄”有幽远微妙之意；“牝”指鸟兽的雌性，泛指阴性的事物。“玄牝”有微妙化生之意，是说道化生万物而不见其所以生。“玄牝之门”指道生万物，万物由是而出。“天地根”谓天地万物生成变化的根本。

生养天地万物的道（谷神）是永恒长存的，这叫作玄阴。玄妙阴阳之产门，这就是天地的根本。可以理解为大道虚空生养万物，其精髓就是绵延不绝、生生不息。它就是这样不断的永存，作用是无穷无尽的。大道万物就如同人类的孕育过程，它充满了神奇又不为人所目睹，正因为我们无法亲眼看到，才更突显其神秘和深奥。大道的孕育和女性孕育不同点在于：大道生育万物的功能是无限的，它会永远存在下去，因而说“玄牝不死”，它怎么可能死呢？这是大道的本质特征使其永不停息地生化万物。大道的牝门存在于“无”的状态之中。无的状态无处不在，充盈于整个宇宙中。无中生有，有又变无。无的蕴意是不见踪影又无法寻觅，从整体到分散，再由分散聚为整体，包含一切变化。它永远都不会枯竭、停息，无所谓开始，无所谓结束。

道生一，一生二，二生三，三生万物。“道”是天地万物的本源，天地万物都是由它而产生，它是宇宙万物的母体。作为宇宙本源的道，它永远存在。事物生成演化所依循的法则及构成万物的基本粒子永不消亡，这可谓是谷神不死。

老子把“道”称为“天下母”，某种意义上，老子是提倡以阴柔为主导思想的。老子的思想是贵柔守雌，他从“弱者道之用”出发，强调“天下之至柔，驰骋天下之至坚”，以“柔弱胜刚强”。他所崇尚的无为而无不为的“道”，就是以柔弱顺自然为主要特征的。在《道德经》中，“负阴而抱阳”“牝常以静胜牡”“知其雄，守其雌”等这样贵柔崇阴的例子是很多的。这在当时战乱时期阳胜而杀伐的时代具有全局的平衡思想。老子用以柔克刚的思想缓和当时战乱所造成的阳刚杀伐的环境。

道，即虚、无，既是天地之根，也是万物之根。复归于道（无），也就远离了生长运动时的喧嚣，走向静止（虚极自然静），开始孕育下一个运动周期。达到静止，意味着回归到本命。命，也就是命运，即事物发展运动不可抗拒的趋势或规律。事物由无到有，再复归到无，周而复始，几近于“宿命”而不可抗拒，充分体现了“反者道之动”的规律性。复归到本命就叫作“常”。常，即正常或常态，指事物必然如此、普遍如此的状态，亦可以说是道，或道造就的状态。了解和把握事物运动发展演变的规律，才称得上明智、明白和通晓事理，在行动上才能立于不败之地。否则，就会妄动、妄为，招致失败和危险。

首先，南怀瑾先生在《我说参同契》中说道：中国道教文化提出来，人的肉体生命与天地一样，是可以永远存在的。我们的文化标榜人的生命可以“与天地同休”“与日月同寿”。中国文化把人的生命价值提得那么高，并不靠上帝，不靠佛、菩萨，也不靠祖宗、鬼神。所以中国文化有个大胆的设想：人的生命可以与天地同寿，只要太阳月亮在，宇宙存在，“我”就存在，与日月一样的长久。我们研究世界各国的文化，不管是宗教是哲学还是科学，没有敢这样大胆的！即使只是一种假设，也只有中国文化敢这么讲。其次，道家提出来，可以让自己肉体的生命功能返老还童，长生不死。所以讲到中国文化的特点，只有道家的思想具有这一种特点。比较接近的是印度佛家文化，但佛家在这一方面是不愿多提的，只是偶然提及。

《参同契》提出来的是老庄的思想观念、《易经》的变易法则及丹道的修炼方法。此三种原理相同，只要懂了某一面的道理，对于生命真谛就把握住了，这是《参同契》书名大致的来源。历史上相传，《参同契》的作者是东汉魏伯阳先生，道家称他魏伯阳真人。《庄子》里提到，“真人”这个名称是庄子所创，得道的人才能叫“真人”。《参同契》首先提出来“乾坤者，易之门户，众卦之父母。坎离匡廓，运毂正轴”。这也是《易经》的纲要。研究《易经》也好，修炼丹道也好，乾坤是《易经》八八六十四卦的父母卦、根本卦，就是“众卦之父母”。除了乾坤外，就是坎离两卦，现在韩国的国旗图案就是乾坤坎离四卦。

看到一个婴儿刚生下来，我们很高兴。可是按照《易经》的道理，这个叫作消，消就是慢慢用，直到用完为止。依庄子的道理，生的那一天就是开始接近死亡的一天，所以生下来是在等死。就算是活了一百年、一千年，“不亡以待尽”，不过是在等最后一天的到来，所以生命的过程是消。那么死亡了以后，是真的没有了吗？不是没有了，那叫“息”，休息去了，休息是充实充电，所以息的时候不是没有生命。我们习惯了把消耗、活动的时候当成是生命，不知道“息”的表现形式是死亡，实际上它是在积累，是新的生命正在孕育。所以叫一消一息之间，换一句话说是一动一静、一善一不善、一是一非等。老子说的一个道理：“道生一，一生二，二生三，三生万物。”“三”以后不谈了，已经发展到不晓得多少数了。宇宙间有一阴一阳，就是两种力量。我们的动作也好、说话也好，任何生命都有两个作用，这两个作用是生灭的、消息的，所以《易经》讲消息，就是佛的生灭法。有成长就有衰弱，有衰弱就有成长，一边高而另一边就低了。这个一阴一阳在宇宙的作用由两个符号代表，就是乾坤两卦。周易的乾坤两卦，乾代表天，坤代表地。坎离是乾坤卦中间一爻变动来的。讲到中气，我们说一件事情要变化，是自己心里头先动了念，中间中爻一动就变了。乾卦中实，内生纯阳，离卦腹虚，变阴从生，叫作“离中虚”（☲）。如果画一个圆圈象征太阳，太阳那么亮，太阳里头有一点黑点，就是那个阴。所谓离中虚，是指阳中有至阴。这是拿中国文化解释太阳，不是用现在科学讲《易经》的物理观、宇宙观。太阳里头有黑点，这一点谓之“至阳当中有至阴之气”，是中气。乾卦的中爻一变，就变成离卦，所以太阳是代表天的乾卦变来的。坤卦纯阴，得中土之化，水土合德，由艮入坎（☵）。坎代表月亮，我们的古人早就知道，月亮本身不能发光，它是吸收太阳的光能而反射，才有这个光明。坎离两个卦分别是阴中有阳，阳中有阴。

《参同契》之“乾坤者易之门户，众卦之父母”，是《易经》的关键所在，是入门之处。其“坎离匡廓”，天体空空的，中间有两个圆球在转，一个月亮（坎）一个太阳（离），化生出无数的生命。中国的文学有时候称太阳跟月亮为双丸，像两个弹丸一样在转动。说明天地的运行，地球的转动，就靠太阳、月亮推动的力量。“运毂正轴”是像车轮子一样在太虚、在宇宙里头转动，有规则地动。而且它的中心一定是中正，等于车轮轴心一样，不能歪的。

在十二辟卦的十二个月当中，半年属于阳卦，“冬至一阳生”，阳气在上升就是刚才讲的“消”。半年属于阴卦，“夏至一阴生”，阳消阴长是“息”，阳气能慢慢向地球中心回拢乃至休息，这个是息。

老子讲：“天地之间其犹橐籥乎？”宇宙的形成与灭亡交替进行周而复始，不是谁能主宰，而是自然共有的一股生命的力量。“牝牡四卦，以为橐籥”，就是宇宙之间这个生命的大象。大象，即大概的现象，是说原则不变；不是小象，没有详细分析。大象就是乾坤坎离。乾坤代表了宇宙天地，坎离代表太阳月亮，“牝牡四卦”就是这阴阳四卦，“以为橐籥”，就是太阳月亮一切在运转，所以形成我们人世间有白天、黑夜，有动相、静相。这个动能在中国道家就叫作气，所以古人的诗说到宇宙生物的生命，“悟到往来唯一气”，悟到生与死就是一股气的作用。“牝牡四卦，以为橐籥”，实际上这句话的意义，是指生命的功能。在东西方宗教叫它是菩萨也好，上帝也好，但在道家文化学术里，没有这些名称，因为无法给一个名称。老子叫“道”，也是假名，所以称“道可道，非常道，名可名，非常名”。中国老祖宗叫作道，叫作天，叫作乾卦，也都是代号，表示宇宙中有一个生命，可在动静、生死之间看得出来。这个体，形而上的体在哪里？西方哲学和宗教专门讨论研究这个体，宇宙万有生存之体，死了也就看不见了。在东方文化，体虽然看不见，仍然是有。体在哪里见？在用上见，在相上见。有用有现象，体的功能在其中矣！譬如人会讲话，但能够讲话的不是言语，也不是嘴巴，是人的生命会讲话。在哪里看见呢？就在他讲话上，讲话是他的相，现象是体的用，所以体是在相和用上见的。离了相和用，虽然有体，却不可见，不可知，不可说，无形无相。所以有些错误理论常把人的思想搞得很混淆，往往有些人讲体，其实只是在讲相，有的只在讲用，他又牵涉本体，于是就搞不清楚了。实际上体、相、用是一个东西。所以这个道理一定要搞清楚，“牝牡四卦”，天地日月这四卦，是代表生命往来兴衰这个作用的现象。“覆冒阴阳之道”，“覆”就是盖，包括的意思。只要懂得《易经》的乾坤坎离四卦的真实作用，了解这个法则，就是已经“覆”了，对整个宇宙万有生命的功能也都会了解。“冒”罩也，就是放在顶上。“覆冒阴阳之道”，把乾坤坎离四卦作用、十二辟卦等搞清楚了，就把宇宙阴阳、生死、生发之际、动静之用整个把握住了。

《易经》有三个重点：理、象、数，加上通、变，实际上有五个。变就是用，通了才能晓得应用。理就是哲学的道理，理字也代表《易经》讲宇宙万物本体。象就是现象，用就是作用。“数在律历纪”，所以研究《易经》每一个卦、每一爻都有它的体，都有它的作用，它的现象也都不同。再进一步讲，任何宇宙万物有现象、有作用就有数，譬如我们手那么动一下，或者一秒钟，或者半秒钟，就是数。数在中国大家习惯也叫运，就是动，在动态当中，一动必定有数，所以有数的理。如果能把西方数、理、哲学到极致，也就明白了道，所以万物皆有其数。

这个宇宙运行的法则，一步有一步的现象，一步有一步的作用，每一个现象也不是乱七八糟的，“处中以制外”，要把握那个中心。人为什么衰老？衰老是一定的，因为生来必有死。生老病死四大过程等于乾坤坎离，从天亮到夜晚，谁都免不了。但是道家文化认为可以免得了，不过一定要懂得这个法则。所以老子讲“人法地，地法天，天法道，道法自然”。“法”就是效法，人要效法这个地球运行的法则，“人法地”，就是效法地球这个作用。道法“自然”，是说它自己当然如此。道就是道，它自己本身必然一定是如此，有一定的规律。自然不是盲目，自然非常有规则，一步不能违反。

传统的道家是指秦汉以前，就是周秦时的道家，那时诸子百家并没有分家。换一句话说，传统的道家在秦汉以前形成，它是中国文化的根。所谓儒家孔孟思想是道的一部分，其他如名家、法家乃至于兵家、军事哲学，都出自道家，连医家、农家以及诸子百家，都是由道家而来。所以到清朝时，纪晓岚奉命搜罗中国的书籍编成《四库全书》，关于道家的这一部分，他有八个字的按语：“综罗百代，广博精微。”“综罗百代”是将所有中国文化的一切都包含进去；“广博”形容非常大，非常渊博；“精微”等于是说道家是科学的、严谨的、微妙的。

孔子在《系辞》上有两句话：“变动不居，周流六虚。”意思是道这个法则是固定的，但是要灵活运用。“周流六虚”，六虚就是东南西北上下；“变动不居”，应用起来不是呆板不变的。《易经》的道理，天、地、人谓之“三才”，上是天，下是地，中间是人。我们人生的价值是什么？人生的目的是什么？依中国传统观念就是“参赞天地之化育”。这句话上面并没有写一个人字，但是谁在参赞天地之化育？当然是人。天地有没有缺陷？有缺陷。人的智慧可以弥补天地的缺陷，所以“参赞天地之化育”是人的价值，人的智慧的价值，人的能力的价值，所以不要轻视了人为。而道家，认为一方面通过由生理着手，借吐纳药物等方法，炼精化气、炼气化神，另一方面由心理着手，致虚极守静笃，或如守窍等，可以突破现象界的限制，夺天地间的造化而达到修道升华。

孔子在《易经系辞》讲：“易简，而天下之理得矣。”真搞通了《易经》，就觉得这个原理非常高深，但是天地间最高深的学问到了最高处反而非常简化，因此叫作简易。古代佛教的讲经叫作消文，把文章先消化了再说；消化了文字，才能明白其中的意义。

孔子后裔子思在《中庸》第十三章中说道“子曰：道不远人，人之为道而远人，不可以为道。”“道”就是《中庸》中所指的中庸之道，是一种至大无外、至小无内的至高之道，是天地、人伦之道。道不远人意即人可以通过正心诚意修炼而成此道，旨在鼓励人努力向“道”靠近，不断努力提高自己的认知水平。“道”就是自然规律，存在于人的周围，不以人类的意识而转变，亘古长存。

第二章　胎元与元阳学说

第一节　胎元论

一、关于人体生成的理论

《黄帝内经》对人体生成的理论从医学角度进行了讨论，《灵枢·天年》所说："人之始生……以母为基，以父为根。"意思是说，人的生命来源于父母之精的结合，《黄帝内经》关于各个器官的生成也做了进一步的论述。《灵枢·经脉》说："人始生，先成精，精成而脑髓生，骨为干，脉为营，筋为刚，肉为墙，皮肤坚而毛发长。"这就明确指出构成人体的各种器官，如脑髓、骨、脉、筋、肉、皮肤、毛发等都是由父母的生殖之精化育而成。在上面我们提到"天地气交，万物华实"，结合"生之来谓之精"这一观点，我们就可以得出这样的观点：人类的繁衍和生存，不仅需要天地阴阳之气运动变化而形成的自然条件，还需要构成人体的直接材料——先天之精。先天之精由父母之精合和，具有产生新生命的本能活力。明代张介宾《类经》注云："太极动而生阳，静而生阴，阴阳二气，各有其精。所谓精者，天之一、地之六也。天以一生水，地以六成之，而为五行之最先。故万物初生，其来皆水，如果核未实犹水也，胎卵未成犹水也，即凡人之有生，以及昆虫草木无不皆然。《易经》曰：男女构精，万物化生。此之谓也。"意思是，生命最初的状态是"精"。

《云笈七签》中介绍了道教对宇宙及万物生成的诸多观点，具体到人神识、脏腑、器官等的产生，在卷二十九至卷三十一这三卷《禀生受命部》中有详尽的论述，其中提道："《内观经》云：天地构精，阴阳布化，人受其生。一月为胞，精血凝也；二月为胎，形兆胚也；三月阳神为三魂，动以生也；四月阴灵为七魄，静镇形也；五月五行分五藏，以安神也；六月六律定六府，用滋灵也；七月七精开窍，通光明也；八月八景神具，降真灵也；九月宫室罗布，以定精也；十月气足，万象成也。”其后的《因缘经》也对人在胞胎中十个月的生长过程有所论述，还将肝与木星、肺与金星、脾与土星、心与火星、肾与水星相联系，而七窍与北斗七星相联系，这体现了天人相应的思想。接下来还有更具神话色彩的描述，七星降为七个童子，护卫人身，“七星之气结为一星，在人头上，去顶三尺”，如果人行善，那他头上的星光大明亮，如果人作恶的话，他头上的星会小而晦暗，越行善越有福气，而越作恶越容易招致灾祸，这也是道教对人的教化，鼓励人向善。另外，《云笈七签》云：“凡人生禀九天之气，气凝为精，精化成丹，丹变成人。”所以与自然相应，故而不同月份出生的人在十个月里所感受之气有所不同，以此为基础可以推想人的性格、品性、生理特点不同可能与此有关。

《道德经》云：“知其雄，守其雌，为天下溪。为天下溪，常德不离，复归于婴儿。知其白，守其辱，为天下谷。为天下谷，常德乃足，复归于朴。朴散则为器，圣人用之，则为官长，故大制不割。”体现了老子的思想。他认为婴儿期是人体的真朴时期，和谐、圆融是该时期的主要特征，没有妄念、妄想和妄动，接近于道的状态，随着年龄的增长和欲望的膨胀，身体及行为逐渐失“和”（亦即失“常”），远离真朴，所以要返朴归和。对于人的发育和成长而言，就是“知和曰常，知常曰明”。“复命曰常”是就所有的事物来讲的，具有更大的广泛性和普适性；“知和曰常”是就个体的人这个特殊事物来讲的，对于人的成长发育和行为具有普适性，倡导向婴儿期的无欲、无妄的回归，达到“精之至、和之至”的状态。因此，前者统摄后者，后者从属于前者，二者具有一致性。

二、从阴阳学说角度认识胚胎发育

（一）人胚发育中阴阳关系的确立原则

中医的阴阳学说包含一分为二和合二为一的两个方面，是对人体形态结构、生理功能、病理变化中既对立又统一关系的认识。在《黄帝内经》中对事物阴阳属性的认识，遵循了三个方面的原则：一是根据事物所居的时空区段；二是根据事物运动变化的状态及趋向，如动与静、上升与下降、外出与内入、兴奋与抑制等；三是根据事物固有的状态与特征。根据这些原则，将人体分为外为阳、内为阴，上为阳、下为阴，背为阳、腹为阴；将人体中具有温热、兴奋、推动、弥散、外向、升举等作用或特性的物质及其功能规定为阳，将人体具有滋润、抑制、收敛、凝聚、内守、沉降等作用或特性的物质及其功能规定为阴，这些原则同样适用于胚胎发育中的各种结构和功能。

（二）胚胎发育中各结构的阴阳关系

1. 对受精卵阴阳属性的认识

受精卵是精子和卵子结合形成的新细胞，是新生命的开始。精子来源于禀阳气多的男性，运动活力强，运动速度快，属性为阳；卵子来源于禀阴气多的女性，运动活力弱，静而少动，属性为阴。精卵结合，是阴阳合二为一的体现；精卵结合的过程，可以看作是阴阳交感的过程，正如《黄帝内经》所云“阴阳合，故能有子”。受精卵形成后，约三十小时后就开始了不断的细胞分裂和细胞分化的活动，故可将受精卵属性视为阳性，但阳中有阴，受精卵分裂（卵裂）过程是阴阳相分离的过程。

2. 对母体与胚胎阴阳属性的认识

胚胎与母体，犹如种子和土壤，胚胎在不断生长，通过对母体结构的破坏、侵入来获取生长的空间和物质，是主动的运动。而母体结构相对静止不变，为胚胎发育提供营养和氧气，有滋润的作用，故认为胚胎属性为阳，母体属性为阴。具体来说，胚胎发育主要位于母体子宫蜕膜所提供的空间内。蜕膜细胞胞质丰富，富含糖原和脂滴；腺体粗而弯曲，腔内集聚分泌物；颗粒细胞可以释放松弛素，减少子宫肌的收缩，维持妊娠。可见，蜕膜具有厚重、滋润、松弛的特性，故可认为妊娠期子宫内膜属性为阴，而母体结构只是相对静止不变。蜕膜不断增厚，子宫肌层增厚，平滑肌细胞增大增多，整个子宫容积不断增大；卵巢中的妊娠黄体维持三至四个月；阴道黏膜充血水肿，皱襞增加，伸展性增强，阴道上皮含糖原增多，乳酸含量增多。除了生殖系统器官结构的变化，母体其他系统的功能也发生相应的变化，如乳房增大，乳腺腺管和腺泡发育；随着妊娠进展，膈肌升高，心脏向左、向上、向前移位，心排出量增大，血容量增加，红细胞数目增加；肾脏略大，肾血流量和肾小球滤过率增加，并维持较高水平；呼吸深度加强；基础代谢率增高，胰岛功能旺盛，矿物质需求量增大等。这些体现了母体功能兴奋、推动的特性，可视为阴中有阳。

3. 对胚胎各部分结构阴阳属性的认识

胚胎来源于胚泡。胚泡内部的内细胞群发育成胚盘，这是胎儿的原基，是整个结构的主体，是不断进行细胞分裂和细胞分化的结构，具有外向、升举的特性，故属性为阳；胚泡外周的滋养层及胚盘周围的结构逐渐发育成胎膜，是胎儿的附属结构，为胎儿的生长发育提供营养和氧气，故属性为阴。从胚盘的形成和分化过程来看，外胚层位置在上，且靠近外胚层的结构发育成人体的外部结构、背侧结构或脏器的外周结构，而内胚层位置在下，且靠近内胚层的结构，发育成人体的内部结构、腹侧结构、脏器的内腔面结构，故外胚层为阳，内胚层为阴，中胚层位于阴阳之间，近外胚层一侧的结构属性偏阳，近内胚层一侧的结构属性偏阴。由三个胚层形成的器官、结构，其属性亦可再分阴阳。正如《素问·阴阳离合论》中所言："阴阳者，数之可十，推之可百，数之可千，推之可万。万之大，不可胜数，然其要一也。"在内细胞群不断分裂、分化发育成胚胎原基的同时，胚泡周围的滋养层逐渐发育成绒毛结构。随着发育进程，绒毛逐渐增长增粗并出现分支，并逐渐深入到蜕膜组织中。其中包蜕膜和平滑绒毛膜二者相邻，进一步发育，其结构由复杂逐渐退化，结构变简单、变薄；而底蜕膜和丛密绒毛膜相邻，其厚度逐渐增加，结构逐渐茂密。由此可见绒毛因为能从蜕膜组织中获得充足的血液供应和营养成分而生长活跃，而蜕膜组织为满足绒毛的需求而越来越厚；反之，绒毛可因蜕膜的退化、萎缩而退化、变薄。可见蜕膜和绒毛是相互依存的阴阳双方，这符合中医学中的"阳根于阴，阴根于阳""孤阴不生，独阳不长"和"无阳则阴无以生，无阴则阳无以化"等论点。

4. 对胎盘阴阳属性的认识

胎盘是妊娠期特有的结构，由丛密绒毛膜和底蜕膜（基蜕膜）组成。丛密绒毛膜属于胚胎结构，属性为阳；底蜕膜属于母体子宫结构，属性为阴。从结构上看，作为阴阳双方的底蜕膜和丛密绒毛膜是相互依存的，故胎盘可作为阴阳互根的代表。从整体性来看，伴随着胚胎的生长，胎盘形态增大，结构趋于复杂，功能逐渐强大，物质交换的成分和数量增多，分泌激素的种类和数量增多，这些都与丛密绒毛膜的发育有关，具有运动、变化的属性，故胎盘整体属性更偏于为阳。从中药药性来看，温热属阳，寒凉属阴。入药的胎盘称为紫河车[1]，性味甘、咸、温，入肺、心、肾经，有补肾益精、益气养血之功用。故从药性角度来看，胎盘属性为阳，与上述胎盘整体属性为阳的观点也相吻合。

（三）正常胚胎发育中的阴平阳秘

《黄帝内经》将人体的健康状态高度概括为“阴平阳秘”，就是指阴阳平衡、阴阳协调的状态。正常人胚发育过程中也体现了阴平阳秘的特点。同时，胚胎发育过程中，阴阳消长是个普遍的运动规律，可以是阴阳同消共长，亦可是阴阳此消彼长，但阴阳消长处于一定范围内，保证发育过程中的动态平衡。在不同时段、不同区域结构及功能的变化，都是要保证胚胎的正常发育，并保障母体的安全性。如胚胎发育早期，胚胎所需营养物质和氧气量都较少，但是处于进行细胞分化、器官形成的重要阶段，对外界的影响因素较为敏感，故绒毛结构较为复杂，从外至内各层结构较厚，细胞密集，通透性较小；胚胎发育中后期，器官原基形成，器官逐渐长大、成熟，外界因素对其影响较小，但是胎儿所需营养物质和氧气量大大增加，故绒毛增大、增粗，物质交换的表面积增大，同时绒毛壁结构趋于简单，合体滋养层变薄，细胞滋养层退化、消失，胚外中胚层中毛细血管增多，位置贴近合体滋养层，结构的通透性增大，物质交换增多。绒毛增粗增长，必然增强了对子宫蜕膜的侵蚀力。子宫蜕膜通过相应增厚来对抗这种侵蚀，同时绒毛中的细胞滋养层穿过合体滋养层，形成细胞滋养层壳，来阻止合体滋养层对子宫蜕膜的侵蚀。从中可以体现阴阳双方同消同长的运动规律，也体现阴阳双方相互协调保证胎盘屏障功能的动态平衡。细胞增殖与细胞凋亡贯穿人的一生，特别是在胚胎发育阶段，细胞的增殖与凋亡是胚体及其器官发生、演变的重要基础。细胞增殖与细胞凋亡也是符合阴阳关系的，可将细胞增殖的属性看作阳，细胞凋亡的属性看作阴。从卵裂开始，胚胎的不同区域和不同时期的细胞进行着不同速率的细胞增殖，但是，这些结构的部分细胞又会在一定时期发生主动死亡和消除，即细胞凋亡，从而使该结构发生形态改变。如四肢发生的早期，手足形似桨板，主要与细胞增殖有关，其后在预定指（趾）之间的细胞凋亡才形

[1] 在2020年版《中国药典》中，紫河车未被收录，此处仅供参考。

成指或趾。食管发生过程中，食管腔面的内胚层最初分化为单层柱状上皮，接着细胞迅速增生，上皮增厚，一度使管腔闭塞，约在胚胎第八周，管腔重新出现。在血管发生和血管生成过程中也存在内皮管的融合、通连现象，这不仅是细胞增殖和细胞凋亡之间的阴阳平衡，还有促血管生长因子和抑血管生长因子之间的阴阳平衡。

（四）异常胚胎发育中的阴阳失调

在某些致病因素的影响下，胚胎和母体结构不同层次或不同部位的阴阳消长超过其限度，会出现阴阳失衡的状态，影响胚胎的正常发育，造成胚胎的畸形或流产、早产等。正常胚胎发育，细胞增殖和细胞凋亡这对阴阳关系是处于动态平衡的状态。若细胞增殖强，细胞凋亡弱，即阳盛而阴衰，会出现并指或并趾现象，或消化道上皮细胞过度增生后未吸收或吸收不全而致食管闭锁或狭窄等畸形。若细胞增殖弱，细胞凋亡强，即阴盛而阳衰，则会出现心房隔、心室隔缺损等。妊娠剧吐（恶阻）是妊娠早期常见的疾患，现代研究认为与绒毛产生的人绒毛膜促性腺激素（HCG）增多有关，多胎妊娠、葡萄胎的孕妇，血中 HCG 值显著升高，早孕反应较重，引起失水及电解质紊乱、酮体增高，患者消瘦、脉搏增快等症状，若病情不见好转，必然影响胎儿的生长发育。从母体与胎儿的角度看，先阳气偏盛，后阴气偏衰，最终会导致阴阳两衰。孕妇若患有疾病或服用药物、饮食摄入异常等，可以表现为阴气偏衰或偏盛。如患有糖尿病的孕妇，血糖水平较高，对胎儿而言为阴盛。滋养充足，胎儿发育快，体型较正常胎儿巨大。此病程可视为阴阳同消同长。孕妇若缺乏叶酸，则阴不足，不足以滋养胎儿生长发育，可出现神经管畸形。《素问·阴阳应象大论》曰“阳为气，阴为味”“气味辛甘发散为阳，酸苦涌泄为阴”。绒毛膜是一个兼具阴阳两种特性的结构，对于胚胎而言，绒毛膜为其提供一个相对稳定的生长环境，具有孕育、沉稳、安定的特性，属性为阴；对于母体而言，绒毛膜增长、增粗，侵蚀子宫蜕膜，具有运动、变化、升浮的特性，属性为阳。若其阳性增强，可破坏母体子宫结构，如胎盘植入，就是丛密绒毛膜生长、侵蚀超过子宫内膜，最终深达肌层的结构；若阴气偏盛，如葡萄胎绒毛过度增生，不能为胚胎生长提供营养，则引起胚胎死亡。可见，讨论一个结构的阴阳属性及其阴阳运动，首先要确定此结构所属的阴阳范畴。

总之，应用阴阳学说来探讨胚胎发育过程中结构的演变规律及各结构间的相互关系，是为了拓展阴阳学说的内容，促进中医理论的深入发展，进而为中医理论的微观应用夯实基础，并为研究胚胎发育提供新视角、新思路。

三、先天之精

《黄帝内经》里面有句话："智者察同，愚者察异。"有智慧的人，会从不同的观点、概念和表述方法中去找背后那个相通的东西。关于精、气、神，在《黄帝内经·灵枢·本神》里有一段话，讲人的生命跟自然的关系。原文写道："天之在我者德也，地之在我者气也。德流气薄而生者也。故生之来谓之精，两精相抟谓之神，随神往来者谓之魂，并精而出入者谓之魄，所以任物者谓之心，心有所忆谓之意，意之所存谓之志，因志而存变谓之思，因思而远慕谓之虑，因虑而处物谓之智。"这段话可以分成四部分来看。第一部分讲的是一切生命的开始，即"天之在我者德也，地之在我者气也，德流气薄而生者也"。生命的源头，来自天地赋予两种不同的能量——德与气。第二部分讲的是人的生命，"故生之来谓之精，两精相抟谓之神"。生命的根本是精。父母两种不同的生命力合在一起，它产生了"神"。人的生命是这么来的。就传统观念而言，人的生命不是卵子和精子简单的结合，它有一个灵魂或者称为神。这个观点和印度的阿育吠陀医学是一致的，所有的传统医学都会重视这个部分。比如现在做试管婴儿，找到健康的卵子，让它受精、着床，这些是有形的部分。另一个重要的部分是妈妈母体的能量状态和精神状态，这是中医最关注的部分。第三部分，"随神往来者谓之魂，并精而出入者谓之魄"，魂魄是什么东西呢？在商周时代，"招魂复魄，是国之政事"。第四部分，"所以任物者谓之心，心有所忆谓之意，意之所存谓之志，因志而存变谓之思，因思而远慕谓之虑，因虑而处物谓之智"。如果说前面的"精神魂魄"有点像心理学的"潜意识、种族意识、生命意识"，这一段就是显意识了。

精和神之间的关系如何？《灵枢·决气》云："两神相抟，合而成形，常先身生，是谓精。"此句从先天之精的来源论述了两者关系。杨上善云："雌雄两神相抟，共成一形，先我身生，故谓之精也。"指的就是男女因为情欲进而精神及肉体和合产生了先天之精。即神（男女两神）与气（男女肉体、形体）和合生成先天之精。可见《黄帝内经》有关先天之精的论述同道家“元精”概念基本一致。

因此我们认为神包含于精之中，神以精为体。《素问·汤液醪醴论》云：“精气弛坏，荣泣卫除，故神去之而病不愈也。”就从病理状态证明了精伤进而导致神败的结果。同样，也可以得出神为精之用的结论。如《灵枢·本神》“恐惧而不解则伤精”，就证明了神作为精之用在过度恐惧的状态会消耗精的现象。郭海等通过对《黄帝内经》精气神理论溯源以及与哲学、生命科学的对比，得出精是人的物质本原，神以精、气为基础的结论，与以上论述基本一致。

由上文可知，先天之精是魂魄产生的物质基础。我们知道五脏有藏精的能力，《素问·五脏别论》“所谓五脏者，藏精气而不泻也”，《灵枢·本神》“是故五藏，主藏精者也，不可伤，伤则失守而阴虚”。以上条文皆述五脏藏精，那么五脏所藏之精到底为先天之精还是后天之精，或是先后天两精？五藏神中的魂、魄，是否可以认为是肝肺所藏先天之精所主？传统说法认为只有肾藏先天之精，其他四脏藏的是后天之精。而我们通过分析认为，五脏所藏之精应包含先后天两精。首先，《灵枢·本神》“故生之来谓之精”，《灵枢·经脉》“人始生，先成精，精成而脑髓生”，提示先天之精是我们整个形体脑髓等化生的基础，孙广仁等认为禀受于父母的先天之精，在形成胚胎、发育为脏腑形体官窍之时，已经寓于其中，因而人出生之后，各脏腑形体官窍之中已经藏有先天之精。也就是说肾所藏先天之精，会被运送到全身，那么先天之精就不应该只藏于肾。张进等通过干细胞组织工程研究，认为干细胞作为人体之先天之“精”，可以再生人体的各组织部分，与先天之精作为构成人体和维持生命活动的基本物质属性相符合。干细胞广泛存在于胚胎、血液、皮肤、肝脏、胃肠道、胰腺等部位，从中医五脏五体理论来看，也间接证明先天之精非肾脏独藏。其次，五脏分藏五神，后天之精为水谷精微，并不能化为神用，只有先天之精能化神。最后，从五脏关系来看，五脏和五行对应，生命的生长化收藏，需要五脏的共同参与，本质上就是肾中先天之精的流转秩序，如果先天之精只有肾之藏，而无其他四脏的参与，那么就没有生命的外在体现。后天之精有滋养形体百骸，自然也滋养先天之精，故共同封藏于五脏之中。

《灵枢·天年》云："血气已和，营卫已通，五脏已成，神气舍心，魂魄毕具，乃成为人。"该句条文明确提出魂魄在人生之初就已毕具。婴儿出生之时并不具备成人复杂的心神活动，很重要的原因就是因为没有广泛地与外界接触，婴儿状态下的魂当属于先天的层次。而后天，我们知道"魂"识作为心神所主导下的五神之一，与营造梦境相关，而梦境内容又和外界接触的相关活动有关。

南怀瑾先生在《我说参同契》中说道，从《易经》里看，人的生命，由母亲第一天怀孕开始，一直到出生，是属于乾卦。乾卦是个符号，代表生命的完整性，没有男女之分。我们讲《易经》的六爻卦，下面三爻称为内卦，上面三爻称为外卦。人的生命在出生以前，属于内卦的范围，内卦也叫先天。

第二节 元阳论

所谓的"元阳"既是"纯阳"。"纯阳"首见于《颅囟经·脉法》，书中云："凡孩子三岁以下，呼为纯阳，元气未散。"

一、元阳概说

（一）"元阳体质"的年龄阶段

具有"元阳"体质者是初生小儿，一般不超过三岁。故"三岁以内，为元阳体质"。三岁至十四岁为"少阳体质"。十四岁至二十四岁，仍处于生长发育阶段，为青春期，元气未散，属于"少阳体质"至"太阳体态"的过渡阶段。二十四岁左右，"真牙生，而长极"后，才真正进入到"太阳体质"的成人期。

（二）"元阳"的源头

"元阳"源自父母之先天。好比植物的种子，带有生命的种子。种子储藏了遗传的精华，具有传承生命功能的种子。

二、“元阳”与“芽儿”

古代中医儿科医家将小儿比作春天草木刚发的茸芽，非常贴切。但是若将三岁以内的婴儿比作植物种子刚发的嫩芽，则更加适宜。植物的种子在适宜的温度下，无论是埋入土中（必须是含有种子需求的足量水分），或者只是放入适度温度的水中，只要吸收水分（阴液），即可发芽，破壁而出。植物种子在这一刻，充分彰显了“纯阳”本质特性，此时的植物种子在适宜的温度下，只需要水分（阴液），即可开始新的生命周期运行，用以比喻三岁以下的婴儿实在是再贴切不过了。当嫩芽长到一定的长度，才开始生根，用根来继续完成养分的吸收。例如我们日常生活中生的黄豆芽、绿豆芽等，一般当芽长到两寸以内时，即可当蔬菜食用，若进入生根阶段以后，就会长出绿叶，长出绿叶的豆芽就不再像之前鲜嫩，食用性就会大大降低。此时，种在地里的种子发芽，为嫩芽期；随之根部开始生根，芽上开始长叶，芽上长叶标志芽的下部开始生根，生根长叶则标志芽儿阶段的终止，进入幼苗阶段。相对小儿而言，幼苗阶段标志小儿脱离婴儿阶段，进入了幼儿阶段。

种子皆内藏元气，动物种子的元气包含“元阳”与“元阴”两个部分。如卵生动物的卵，受精卵才是具有生命力的种子。未受精的卵，不具备发育新生命的能力，不能称之为种（种子）。受精卵的蛋清为阳，蛋黄为阴，一旦遇到合适的温度，蛋白就会吸收以蛋黄的阴为营养物质，开始发育，一般30日左右即可发育成熟破壳而出。

三、“元阳论”与道家“阴阳观”的关系

（一）“元阳”与“纯阳”

“元阳学说”充分保留了道家“阴阳观”的精华。道家的“阴阳观”认为一切生命形式皆以阳气为要。故《景岳全书·阴阳》篇云：“天地阴阳之道，本贵和平，则气令调而万物生，此造化生成之理也。然阳为生之本，阴实死之基。故道家曰：分阴未尽则不仙，分阳未尽则不死。”

中医儿科最早的著作《颅囟经》源头有三种说法。其中，从中医文献角度看，最早提及《颅囟经》者为隋代巢元方的《诸病源候论》。《诸病源候论·小儿杂病诸候·养小儿候》云："中古有巫方，立小儿《颅囟经》以占夭寿，判疾病死生，世所相传，始有小儿方焉。逮乎晋宋，推诸苏家，传袭有验，流于人间。"此说，证明早在晋宋时代《颅囟经》已经流于人间。在此之前《颅囟经》在哪里呢？在道家中流传。《小儿杂病诸候·养小儿候》又云："小儿始生，生气尚盛。"其所谓的"生气尚盛"实则指的就是"元阳之气"。此说实为将道家的"纯阳"学说与中医阴阳观贴近，便于中医接受和理解。明代万氏特支持"纯阳学说"。如《育婴家秘·鞠养以防其疾四》云："小儿纯阳之气，嫌于无阴，故下体要露，使近地气，以养其阴也。"而后《育婴家秘·鞠养以防其疾四》又在"家传三法"抱龙丸解中明确说："抱者，养也。龙者，纯阳之物。益震为龙，东方乙木也，为少阳之气，时至乎春，乃万物发生之始气也。乙者，肝木也。肝为风木，初生小儿，纯阳无阴，龙之象也。肝为有余，少阳之气壮也。肝主风，小儿病则有热，热则生风，上医虑之，制此方以平肝木，防惊风，此抱龙之名义。"清代温病学家吴鞠通也认为"纯阳学说"为道家学说。故在《温病条辨·解儿难·俗传儿科为纯阳辨》云："古称小儿纯阳，此丹灶家言，谓其未曾破身耳，非盛阳之谓。"吴鞠通认为"纯阳学说"为道家"阴阳观"毋庸置疑。但是，吴鞠通认为"谓其未曾破身耳"则大错特错。

（二）"元阳"与"元气"

"元阳"不同于"元气"。"元阳"是指遗传于父母，具有生命力的"种子"中所凝练与储备的具有生长之机的"精华"。

"元气"一方面指的是推动"种子"焕发生机，破壁与破壳而出的元阳之气。另一方面是指促进"幼苗"与"孩童"生长发育的原动力，贯穿于整个儿童阶段。

（三）"元气未散"与"元气泄"

"元气泄"即所谓"破身"。一般是指男女进入青春期之后，发生两性关系后，称为"破身"。而三岁内的"孩童"何以"破身"？"男童"几乎不可能，而“女童”也仅为极个别现象。故所谓的“元气未散”并不等同于“破身”说，故“元气未散”与“元气泄”含义不同。

“元气”是指初生小儿来源于父母的“元阳之气”。初生小儿“一团阳气”，蒸蒸日上，生机盎然，发育迅速。“元气”急于得到阴液滋养补充而快速生长，故整个婴儿时期是人生中生长发育最旺盛的时期。自出生至一岁，小儿身长增加了百分之五十，而体重增长三倍不止，小儿这种“生机蓬勃，发育旺盛”的生理现象只能用“元阳学说”来解释才恰当。

一岁以后，由父母先天带来的“元阳之气”减弱，生长发育也逐渐放缓。三岁以后，乳牙出齐，由父母先天而来的“元气”开始渐渐消散，而称之为“元气散”，生长发育也逐步减缓，故“元气渐散”是指三岁以后由父母先天带来的“元阳之气”逐渐消散。

女童七岁、男童八岁起，小儿肾气始盛，自身“元气”开始滋生，“齿更发长”。女童十四岁、男童十六岁，“天癸”至，小儿重新产生出的自身“元气”充盛，“月经来潮”“精满自泄”，儿童进入定终身的快速生长发育的状态。此时不宜结婚，若结婚，则自身的“元气”将泄，不利于身体发育。

二十四岁左右，“真牙生而长极”，身体真正发育完善，才进入青壮年的成年阶段。

故所谓的“元气泄”是指由于两性之间发生性关系所导致的“破身”，不同于三岁以前的“元气未散”。

综上所述，“元阳”是指三岁以内小儿源自父母先天的“元阳之气”，也称三岁以内小儿为“元阳体质”。“元阳”是指具有“生命力”精华凝练的“种子”，发育成下一代“生命”初期“芽儿”阶段，即指三岁以内孩童“元阳体质”的核心。

第三章　少阳学说

第一节　少阳主春

明代万密斋在《育婴秘诀·五脏证治部论》中云："春乃少阳之气，万物之所以生发者也。小儿初生曰芽儿者，谓如草木之芽，受气初生，其气方盛，亦少阳之气方长未已。"少阳在天，象征着东方，在季节上象征着春季；在人体象征着少火，少火即是人体生命之源，维系着小儿生生之气；在脏象征着肝，在腑象征着胆；在植物则象征着茸芽。此即《素问·阴阳应象大论》所云"少火生气"之意。小儿初生如草木方萌，时刻都处于不断的生长发育中。

小儿自出生到成人，始终处于不断的生长发育过程中，年龄越小生长发育越快。小儿初离母腹来到世间，犹如旭日之东升，草木之方萌，体重以每年两公斤的速度增长，身高以每年五厘米的速度增长；出生六个月后平均每月长出一颗乳牙，八岁至十二岁换生恒齿；出生七个月会坐，八个月会爬，一岁开始独立行走；一岁前牙牙学语，一岁时会发出单音，两岁时会发出复音，两岁六个月起即能用语言向成人表达交流。这种生机蓬勃、发育迅速的状况，在人的一生中，好像自然界的春天一样，生机盎然，洋溢着一派欣欣向荣、郁郁葱葱的景象，所以明代医家万密斋认为小儿是禀少阳生长之气，以渐而壮。

早在《素问·调经论》中便提到"有余有五，不足有五"，分别以神、气、血、形、志代指心、肺、肝、脾、肾五脏功能的邪正盛衰病理变化，文章一开始即指明："夫心藏神，肺藏气，肝藏血，脾藏肉，肾藏志。"其中，"形有余则腹胀泾溲不利，不足则四支不用"，是说脾主肌肉而充形体，故形有病多主于脾。脾胃为后天之本，气血生化之源，小儿生长发育旺盛，对水谷精微的需求较成人为多，然小儿脾胃薄弱，饮食稍增，则易引起运化失常，运化不足，饮食停滞，短期内多生腹胀、大便不调诸症，长期则更伤脾胃，水谷不能化生精微，气血生化乏源，又易导致气血两虚的病证，临床多见面色萎黄、四肢痿软乏力等。细究其源，虽然有形有余或不足的证候区别，但结合小儿自身特点，根本原因还在于“脾常不足”，故而在临床用药之时应处处虑及顾护脾胃为先，“气有余则喘咳上气，不足则息利少气。”所言的气有余和不足，则偏指肺气有余和不足的证候，表现在发病之时肺先受邪，肺失宣肃，肺气上逆发为喘咳等肺气壅实之证候，而恢复期由于肺气不足，则表现为少气、短气、动则气促、乏力、自汗诸症，故肺之病变则多分为发作期和恢复期而分别论治，此法尤适用于小儿哮喘、咳嗽及肺炎喘嗽等，体现了“急则治其标，缓则治其本”的治则，此亦为中医儿科学在治疗肺系病证中的优势之一。而儿科学中的“肺常不足”除了反映以上病理特点外，还强调了小儿肺脏娇嫩、卫外不足、易受邪侵的生理特点，加上肺之气有赖脾之精微充养，脾胃健旺，则肺卫自固，而小儿脾亦不足，故肺气亦弱。还有“志有余则腹胀飧泄，不足则厥”，肾藏志，故志病多属于肾，此处有余、不足，代指肾有余、不足。肾者，胃之关也，邪气实于肾则关门不利，可见腹胀、飧泄等症；肾气不足，失于温煦充养，则出现厥的表现。

唐代经济相对繁荣、社会相对稳定、思想相对开放，此时的医学取得了一定的发展，儿科学受重视的程度也日益提高。通过官方、民间的一致努力，使唐代的儿科日益繁荣，将前朝经验进行了总结，并结合当时的实践进行发挥。政府更加重视儿科医学的发展，在太医署的“医科”中首设了“少小”科，使小儿病诊治走向专门化，从上而下促进了当时儿科学的进步。同时，魏晋南北朝的医学积累，为隋唐时期的医学发展打下了坚固的经验基础，使这段时期诞生了许多著名医家，如巢元方、孙思邈、崔知悌等。这些医家的著作中有大量内容涉及儿科，除部分亡佚外，大多保存在了孙思邈的《千金方》与王焘编写的《外台秘要》中，此外，还有唐末的《颅囟经》以及宋代《幼幼新书》中收录的唐代的《仙人水镜图诀》等文献，都是隋唐时期儿科学术发展成果的标志性文献。唐末的《颅囟经》指出：“凡孩子三岁以下，呼为纯阳，元气未散，若有脉候，即须于一寸取之，不得同大人分寸。”说明小儿在脉象上与大人是有区别的，其根本原因在于小儿的生理特点是发育旺盛，体内阳气相对于阴气处于优势地位，因此在脉诊上与大人的生理脉象、病理脉象都有所区别，同时小儿身体发育尚未完成，因此，脉体的长度也与成人相比更加短小。唐代医家孙思邈的《备急千金要方》与王焘的《外台秘要》都继承了《小品方》对于小儿年龄的论述，根据其记载的“凡人年六岁以上为小，十六以上为少……其六岁以下，经所不载，所以乳下婴儿有病难治者，皆为无所承据也”可以得出结论，当时的医家对《小品方》中关于小儿年龄的划分较为认可，认为零至六岁为婴儿，六至十六岁为小儿。这种划分虽然与现代的划分不完全一样，但已经十分接近。唐代王超的《仙人水镜图诀》中提道：“三岁之间，十旬之内，荣卫未调，筋骨柔软，肠胃微细。凡于动静，易获惊伤。”可见，唐代医家认识到孩子在三岁之前是处于一个卫外功能相对发育不完善，筋骨行动能力相对发育不健全，消化能力相对薄弱且情志上容易被外物所惊扰的阶段，这为后来的小儿养护、临床诊疗提供了巨大的借鉴意义。

唐代孙思邈、王焘以及崔知悌对于辨证变蒸周期的认识继承自隋代的《诸病源候论》，认为变与蒸是变蒸中的两种变化，自小儿初生起，每三十二日一变，每六十四日又变又蒸，共计三百二十日，十变五蒸，“小变蒸”结束。之后，每三十二日不变，只在六十四日出现“大蒸”；之后再过六十四日，出现第二个“大蒸”；再过一百二十八日，经历第三个“大蒸”。从“小变蒸”开始直至变蒸结束，前后历时五百七十六日。唐代王焘在变蒸的论述上着重强调了变蒸的意义，他对变蒸意义的理解超出了隋代《诸病源候论》“小儿变蒸者，以长气血也”的说法，认为：“所以变蒸者，皆是荣其血脉，改其五脏，故一变毕，辄觉情态忽有异也。”可见他认为变蒸不只是气血的增长，其变化包含了血脉、五脏的良性调整，因此一旦变蒸完毕，小儿的情志以及其神态都会有所变化。

孙思邈是唐代著名的医药学家，其《备急千金要方》是我国第一部医学百科全书，对妇、儿科有专卷的论述，为后世妇、儿科的发展奠定了一定的基础。尤其在提高胎儿体质的胎教、养胎等方面，孙思邈有大量篇幅的论述。胎儿体质秉承于父母，得养于母体。先天禀赋是体质形成的基础。先天禀赋是子代出生以前在母体内所禀受的一切，包括父母生殖之精的质量，父母血缘关系所赋予的遗传性，父母生育的年龄以及在母体内孕育过程中母亲是否注意养胎和妊娠期疾病所造成的一切影响。可见胎儿体质的形成需要经历一个较长的过程，并受到多种因素的影响。孙思邈在长期临床实践中，对于胎儿体质的形成及其影响因素进行了深入细致的观察和探索，具有独到的见解，认为孕母妊娠期间的生活环境、饮食习惯、情志品行等因素均会影响胎儿体质的形成。在其代表性专著《备急千金要方》卷二和《千金翼方》卷第十一等篇章中有专门论述，不但深化了体质理论，亦丰富了胎教、胎养方法，体现了中医学优生优育的思想。

在《备急千金要方·妇人方上·养胎》引用北齐徐之才著的《逐月养胎法》，描述了胎儿在胚胎发育过程中外观形态方面的变化："妊娠一月始胚，二月始膏，三月始胞，四月形体成，五月能动，六月筋骨立，七月毛发生，八月脏腑具，九月谷气入胃，十月诸神备，日满即产矣。"并指出在不同的发育阶段，应该采用不同的养胎法。还提到女性妊娠八月，胎儿"以成肤革""九窍皆成"；妊娠十月，胎儿"五脏俱备，六腑齐通，纳天地气于丹田，故使关节人神皆备"，胎儿足月即可以生产了。《千金翼方·小儿》中也再次提到了胎儿在孕母体十月的发育过程："凡儿在胎，一月胚，二月胎，三月有血脉，四月形体成，五月能动，六月诸骨具，七月毛发生，八月脏腑具，九月谷入胃，十月百神备，则生矣。"除此之外，孙思邈还指出胎儿在母体内孕育，禀赋体质尚未确定，可以随着孕母受外界事物影响而有所变化。《备急千金要方·养性》中提道，生育年龄过早或精气不足、血脉不充，会导致"胎伤"，胎儿体质脆弱，不够坚强。父母交合之时应该注意环境，男女交合之时应当避免丙丁日及弦望晦朔，以及大风、大雨、大雾、大寒、大暑、雷电霹雳等恶劣天气，这种环境状态下怀子"必癫痴顽愚，喑哑聋聩，挛跛盲眇，多病短寿，不孝不仁"。子代多有顽疾，畸形，寿命较短，性情不孝不仁等生理心理缺陷。孙思邈认为，胎儿体质的形成主要受孕母妊娠期间的生活环境、饮食习惯、情志品行等多种因素的影响，并且提出了一些提高胎儿体质的方法。孙思邈在《备急千金要方》中总结认为："生男宜用其父旧衣裹之，生女宜用其母故衣，皆勿用新帛为善，不可令衣过浓，令儿伤皮肤，害血脉，发杂疮而黄，儿衣绵帛特忌浓热，慎之慎之。凡小儿始生，肌肤未成，不可暖衣，暖衣则令筋骨缓弱，宜时见风日，若都不见风，则令肌肤脆软，便宜中伤。"意思是：如果生了男孩，就要用父亲的衣服裹住，生了女孩就要用母亲的衣服裹住，最好用旧衣服，而不是新衣服。不能让衣服太厚，否则损伤皮肤血脉，因此特别提出新生儿的衣服切忌太厚，他认为这是百姓常见的错误。正确的方法是让小孩多见风日，这样才能茁壮成长，少生病。说明孙思邈不仅注意到小儿体质与成人不同，甚至注意到性别不同、年龄不同、体质不同而护养方式不同，注意到外部环境对新生儿的影响，新棉存热性、粗布厚衣易伤新生儿皮肤血脉。直到今天，这些思想对于提高胎儿体质、优生优育仍具有重要的现实意义。

《育婴家秘》中云："小儿肺脾皆不足。"由于脾肺相生，脾虚则肺气亦弱。《冯氏锦囊秘录》曰："大抵脾不足，则不能生肺家气。"因此，小儿脾常不足，化生精气不足以充养肺脏，可使肺气亦相对不足。另外，脾为生痰之源，肺为贮痰之器，小儿脾胃脆弱，则尤易聚湿生痰而停聚于肺，从而影响肺之宣发肃降功能，出现痰嗽喘咳。

万密斋在《育婴家秘·五脏证治总论》中将其概括为"脾常不足，肾常虚"。脏腑娇嫩，形气未充，概括地说明小儿处于生长发育时期，其机体脏腑的形态尚未成熟，各种生理功能尚未健全。脏腑柔弱，对病邪侵袭、药物攻伐的抵抗和耐受能力都较低。如小儿与成人相比易于感受风寒或风热邪气，出现发热、鼻塞流涕、咳嗽等症；又如小儿使用攻伐之品，与成人相比用量小、禁忌多。小儿形气均未充盛，人体的各种生命现象还不能完全表达，如小儿的语言能力、行为能力都较成人为差，生殖能力至青春期才能逐步具备等。小儿的脏腑娇嫩，虽是指小儿五脏六腑的形与气皆属不足，但其中又以肺、脾、肾三脏不足更为突出。这是由于脾为后天之本，有消化、吸收、输布水谷精微之功能，为气血津液生化之源，故人身的气血精神、五脏六腑、肌肉形体、四肢百骸，皆赖其养。由于小儿时期生长发育迅速，对精、血、津液等营养物质的吸收比成人为多，而脾胃的运化吸收功能尚未健旺，故脾脏的功能常相对不足。肾为先天之本，内寄元阴元阳，后天脾胃运化水谷的功能及化生气血的功能，必须依赖先天之气的温运资助才能进行；先天之气又必须依赖后天脾胃所化生的水谷精微的滋养才能发挥它的生命力。因而小儿时期生长发育迅速，先天之肾与后天之脾均会相对不足。肺主气，司呼吸，为五脏之华盖。肺主宣发，能使气血津液得以敷布全身，内而脏腑经络，外而肌肉皮毛，无处不到。肺主肃降，能够通调水道，下输膀胱。而肺为脾之子，脾之运化赖肺之宣发敷布，肺之主气赖脾之运化精微不断充养。故脾胃健旺，则肺卫自固。小儿时期脾常不足，肺常不足，卫外机能不固，对外界适应能力较差，故外邪易侵而发病。所以，由于小儿出生后肺、脾、肾皆成而未全、全而未壮，而且处于生长旺盛、发育迅速的阶段，对水谷精气的需求，较成人相对迫切，因此相对于小儿的生长发育需求，经常会出现肾、脾、肺气之不足，表现出肺脏娇嫩、脾常不足、肾常亏虚的特点。形气未充，又常常表现为五脏六腑的功能状况不够稳定、未臻完善。如肺主气，开窍于鼻，职司呼吸，外合皮毛，小儿肺脏娇嫩，卫外不固，则表现为呼吸较促、息数不匀，易患感冒、咳喘；脾为后天之本，主运化水谷精微，为气血生化之源，小儿脾常不足，表现为运化力弱，摄入的食物要软而易消化，饮食乳哺要有节制，否则易患食积、吐泻；肾为先天之本，藏精、主水，小儿肾常虚，表现为肾精未充，肾气不盛，如青春期前的女孩无“月事以时下”、男孩无“精气溢泻”，婴幼儿二便不能自控或自控能力较弱等。不仅如此，小儿心、肝两脏同样未臻充盛，功能尚不健全。心主血脉、主神明，小儿心气未充、心神怯弱，表现为脉数，易受惊吓，思维及行为的约束能力较差；肝主疏泄、主风，小儿肝气尚未充实、经筋刚柔未济，表现为好动，易发惊惕、抽风等症。

古代医家通过长期的观察及临床实践，反复论述了小儿“脏腑娇嫩、形气未充”的生理特点，至今仍然具有现实意义。

早在《灵枢·逆顺肥瘦》就有“婴儿者，其肉脆血少气弱”的论述，隋代巢元方《诸病源候论·养小儿候》曰“小儿脏腑娇弱”，宋代钱乙《小儿药证直诀·变蒸》提出了“五脏六腑，成而未全……全而未壮”。至清代吴鞠通则进一步指出小儿时期的机体柔嫩、气血未足、脾胃虚弱、腠理疏松、神气怯弱、筋骨未坚等特点是“稚阴稚阳”的肾气未充表现，并指出小儿生长发育的过程是阴长而阳充。清代张锡纯在《医学衷中参西录》中提出“盖小儿虽为少阳之体，而少阳实为稚阳”。

刘弼臣教授根据万全、张锡纯等医家的学术思想，结合自身对小儿生理病理的深刻理解，提出小儿“少阳学说”，并倡导用“少阳学说”涵盖“纯阳”和“稚阴稚阳”的观点。“少阳学说”对小儿时期的生理方面既可突出生机蓬勃、发育迅速的一面，也可显示脏腑娇嫩、形气未充的一面。

第二节　少阳主肝胆

《素问·六节藏象论》曰：“肝者，罢极之本，魂之居也，其华在爪，其充在筋，以生血气，其味酸，其色苍，此为阳中之少阳，通于春气。”指出肝与春天的气候相通应。人体脏腑阴阳属性及气机升降与四时之气的阴阳消长相互通应，肝脏五行属木与春季联系起来，说明肝脏应于春季主生发的特点。如《素问·五常政大论》中：“敷和之纪，木德周行……其用曲直，其化生荣，其类草木，其政发散，其候温和，其令风，其脏肝……其应春。”《素问·水热穴论》曰：“春者木始治，肝气始生……夏者火始治，心气始长……秋者金始治，肺将收杀……冬者水始治，肾方闭。”强调五脏分主五时，在春季肝起主要的调控作用，显示出调节的主导性，其他四脏都必须配合肝以气机升发为主。从养生的角度来说，如《素问·四气调神大论》曰：“春三月，此谓发陈，天地俱生，万物以荣，夜卧早起，广步于庭，被发缓形，以使志生；生而勿杀，予而勿夺，赏而勿罚，此春气之应，养生之道也。逆之则伤肝，夏为寒变，奉长者少。”所以肝应春木之气，而主升发，它是人的生命源泉和动力。《育婴家秘》曰：“肝属木，旺于春，春乃少阳之气，万物之所资以发生者也。”肝在五行属木，通于春气。春季温升，万物始生，肝阳、肝气借春升之机而升发，故其气旺于春。人生活在自然界中，必须顺应万物的变化规律，肝阳应春生之升发的特性，其功能与春季的气候变化特点相似。《素问·诊要经终论》曰：“正月二月，天气始方，地气始发，人气在肝。”五季之气，五脏应之，肝气通于春。取类比象，肝内应藏生升之气，肝气升发则生养之政可化，诸脏之气，生升有由，化育既施，则气血冲和，五脏安定，生机不息。所谓“肝旺于春”，是指肝脏的疏泄功能在春季增强，对其他四脏有主要调节作用，在其他季节作用减弱，对其他四脏的功能有协调作用。《素问·阴阳类论》曰：“春，甲乙青，中主肝，治七十二日，是脉之主时。”《素问·四气调神论》又曰：“逆春气，则少阳不生，肝气内变。”甲木胆，乙木肝，其色青，说明肝胆应春都主少阳生发之气。

《素问·调经论》中对于血有余、不足的论述，肝藏血，故血病多属于肝，其中所说的血有余、不足，实际是指肝有余、不足。肝在志为怒，肝气有余则多怒，治疗上以平肝、清肝、泻肝为主；肝气不足，疏泄失职，气机不畅，也可出现恐惧自失、惊惕肉瞤等症，治宜养血柔肝为用。儿科学中的“肝常有余”并非指“肝阳亢盛”，主要是指小儿时期少阳升发之气旺盛，如草木方萌，欣欣向荣。正如《幼科发挥·五脏虚实补泻之法》中说：“云肝常有余，脾常不足，此确是本脏之气也。盖肝乃少阳之气，人之初生，如木之方萌，乃少阳生长之气，以渐而壮，故有余也。”发展至病理方面也有虚实二辨，但后世医家多将肝火上炎、肝阳上亢出现的实证，以及高热灼筋、热盛动风的急惊风证候责之于肝常有余，此言不虚，然根据《素问·调经论》所解，肝常有余除了血有余的实证表现之外，还应当包括血不足的虚证，因而有必要细辨儿科中常见的手足搐搦、徐徐蠕动的慢惊风证候，在治疗上当以养血柔肝、扶土抑木为常法，误用清肝、泻肝之品反生恶变。

明代万全提出的小儿五脏的有余及不足已经不等同于当年《黄帝内经》中的有余和不足，因为其不仅反映小儿在疾病状态下的有余和不足之外，还反映了正常生理状态下的特点，此一点亦为儿科所独有。有鉴于此，万全特别提出“人皆曰肝常有余，脾常不足，予亦曰心常有余而肺常不足……此所谓有余不足耳，非经云虚实之谓也”。此段话有力的纠正了部分医家对于有余与不足的误解，此处的“有余不足”并不能同《黄帝内经》中的“有余不足”对号入座。万全认为《黄帝内经》所说的“有余不足”是指病理上的邪正关系，而他所述的“有余不足”则是指脏腑间相对而言的生理特性，亦因为这些生理特性，若一旦发病，常可产生可预知的特定的病理特点。他在《幼科发挥·五脏虚实补泻之法令》曰：“肝常有余……盖肝乃少阳之气，儿之初生，如木方萌，乃少阳生长之气，以渐而壮，故有余也。”肝者，象征着东方，象征着春天，主少阳之气，为发之始，为有余之脏，称为“肝常有余”。因此，少阳与肝密切相关，亦为小儿生长发育之主。所谓“肝常有余”者，因肝属木，旺于春，春乃少阳之气，万物资以发生，小儿初生，称为“芽儿”，谓如草木之嫩芽，受气之初，其气方盛，象征着少阳之气，方兴未艾，故曰肝有余，有余是指少阳之气的自然有余的征候。

《素问·六节藏象论》云：“凡十一脏，取决于胆也。”胆气受损可波及其他脏腑。李东垣也在《脾胃论·脾胃虚实传变论》中指出：“胆者，少阳春生之气，春气升则万华安，故胆气春升，则余脏从之。”“谷气者，升腾之气也，乃足少阳胆，手少阳元气，始发生长，万化之别名也。”说明水谷精气的吸收升清，有赖少阳胆气的生发温化。胆附于肝，属下焦，胆为甲木，应少阳春升之气。东垣说：“感天之风气而生甲胆……此实父气无形也。”他将胆的功能谓为春升，正符合藏象学说气化理论。此论影响于后世，亦颇深远。如唐容川说：“胆中相火如不亢烈，则为清阳之木气，上升于胃，胃土得其疏达，故水谷化。”唐容川将少阳清气上升于胃而化谷的功能称为疏达，实与李东垣之春升同义。若发生飧泄肠澼等病，不独责之于胃肠还应考虑是否为胆失春升所致。儿童有胆气虚弱的特点，许多儿童自幼胆小怯弱，勇敢不足，甚至到了中学阶段还不敢独处一室，单独睡觉。儿童的勇和怯与五脏六腑中关系最密切的莫过于胆。小儿体禀少阳，全赖少阳胆气之生发以维系生长之机。胆气虚弱不但影响生长发育，也容易产生胆小怯弱。因此，对于惊恐紧张等耐受能力也就比成人要低，因胆气受损发生紧张状态的概率也远远大于成年人。因此沈金鳌在《幼科释谜》云：“小儿脏腑脆弱，易于惊恐。”若突然受到惊吓等刺激，势必损伤小儿稚嫩之胆气而发病。

中医学里的胆气主要是指胆的功能中偏阳的部分，即可升可行的那部分，《黄帝内经素问集注》中写道：“胆主甲子，为五运六气之首，胆气升则十一脏腑之气皆升，故取决于胆也。”古代文学里面对胆气的基本解释是胆量和勇气，《后汉书·光武帝纪上》：“诸将既经累捷，胆气益壮，无不一当百。”胆对情志的决断功能应该也主要是指胆气。胆量是衡量胆子大小的度量，实际上胆量常常暗含胆子大的意思。胆商是对一个人胆量、胆识、胆略的度量，体现了决断、果敢、冒险、负责的精神和气魄，是敢于锐意创新、敢于冒险、善于冒险的个人素质，胆商、智商和情商一样，也是对一个人天赋素质属性的表达。《妇科秘方》论述在胎儿的孕养过程中“一月如露，少阳胆养之，二月则厥阴肝养之……十月则少阴肾养之”。由此可以看出，在胎儿的孕育过程中，少阳胆气为之开始，如若无少阳胆气的舒畅，就谈不上胎儿的生成，故胆对胎儿的孕育首先在于决断作用，因此少阳胆是胎儿孕育过程中最初始的营养物质和功能表现，因此没有胆气的正常功能，就没有先天之肾的正常。中医学是形神合一的医学，因此人的性格勇怯，来源于先天，先天是基础，在一定的先天基础上，又经过后天环境的影响和教养方式的作用，形成了性格迥异，独一无二的个体。但是虽然人的性格源自先天，而后天的环境、教养方式和生活经历同样很重要，后天是人格形成的条件，对人性格有重要的调节作用，先天的遗传性格可以通过后天的作用而发生改变。

零至三岁是人格形成的初期，婴儿出生的瞬间，心中就存在了安全感或不安全感。出生时，婴儿从母亲的子宫中出来，对胎儿来说，子宫温暖柔软，环境稳定，很好地保护着胎儿。突然来到外面后一切都是陌生的，生存环境发生了很大的变化，不安全感非常强烈，被褥的包裹、妈妈的拥抱都给了婴儿安全的感觉，本能的需求最为重要，睡眠时间很长，吃奶也是这一时期最重要的需求，婴儿基本不能控制大小便；一岁半以后勇怯意识获得发展，勇怯的发展开始于自然和人际，自然包括周围的声音刺激，如雷声、鞭炮声、冷热刺激、光刺激等，然后是人际，主要是父母以及其他主要养护人的教养方式，是过度保护的，还是忽略保护这两个主要方面，形成了基本的勇怯意识；到三岁的时候，胆商形成，即形成了较为稳定的勇怯感，胆商是最开始的人格，自我意识也逐渐发展。最初的胆商是相对稳定的，有了较稳定的胆商和自我意识，第一反抗期出现，后续的三至七岁经历第一反抗期，并在各种生活经历和教养方式共同作用下，相对稳定的胆商在矛盾中又进行了发展，并且有了基本的人际交往模式和意志力。七岁至十八岁或二十五岁，人格进一步发展，在人格四个基本要素胆商、自我、人际、意志力基础上，一定的生活经历和教养方式使人进一步发展和完善，最终人格的六大要素胆商、自我、人际、意志力、世界观、性发展都基本发展稳定，人格基本形成。

中医学认为“正气存内，邪不可干”，外界的刺激是否可以影响人体，在于人体正气的强弱，而正气盛衰与人胆气的勇怯有密切的关系，程杏轩引《医参》曰：“勇者气行则止。怯者着留为病，经言最宜旁通。凡人之所畏者皆是也。遇大风不畏，则不为风伤；遇大寒大热不畏，则不为寒热中；饱餐虽出于勉强，则必无留滞之患，气以胆壮，邪不可干，故曰十一脏取决于胆。”意思是说，外来的刺激可以影响到内脏，受到同样的刺激，胆气雄壮的人，五脏六腑之气也壮盛，因此邪气也就无从侵犯，邪气来了，就到此为止，不会使人体产生什么变化，就像一阵风，吹过就走了；而胆气虚怯之人，五脏六腑之气亦如其胆气，很容易感受到外界的刺激而产生变化，因而容易产生气血运行紊乱，重大的或者长期的刺激，一旦超出了人体的承受上限，就会产生疾病。中医非常重视内因，中医学中因为有“勇者气行则已。怯者着而为，病经言最宜旁通。凡人之所畏者皆是也。遇大风不畏则不为风伤，遇大寒大热不畏，则不为寒热中，饱餐虽出于勉强，则必无留滞之患，气以胆壮，邪不可干”，因此“邪不能独伤人”。“虚邪贼风，避之有时”，才可以“恬惔虚无，真气从之”。如果胆气虚怯，那么外界的刺激就容易引起精神心理疾病，如惊恐刺激，勇敢的人相对不会出现噩梦、惊恐不安、坐卧不宁、盲目躲避，甚至发展成恐惧症，或者创伤后应激障碍。而胆气勇壮之人，在遇到惊恐刺激时，当时可能也会很害怕，但是很快就过去了，不会出现很大的情志反应，更不会造成恐惧症等重大问题。此外，外界的刺激通过改变情志而导致气机逆乱，气血逆乱在内伤疾病发病过程中起着先导作用，在其他的条件也满足的情况下，一时的气血逆乱就会导致躯体上的不适反应。长期的气血逆乱，则会出现更为严重的问题，如慢性的躯体疾病，包括现代所说的高血压、心脏病、糖尿病等。因此，中医理论非常重视治未病的重要性，“上工不治已病治未病”就是这样的思想。正如《灵枢·本脏》所说：“志意和则精神专直，魂魄不散，悔怒不起，五脏不受邪矣。”胆的决断功能正常，胆气的勇怯适中，可以抵御不良外界因素的刺激，情志活动就不会出现异常，气血调畅，阴阳平衡，则机体五脏六腑功能正常，关系协调，则健康无病。

第三节　少阳主肾

《灵枢·本输》云：“少阳属肾。”少阳属肾之说，虽历代有争议，然不能改变肾与少阳的密切关系及在儿童生长发育中的作用。正如张景岳在《类经》中所说：“少阳，三焦也。三焦之正脉指天，散于胸中，而肾脉亦连于肺，三焦之下输于膀胱，而膀胱为肾之合，故三焦亦属乎肾也。”说明了肾脏在统领水液代谢中的作用。同时，肾为真阴真阳之所在，其中的真阴禀于父母之精，即先天之精，主骨生髓，为小儿生长发育之根，小儿生长发育过程中，骨骼、牙齿、头发、耳朵、津液以及男孩生殖之精、女孩月经的产生无不与肾脏密切相关。真阳亦称元阳，始于小儿，故《素问·上古天真论》曰：“女子七岁肾气盛，齿更发长；二七而天癸至，任脉通，太冲脉盛，月事以时下，故有子……丈夫八岁肾气实，发长齿更；二八肾气盛，天癸至，精气溢泻，阴阳和，故能有子；三八肾气平均，筋骨劲强，故真牙生而长极。”说明少阳根于肾而与小儿生长发育密切相关，“肾气”的生发是推动小儿生长发育、脏腑功能成熟的根本动力。

《素问·阴阳离合论》云：“厥阴之表曰少阳，少阳起于窍阴，名曰阴中之少阳。是故三阳之离合也，太阳为开，阳明为合，少阳为枢。”而明代《育婴秘诀·五脏证治总论》云：“春乃少阳之气，万物之所以发生者也。小儿初生曰芽儿者，谓如草木之芽，受气初生，其气方盛，亦少阳之气方长未。”概括而言，“少阳”在天，象征着东方；在季节上，象征着春季；在脏，象征着肾与肝；在腑，象征着胆；在人体，象征着少火，少火是维系生长发育之生生之气，是人体生命之源，此即《素问·阴阳应象大论》“少火生气”之意，少火实乃少阳也。小儿生长发育十分迅速，每时每刻都处于不断的生长发育之中。

肾主藏精、主水、主纳气，这是对肾之生理功能的概括。肾要发挥正常的生理功能，必须肾气充盛，方可运作。中医认为肾中精气是机体生命活动之本，对机体各方面的生理活动均起着极其重要的作用。“志有余则腹胀飧泄，不足则厥。”肾藏志，故志病多属于肾，此处有余、不足，代指肾有余、不足。肾者，胃之关也，邪气实于肾则关门不利，可见腹胀、飧泄等症；肾气不足，失于温煦充养，则出现厥的表现。此处的有余与不足和儿科学中所谓的“肾常虚”出入较大，不可曲意附会。因为小儿自出生到成人，始终处于不断的生长发育中，年龄越小生长发育越快。而早在《黄帝内经》就已经认识到“肾气”的生发是推动小儿生长发育、脏腑功能成熟的根本动力。小儿的脏腑功能处于“娇嫩”“未充”的阶段，这种脏腑功能的“娇嫩”与“未充”，需要在肾气的生发、推动下，随着小儿年龄的不断增长，至女子“二七”左右、男子“二八”左右才能逐渐成熟完善起来。体现在生理方面具有“肾常虚”的特点，在病理方面则多以肾精不足疾患为多，一方面表现在先天之精不足所致的各种疾患如五迟五软、解颅等；另一方面由于脾胃精微不足，影响到先天之精而产生的各种疾患如佝偻病等。因此，小儿“肾常虚”主要指“肾气”，肾气包括寓于肾中的元阴元阳，禀赋于先天并赖于后天水谷精微之气的不断充养，其自身必须在小儿成长过程中逐渐得到充盛，也容易因为肾气不充盛而产生各种病变。元气，又名原气，是人体最根本的气，根源于肾，由先天之精所化，赖后天之精以养，为人体脏腑阴阳之本，生命活动的原动力。元气通过三焦而输布到五脏六腑，充沛于全身，以激发、推动各个脏腑组织的功能活动。《医旨绪余·丹溪相火篇议》指出："所谓三焦者，于膈膜脂膏之内，五脏六腑之隙，水谷流行之关，其气融洽于其间，熏蒸膈膜，发达皮肤、分肉，运行四旁，曰上、中、下，各随部分所属而得名之。虽无其实，合内外之实而为位者也。"说明三焦在疏导水液运行的同时，又蒸津化气以熏养脏腑，这需要肾中阳气充盛才可以阳化气，以成阴形。三焦虽不与命门相配，但其相火却发自肾中原气，出于上焦，为"原气之别使"，有"俾助生生不息之功"。元气，即来源于父母的先天之气，本原之气，是藏于命门的先天之气，借三焦而敷布于五脏六腑、四肢百骸。在胚胎期的五脏六腑（包括肾脏）尚未成形之前，命门元气已在发挥作用，它促进着胎儿五脏六腑和形体的生长发育。出生之后，它仍然在发挥作用。命门元气不足，或相火衰弱，可出现三焦元气不足之证，其病变有气不上纳、水谷不化、清浊不分等情况。根据《难经》理论，三焦元气之病变当分三部为治，即"上焦主纳而不出，其治在膻中；中焦主腐熟水谷，其治在脐旁；下焦分清泌浊，其治在脐下"。《医旨绪余·三焦评》在三焦病变中，如果下焦元气虚寒，不能转运，枢机不利，清气不升，浊气不降。从脾肾着手温补下元，《赤水玄珠·癃闭、遗溺》"或补中益气，而刺灸当取三焦穴，不取膀胱穴"都说明治疗三焦病变，取法于肾本。

足少阳胆木，体生于肾水，其性条畅，在上升的过程中又载水而上制心火，体现了少阳联络上下的作用，表现为升降之枢。胆木疏泄，以疏脾土，则清气在上，浊阴在下，脾气升而胃气降，可以理解为少阳是升降之枢。"少阳去表不远，附近于胃"置若枢机，邪气在此可外散，可里下。柴胡清散，黄芩清降，一升一降亦明之以道。此为表里之枢。少阳所处的位置决定了它的重要中介作用，肺为气之主，肾为气之根，肺为水之上源，肾为水之下源，肺肾之间存在的这种密切生理联系需要少阳的联络和沟通。三焦水道连肺肾，水液上蒸宣发，下行泄出，必赖之交通畅达。三焦又为气道，肾中元气经此而运行周身。正谓"少阳属肾，肾上连肺，故将两脏"，此为水液之输。

第四节　少阳为枢

“少阳为枢”之说源自《黄帝内经》。《素问·阴阳离合论》云：“厥阴之表曰少阳，少阳根起于窍阴，名曰阴中之少阳，是故三阳之离合也，太阳为开，阳明为阖，少阳为枢……太阴之后名曰少阴，少阴根于涌泉，名曰阴中之少阴……是故三阴之离合也，太阴为开，厥阴为阖，少阴为枢。”枢，是机枢、枢纽之意，重点强调“动”。少阳与少阴同样具有枢转之意，“少阳学说”只强调“少阳为枢”，而不强调“少阴为枢”，这并不是由于“少阳学说”只强调“阳”而忽略了“阴”。根据中医学阴阳互根、相互为用、相互依存、独阳不存、孤阴不长的阴阳观来看，小儿出生之后就存在着自身的阴阳平衡。小儿机体的“阴阳平衡”是维系小儿生命的基本要素。故《素问·宝命全形论》云：“人生有形，不离阴阳。”小儿自离开母体后，就开始了自身阴阳平衡的过程，其生长发育主要关乎于“阳”。“阴”相对于“阳”，始终处于从属的地位。阳气的生发、枢转、变化，带动着阴液的生发、枢转和变化。这一点正是“少阳学说”不同于“稚阴稚阳学说”的根本所在。因此，“少阳学说”以“少阳为枢”作为理论核心。小儿基本的生理特点与病理特点都集中体现在一个“变”字上，用“少阳为枢”来解释其变化更为恰当。

一、“少阳为枢”体现小儿生理特点上的“变”

（一）体现小儿“阴阳平衡”的动态性变化

小儿的阴与阳在不断地枢转、变化，不断地由旧的“阴阳平衡”枢转、为新的“阴阳平衡”。由于小儿正处于不断生长发育的状态，阴阳之间消长十分活跃，阴阳平衡处于不稳定的状态。“少阳为枢”在小儿生理上集中表现为小儿“阴阳平衡”的动态性、不稳定性。小儿的阴阳平衡是阳气占主导地位的阴阳平衡，是维持小儿健康生长的基础，处于不断的发展变化中。随着的阳气不断生发，阴气亦随之而长，即所谓“阳生而阴长”。由于“阳气”的生发，旧的阴阳平衡不断被打破。随着“阴”的补充，又形成新的阴阳平衡。因此，小儿的“阴阳平衡”相对成人来讲是不稳定的，是动态状的“阴阳平衡”。小儿这种“阴阳平衡”的不断更迭和替换构成了小儿生长发育的全过程。小儿阴阳平衡更迭快，生长发育也快。小儿“阴阳平衡”更迭和替换不是均速进行的，而是有时快，有时慢，但具有一定的规律性，从而形成了小儿生长发育规律性，且具有年龄越小、生长发育越快的特点。小儿的“阴阳平衡”是阳气始终占主导地位的阴阳平衡。因此“少阳学说”体现了小儿阳气虽盛，但尚稚嫩，而“阴”相对“阳”来讲，就显得更加稚嫩和不足。小儿阴阳频繁转换充分说明小儿体禀“少阳”之“少阳为枢”的枢转特色。

（二）体现小儿形体与智能的变化

小儿形体与智能的生长和发育集中体现在“变”上。西晋王叔和在《脉经》中提出的小儿“变蒸”之说对小儿形体与智慧的发育和变化进行了阐述。其后隋代的《诸病源候论》和唐代的《备急千金要方》对此也有类似的描述，特别是《小儿药证直诀》中列有“变蒸”专篇对此描写得更加详尽。此后“变蒸”学说在一个很长的时期内，曾是小儿生长发育的理论依据。

小儿不同于成人阶段的最显著的特点就是处于不断的生长发育变化之中。古代医家认为，由于小儿生长发育旺盛，其形体、神志都在不断地发展，逐渐向健全方面发展，谓之“变蒸”。变者，变其情智，发其聪明；蒸者，蒸其血脉，长其百骸。通过“变蒸”，小儿的情志就有所改变，血脉与筋骨更充盈和坚实，脏腑功能也逐渐趋向完善。如《备急千金要方·少小婴孺方》云：“小儿所以变蒸者，是荣其血脉，改其五脏，故一变竟辄觉情态有异。”《小儿药证直诀·变蒸》云：“小儿在母腹中，乃生骨气，五脏六腑，成而未全。自生之后，即长骨脉，五脏六腑之神智也。变者易也。又生变蒸者，自内而长，自下而上，又身热，故以生之日后三十二日一变，变每毕，即情性有异于前，何者？长生脏腑智意故也。”《小儿卫生总微论方》云：“凡儿生六十日，目瞳子成，能识人……乳母常须依时按节，续续教引，使儿能会，此是定法也。”后世对于小儿“变蒸”学说虽然有争议，但是对于小儿生长发育的阶段变化却是不可否认的。故此民间有小儿“一月好睡二微笑，三四似识妈妈貌，五六见人欲抚抱，七八常将妈妈叫，九十学语开心窍，一岁能表憎与好，岁半模仿兴趣高”，充分体现了小儿生理上的这种规律性变化。

“稚阴稚阳之说”虽然充分体现了小儿“脏腑娇嫩，形气未充”“体质柔弱”的特点，但是无法解释小儿生长发育迅速的生理特点。而“纯阳”学说虽然能够体现小儿生长发育迅速的特点，但用于解释小儿生长发育规律变化的“变”和体现小儿“脏腑娇嫩，形气未充”的生理特点方面则远不如用“少阳”学说的“少阳为枢”的解释更加透彻。

二、“少阳为枢”体现小儿病理特点上的“变”

（一）体现小儿易发病

小儿由于体禀“少阳”，特别是“阳气”尚未强壮，初离母体来到一个陌生的环境，生埋上脏腑娇嫩，肌肤薄弱，在病理上则表现为易发病。正如《温病条辨·解儿难》云：“脏腑薄，藩篱疏，易于传变，肌肤嫩，神气怯，易于感触。邪之来也，势如奔马，其传变也，急如掣电。”《片玉心书》亦云：“肠胃薄弱兮，饮食易伤；筋骨柔弱兮，风寒易袭；易虚易实兮，变为反掌。”小儿由于神气怯，肌肤薄，肠胃嫩，筋骨弱而又神识未发，寒暖不知自调，乳食不知自节，缺乏自我保护能力，所以发病率和病死率都远远高于成人时期。

“稚阴稚阳”学说在病理特点上虽然也可以解释小儿这种“发病容易”的病理特点，但较之“少阳”学说从小儿在生理状态迅速转化成病理状态的变化来讲则显得不如用“少阳”学说的“枢转之机”来解释更加完善。“少阳学说”不但强调小儿阳气稚嫩，阴液不足，因而易发病，而且“少阳为枢”又指出了小儿由生理到病理的枢转和变化特别迅速。而“纯阳学说”强调的是小儿“阳气”偏盛，难于解释小儿这种“发病容易”的病理特点。

（二）体现了小儿易于发热的病理特点

小儿体禀“少阳”，强调小儿阳气偏盛，一旦患病，易于从阳化热。临床以热病居多。正如《河间六书》所云“大概小儿病在纯阳，热多冷少也”。

小儿无论感受风寒、风热，还是疫疠之邪，皆可化热；风热和疫疠之邪皆为阳邪，两阳相并，则发高热。风寒之邪闭郁肌表，而小儿阳气旺盛，一旦为寒邪所闭，不能外达，蒸腾于内而发热。诚如《幼科要略》所云："按襁褓小儿，体属纯阳，所患热病最多。"《素问·阴阳应象大论》亦谓"阳盛则热"。相对而言，清热之法和清热之药，在儿科临床的使用率也相应较高。"少阳学说"解释这一病理特点与"纯阳学说"相一致。但是"少阳学说"的"少阳为枢"则更能体现小儿从阳化热，枢转变化迅速的临证特点，因此"少阳学说"较之"纯阳学说"更胜一畴。而"稚阴稚阳学说"所强调的是小儿阴阳二气同样稚嫩，所谓"阳胜易热，阴胜易寒"的解释相对用"少阳为枢"的枢转之机来解释小儿易于发热的病理特点则有相当的差距。

（三）体现了小儿患病后"传变迅速"的病理特点

由于"脏腑柔弱"，小儿一旦患病后，变化特别迅速。阎季忠在《小儿药证直诀·原序》中说小儿疾病"易虚易实，易寒易热"，是对这一特点的高度概括。

小儿患病后可迅速传变引起其他脏腑的病变或两脏并病。例如感受外邪后，首先出现肺系症状。若小儿体质较差或感邪较重，则病邪可迅速传变，可传之于心，或传之于脾，或传之于肝，或传之于肾等；亦可出现肺心同病、肺脾同病、肺肝同病、肺肾同病等。小儿患病后邪气易实而正气易虚，所谓"邪气盛则实，精气夺则虚"。实证往往可以迅速转化为虚证或虚实并见。例如，小儿肺炎出现发热、咳嗽、气急、鼻扇等，表现出一派实热证的现象，若失治或误治，则很快出现面唇及肢端发绀、四肢厥冷、冷汗淋漓、脉微细疾数等一派虚脱之象。这种"朝实暮虚"的变化是在很短的时间内发生的。

小儿患病易寒易热也可理解为易热易寒。小儿体禀"少阳"，临床表现出两重性：一方面阳气偏盛，易于化热；另一方面阳气稚嫩，易于受损而寒化。如小儿过食生冷，或寒邪直中，损伤小儿之阳气，使阴寒内盛，亦可出现寒象。如《素问·阴阳应象大论》云："阴盛则寒。"同时，由于小儿阳未盛，阴未坚，阴阳之间的平衡亦不如成人稳定。因此，在病理条件下易于出现阴阳之偏盛偏衰，寒热之间的转化较迅速，热证可以迅速转化为寒证，寒证也可以迅速转化为热证。"少阳为枢"很容易解释清楚小儿病理上"易虚易实，易寒易热”的变化。例如，有些小儿患感冒后可骤然转变为肺炎喘嗽，若治不及时，或因传变，常可朝呈实热，暮转虚寒；或在实热内闭的同时，瞬间出现内闭外脱，表现为面色苍白、神倦肢冷、溲清额汗、脉象细促等阳衰征象，甚则变生卒死。若一经阳回，正气渐复，邪正相争，实证又显。这种邪正消长、虚实转化的情况在临床上非常多见。运用“少阳为枢”的理论阐发小儿这种传变迅速的病理特点尤为适当。

（四）体现了小儿发病易趋康复的病理特点

儿科疾病在病情发展、转归过程中，虽有传变迅速、病情易于恶化的一面；但由于小儿为“少阳之体”，阳气偏盛，生机蓬勃，活力充沛，脏气清灵，反应敏捷，修复能力极强，而且病因单纯，又少七情伤害。在患病之后，即使出现危重证候，只要救治及时方法正确，经过及时恰当的治疗与护理，阳气恢复，往往可以转危为安，病情就会很快好转，其转枢之机比成人要快，易恢复健康。正如张景岳在《景岳全书·小儿则》中所提出的“其脏气清灵，随拨随应，但能确得其本而撮取之，则一药可愈，非若男妇损伤积痼痴顽者之比”。充分体现了“少阳为枢”，小儿康复转变迅速的客观现实。

三、“少阳为枢”充分体现了小儿的治法特点

小儿由于具有病情变化迅速的临床特点，在临床用药上往往会出现“朝用麻桂，暮用白虎；朝用承气，暮用理中”的现象，这种现象如果用“纯阳学说”和“稚阴稚阳学说”就很难解释。“纯阳学说”强调小儿阳气偏盛，临证热病居多，治疗应用清热之法；使用“麻桂和理中”一类的温热方药就难于解释。而“稚阴稚阳学说”强调小儿阴阳二气皆属不足，临证之时应采用温补之剂；若使用“大苦大寒”之剂则属罕见，更何况在同一个患儿身上，转瞬之间，即出现清热与温补或温补与清热治法变化的状况，如使用“纯阳学说”和“稚阴稚阳学说”来解释，都不如使用“少阳为枢”来解释其变化更为恰当。

综上所述，“少阳为枢”是“少阳学说”的理论核心，用“少阳为枢”来解释小儿的生理特点与病理特点，较之“纯阳”和“稚阴稚阳”更为灵巧

自如。因此“少阳学说”可以概括“纯阳学说”和“稚阴稚阳学说”。

第五节　螺旋上升式的阴阳平衡是少阳学说的核心

《素问·宝命全形论》云：“人生有形，不离阴阳。”《素问·生气通天论》又云：“阴平阳秘，精神乃治。阴阳离绝，精气乃绝。”小儿自从离开母体，就开始了自身平衡的过程。人体的阴阳平衡伴随着人的一生。人体的阴阳平衡正常，身体就健康；人体的阴阳平衡失常，轻者呈现亚健康状态，重则出现疾病状态，人体失去了阴阳平衡，导致阴阳离绝，则人的生命也就终结了。人体的阴阳变化与“天癸”密切相关，阳气在“天癸”来临之前和到来，以及“天癸”的离去，其盛衰变化的阶段性十分明显。小儿“天癸”未至，阳气旺又稚嫩，形成“阳生阴长”的“少阳”体质；青壮年随着天癸来临，阳气强盛，阴液充盈，形成“阴平阳秘”的“太阳”体质；老年人随着“天癸”消退，形成“阳气不断衰微，阴液不断衰减”的“夕阳”体质。

小儿“体禀少阳”，其阴阳平衡不同于健康青壮年稳定的阴阳平衡。小儿与老人的阴阳平衡都是处于不稳定的状态，两者不稳定的区别在于老年人的阴阳平衡是随着阳气逐渐衰微，阴液也随着不断衰减的不稳定状态；而小儿的阴阳平衡是处于阳气不断生发，阴液随之不断补充的状态。老年人为“夕阳”，正如俗话所说“夕阳无限好，只是近黄昏”；儿童则恰恰相反，体禀少阳，好像早晨初升的太阳，生机盎然，活力充沛，处于不断的生长发育状态。

“少阳学说”强调小儿时期是处于一种连续的、以阳气为主导的螺旋式上升状态的阴阳平衡状态。旧的阴阳平衡被不断生发的阳气打破，阴液随之迅速跟进，又形成新的阴阳平衡，从而使旧的阴阳平衡被新的阴阳平衡所取代。这种螺旋上升式阴阳平衡的不断更迭和替换构成了小儿生长发育的全过程。

小儿阴阳平衡的更迭不是匀速进行的。小儿时期阴阳平衡更迭的速度主要决定于阳气的生发速度。阳气旺盛，生发得快，则阴液的生长速度也快。小儿时期阴阳平衡更迭的速度时快时慢，具有一定的规律性，如此便形成了小儿生长发育的规律，即年龄越小，生长发育越快。这种特点在三岁以前的小儿表现得尤为突出。

小儿处在生长发育过程中，五脏六腑成而未全，全而未壮，不可简单视为成人的缩影，更不可与成人脏腑等量齐观。小儿体禀少阳，阳气渐旺，有利于小儿不断生长发育。处在不断生长过程中的小儿五脏，从无到有，从小到大，从稚弱到强实不断、迅速地发育着。发育的起点、速度峰值各不尽相同。由于五脏生成，发育速度、峰值的不同和“体弱而用强”，决定了五脏强弱的不均衡性。胎儿时五脏生成顺序是肾、心、肝、肺、脾。婴儿后五脏发育程度顺序是肝、心、肺、脾、肾。心生成较早，发育最快，肾生成最早，发育最晚。小儿发育中，筋骨逐渐坚强，智慧逐渐活泼，饮食逐渐增多，脏腑功能逐渐完善成熟，处处显示阳气占据主导地位。少阳之气对人体各脏腑功能的正常进行起着极为重要的作用。少阳之气被称为相火，少阳相火为人体生养之少火，起着温养和激发脏腑、经络发挥各自功能的作用。少阳之气寄之于胆，宣布于三焦，内而五脏六腑，外而四肢百骸，流畅通达，充斥表里，敷布于周身，其作用是全身性的，对五脏六腑形体官窍的新陈代谢都有着温煦补养、激发推动、促进和调和作用。也就是说五脏六腑新陈代谢之旺盛与活泼，需要少阳相火的激发、推动和促进。胆为少阳之腑，故《素问·六节藏象论》说：“凡十一脏取决于胆也。”十一脏即是五脏与六腑，五脏六腑各有其自身的功能和不同的代谢特点，但他们的功能要活跃起来，都要靠少阳一阳之气的激发、推动和促进。少阳相火这种温养和激发脏腑、经络的功能，只有在其恒动的运动状态下才能得以体现。前人云：“动而生阳，静而生阴。”如果相火运动无力，失去其“少火生气”的作用，就不能发挥其温养和激发五脏六腑、经络官窍的功能，人身之阳气就得不到振奋，从而影响到生长发育和五脏六腑的平衡。

中医理论建构时采用了五行学说，五行之间存在着有序的“相生”和“相克”的运动变化，而且生克必须有制（限度），才能达到生化不息的动态平衡。五行学说应用于中医学，以五行配属五脏，人以五脏为中心，联系人体的各个器官组织，人体脏腑器官及其生理功能之间以“生克制化”来协调平衡；同样，自然界各种事物以五行属性归类，与人体相合，以“生克制化”协调人体内外环境之间的平衡与统一。因此，张介宾在《类经图翼》中说：“造化之机，不可无生，亦不可无制，无生则发育无由，无制则亢而为害。”五脏的生理功能之间是一个有机联系的整体。因此，在病变时，当一脏有病，也可能累及他脏，甚至出现多个脏腑的一系列病变。钱乙重视五脏虚实的辨别，同时重视五脏间的生克制化关系在疾病发生发展中的影响作用。他指出："更当别虚实证。假如肺病又见肝证，咬牙多哈欠者，易治，肝虚不能胜肺故也。若目直，大叫哭，项急，顿闷者，难治。盖肺久病则虚冷，肝强实而反胜肺也。视病之新久虚实，虚则补母，实则泻子。"按照五行相生相克关系，金克木，肺病时见咬牙哈欠等肝虚之证，说明肝木侮肺金之力尚不甚，故易治；若见肝实之证，肝木侮肺金，肺气本虚，又遭肝木反侮，故难治。此仅为钱氏运用五脏生克制化诊治小儿疾病之一斑，在《小儿药证直诀》中多处反映了钱乙用五行生克乘侮关系推求病机，判断病情轻重缓急以及推测预后好坏的思想。总结而言，以五行生克制化来阐释五脏之间的病变影响及相互传变，可表现为相生异常和相克异常等几个方面。肝为阴中之少阳，其性属木，故通于春气；心为阳中之太阳，其性属火，通于夏气；脾为至阴，其性属土，通于长夏之气；肺为阳中之少阴，其性属金，通于秋气；肾为阳中之太阴，其性属水，通于冬气。五脏旺于四时，即肝旺于春，心旺于夏，脾旺于长夏，肺旺于秋，肾旺于冬。脏气旺盛于其所通应的时令，五脏之气在其所主时令不旺，反易受其他脏气的制约。钱乙在运用五脏生克制化判断疾病病情轻重和预后转归中，还有一个特点就是把五脏与四时阴阳紧密联系起来，以此判断五脏气之盛衰。如论五脏相胜轻重云："肝病见秋，木旺肝强胜肺也。当补肺泻肝。轻者肝病退，重者唇白而死。"肝病出现于秋季，此时，肺金主令，肺气本应旺盛，现肺金反被肝木反侮，若采取正确的治疗措施补肺气同时泻肝气，病情轻者则病退，若治疗后不见起色，说明肺气即使在主令之时亦极虚，补肺泻肝已无效，肺色白，肺脏色现而亡，故唇白而死。所以在《小儿药证直诀》有一则医案，记载了钱乙运用五脏生克制化结合五脏主时判断患儿病情的情况：东都药铺杜氏子五岁，病嗽，时医以诸下法治之，其肺即虚而嗽甚，至春三月尚未愈，乃召钱乙视之，其时患儿面青而光，嗽而喘促哽气，又时长出气。钱乙分析认为，春三月，肝主令，肝气旺盛、肺气虚衰之时，久病咳嗽，肺气虚弱，又遭屡下，脾气虚，母病及子，肺气更虚，时值春三月，肝气大旺，肝木侮肺金，肝大旺而肺虚绝，肺病不得其时而肝胜之。治疗当以泻肝补肺，钱乙三泻肝、三补肺，但即便如此，仍肝病不退，肺虚依旧。故钱乙指出此病预后差，若在春夏，十难救一；若病于秋，十救三四，因秋季肺金当令，肺气大旺，尚有一线生机。《小儿药证直诀》中还有关于其他脏腑的相关分析，如“肺病见春，金旺，肺胜肝，当泻肺。轻者肺病退，重者目淡青，必发惊。更有赤者，当搐。心病见冬，火旺，心强胜肾，当补肾治心。轻者病退，重者下窜不语，肾虚怯也。肾病见夏，水胜火，肾胜心也，当治肾。轻者病退，重者悸动，当搐也。脾病见四旁，皆仿此治之”。钱乙完整系统地阐述了五脏生克制化与五脏主时相结合分析小儿五脏病机的理论及方法。钱乙脏腑病机特点，以五脏虚实为纲领，在辨别五脏虚实基础上，运用五脏生克制化分析疾病中脏腑关系，并以此判断疾病病情轻重和预后转归。此外，钱乙脏腑病机还有一个特点就是在运用五脏生克制化的同时，紧密结合五脏与四时阴阳，注重天地自然对小儿脏气盛衰的影响在疾病中的作用，从而遣方用药以使小儿脏腑在生病后又达到阴阳平衡，保持正常的生长发育。

第六节　一阳复始，万象更新

老子在《道德经》五十五章说：“含德之厚，比于赤子。蜂虿虺蛇不螫，猛兽不据，攫鸟不搏。骨弱筋柔而握固。未知牝牡之合而全作，精之至也。终日号而不嗄，和之至也。知和曰常，知常曰明，益生曰祥，心使气曰强。物壮则老，谓之不道，不道早已。”是说初生的婴孩。毒虫不螫他，猛兽不伤害他，凶恶的鸟不搏击他。他的筋骨柔弱，但拳头却握得很牢固。他虽然不知道男女的交合之事，但他的小生殖器却勃然举起，这是因为精气充沛的缘故。他整天啼哭，但嗓子却不会沙哑，这是因为和气纯厚的缘故。古人认为天地之间有阴阳二气，阴者，与阳相伴，依阳而生，伴阳而长。独阳不生，孤阴不长。阴阳互根，相互依存，互相为用。每年到冬至日，阴气尽，阳气又开始发生，春天即将到来，故曰“一阳复始，万象更新”，是对大自然阳气始生，万物萌发状态的高度概括。一阳复始一词，出自《易经》复卦，从复至乾，阳爻逐渐增加，阴爻逐渐减少，表示阳气逐渐增强，阴气逐渐减弱，在节令上属于十一月，阳气初生，自此以后白天时间渐长，阳气逐渐回升。小儿者，其生长发育犹如一阳，儿之初生，阳之始生，阴随而长，阳生阴长，构成小儿时期身体生长发育的基本体态特征，这个特征是儿童体质的基础。

《素问·天元纪大论》云："阴阳之气，各有多少，故曰三阴三阳。"内经根据阴阳之气多少的不同，将阳分为太阳、阳明、少阳，将阴分为太阴、少阴、厥阴。三阳以阳气多少而论，则是太阳为阳气最多，阳明次之，少阳最少。故《素问·阴阳类论》有太阳为三阳、阳明为二阳、少阳为一阳之说。由于少阳在三阳中阳气最少，后世医家常将少阳称为小阳、幼阳、稚阳、嫩阳等。少阳作为一阳，就其生理特性而论具有以下两点：一是阳气初生，正气偏弱；二是生机勃发，性喜条达。阴阳始终处在由少而多、由弱而强的变化状态，少阳为阳之初生，虽生机勃勃，一岁中应春生之气，然初生者阳气必少，其气犹微。《素问·血气形志》篇又云："夫人之常数，太阳常多血少气，少阳常少血多气，阳明常多气多血，少阴常少血多气，厥阴常多血少气，太阴常多气少血。此天之常数。"这是对人体气血分布一个总体的描述，结合一阳初生的特点，少阳有着阳气始生，气血不足的一面。这一点在病理上常表现为抗病能力较弱。少阳为阳气初发之时，如日初生，朝气勃勃，蒸蒸日上。其与肝俱禀春木之气，性喜条达。反映在病理上多表现为少阳之气郁而不发，少阳在腑为胆及三焦，胆气郁而化火，则会口苦、咽干，三焦郁而不畅，主司水液运行失司则会聚而成饮、为痰。

在《灵枢·经脉》篇中有云："人始生，先成精，精成而脑髓生，骨为干，脉为营，筋为刚，肉为墙，皮肤坚而毛发长，谷入于胃，脉道以通，血气乃行。"孙思邈在《备急千金要方·妇人方上·养胎》引用北齐徐子才著的《逐月养胎法》，描述了胎儿在胚胎发育过程中外观形态方面的变化："妊娠一月始胚，二月始膏，三月始胞，四月形体成，五月能动，六月筋骨立，七月毛发生，八月脏腑具，九月谷气入胃，十月诸神备，日满即产矣。"并指出在不同的发育阶段，应该采用不同的养胎法。还提到女性妊娠八月，胎儿"以成肤革""九窍皆成"。妊娠十月，胎儿"五脏俱备，六腑齐通，纳天地气于丹田，故使关节人神皆备"胎儿足月即可以生产了。他在《千金翼方·小儿》中也再次提到了胎儿在孕母体十月的发育过程："凡儿在胎，一月胚，二月胎，三月有血脉，四月形体成，五月能动，六月诸骨具，七月毛发生，八月脏腑具，九月谷入胃，十月百神备，则生矣。"他认为胎儿体质的形成主要受孕母妊娠期间的生活环境、饮食习惯、情志品行等多种因素的影响，并且提出了一些提高胎儿体质的方法。

小儿体禀少阳，阳气渐旺，有利于小儿不断生长发育。处在不断生长过程中的小儿五脏，从无到有，从小到大，从稚弱到强实不断的迅速地发育着。发育的起点、速度峰值各不尽相同。由于五脏生成，发育速度、峰值的不同，和“体弱而用强”，决定了五脏强弱的不均衡性。胎儿时五脏生成顺序是肾、心、肝、肺、脾。婴儿后五脏发育程度顺序是肝、心、肺、脾、肾。心生成较早，发育最快，肾生成最早，发育最晚。小儿发育中，筋骨逐渐坚强，智慧逐渐活泼，饮食逐渐增多，脏腑功能逐渐完善成熟，处处显示阳气占据主导地位。《黄帝内经》云：“厥阴之表曰少阳，少阳起于窍阴，名曰阴中之阳。”《素问·阴阳类论》云：“一阳也，少阳也。”王冰注云：“阳气未大，故曰少阳。”张锡纯《医学衷中参西录》曰：“盖小儿虽为少阳之体，而少阳实为稚阳也。”这就是说，小儿“体禀少阳”，阳气处于稚嫩脆弱状态。所以小儿的生理特点，除有“生机蓬勃、发育迅速”外，尚有“脏腑娇嫩、形气未充”的一面。如小儿头部较大，躯干四肢较小，睡眠或安静时的身体姿态与在子宫内的状态相似，两臂屈曲，握拳置头侧，下肢缩向腹壁；尤其颈短而宽，颅囟未合，故中医儿科第一部专著取名《颅囟经》。小儿皮肤异常柔嫩，特别是臀、腰、肩、腕背、脚踝等处，常呈青色斑块，大小不一，此为特有生理现象，以后会自然逐渐消失，也有不消者。小儿睡眠时间很长，初生儿除吮乳外，几乎完全睡眠。脉搏跳动很快，而且极易变动，气血未平，脉象难凭。小儿呼吸很快，极不整齐；尤其小儿易啼，每天总有一定次数和时间的啼哭，这是小儿唯一的运动项目，能使肺部活泼，消化畅利，因而导致呼吸增快。小儿胃底狭窄，消化力弱，易于乳食停滞。小儿神气怯弱，易喜易怒易惊恐。小儿的生长发育是赖阳以生，依阴以长。由于小儿“体禀少阳”，因而阳气的生发速度越快，生长发育的速度也越快，往往形成“阳常有余，阴常不足”的不稳定状态。因此，小儿在初生、婴儿、幼儿、儿童各个阶段的生长发育出现时快时慢，有时发育很快，白皙肥胖，聪颖伶俐；有时肌瘦骨削，甚至一年内体重和身高不增，发育不良。如果一旦少阳的机枢作用得到发挥，常可自行调节阴阳消长的变化，保持阴阳平衡，达到正常生长发育。小儿“体禀少阳”，少阳在生理状态下是全身机能活动的动力，使生长发育保持良好状态；在病理状态下是抗病主力，随时可以调节或修复体内防御功能，增强抗病能力。小儿处于阳气渐旺状态，仍然阳气稚弱，且少阳为气机之枢，因而决定了在病理方面具有发病容易、传变迅速的特点。由于小儿机体和功能均较脆弱，对疾病的抵抗能力较差，加之寒热不能自调、乳食不知自节，因此，常易外为六淫所侵，内为饮食所伤，表现出易寒易热、易实易虚的病理特点。因外发病者，不仅有六淫所致者，而且有因耳闻异声、目触异物所致者；内伤饮食也有乳滞、食滞的不同。此外，尚有属于先天性的，如解颅；有限于某时期的，如脐风；有属于成长不足的，如五迟、五软；有属于小儿特有的病证，如顿咳、疳证、惊风。对于一切时行传染性疾病，如麻疹、风疹、水痘、痄腮、猩红热等，特别易于感染。临床上又以呼吸道疾病、脾胃疾病以及壮热、抽搐、痉挛、神迷等证最为多见。而且年龄愈小，发病率愈高，传变也愈快。诚如吴鞠通《温病条辨·解儿难》所言："小儿肤薄神怯，经络脏腑嫩小，不奈三气发泄，邪气之来也，势如奔马，其传变也，急如掣电。"小儿患病，最易传变，轻病容易变重，重病容易转危，甚或急剧死亡。小儿既有发病容易、传变迅速的特点，但也具有脏腑气机清灵、反应敏捷、活力充沛、容易恢复的有利条件。因为小儿体禀少阳，脏气清灵，生机蓬勃，既无色欲的伤害，又无悲观失望情绪的影响，神气安静，难动五志之火。小儿患者不仅轻病可不药而愈，而且即使是重证危证和一时难治之证，只要处理及时，用药恰当，病情可迅速治愈，健康容易恢复。正如张景岳《景岳全书·小儿则》所云："且其脏气清灵，随拨随应，但能确得其本，而撮取之，则一药可愈。"这些特点亦是小儿"体禀少阳"和"少阳为枢"的表现。"邪气盛则实，精气夺则虚"。小儿体禀少阳，感邪后，邪气最易蕴积泛滥，病势嚣张，故易现实证。邪气既盛，正气易伤，亦易出现虚证或虚实并见。以呕吐、泄泻为例，水谷壅滞肠胃的初期，往往出现高热、胸腹胀满、呕吐酸腐、泄泻臭秽、小便短赤、唇干口渴，舌苔黄腻而浊，脉数滑有力，纹色紧滞之实证、热证。小儿若吐泻不止，脾胃之阴耗损，中气虚弱，阴津阳气同时衰竭，又可出现神昏、肢厥等虚脱衰竭证。说明小儿一旦患病则邪气易实，而精气易虚。虚与实是两种相反的证候，但多数病例都具有热证、火证的病象，就是在危重的病例中，亦有不少患儿出现热深厥亦深的实热证候，治疗上应用辛凉清热、苦寒泻火的法则，往往获得理想的效果。小儿由于脏腑功能脆弱，邪气亢盛，正气易虚，常常正不胜邪，骤然出现内闭外脱。

例如有些小儿偶患感冒瞬即传变为肺炎，表现喘嗽、壮热、气憋，此时病邪在表在肺，属实属热。若治不及时，或因传变，常可朝呈实热阳证，暮转虚寒阴证，在实热内闭的同时，出现外脱危候，表现出面色苍白、神倦肢冷、尿清额汗、脉象细促等阳衰征象，此时治疗之关键，不在邪之多少，而在真阳欲脱，如不及时回阳救逆固脱，则必变生仓卒。一旦阳回正复，邪正相争，则实证又现。这种邪正消长，虚实转化，在临床上非常多见，不能不说是与小儿“体禀少阳”和“少阳为枢”密切相关。明代万密斋用“少阳”阳气渐旺的观点阐明小儿生长发育的特点，强调了阳气生发的作用，包含了婴幼儿时期以阳为用的特点，也意味着阳气对婴幼儿的生长发育有重大意义。但另一方面，小儿虽为少阳之体，而少阳实为稚阳，其阳气并非真正有余，而是相对不足，从而揭示了小儿时期在物质基础和功能活动方面均处于稚嫩脆弱状态，尚未达到完善和成熟的生理特点，包涵了小儿时期脏腑嫩弱、形气未充的特点，高度概括了“纯阳”和“稚阳稚阴”两种不同论点的含义。因此，一定要将两者有机结合起来，统一于“体禀少阳”学说之中，在治疗小儿病时注意顾护少阳。

小儿生病后肌体免疫力较差，遇邪则反应强烈，抗邪迅速，全力抗争，动则过强，搏不惜衰竭。如湿热痢中的疫毒痢小儿多于成人，哮病、闭证、脱证、厥证也非常常见，正如初生牛犊不怕虎，小儿正气易从多角度、多方位驱邪外出，如邪客卫表之感冒，小儿正气不仅从卫表驱邪外出，亦可从胃肠道驱邪而见吐泻；湿热等邪客于胃肠时，不仅气阳鼓动驱邪外出而大便次数增加，亦聚津于肠道驱邪外出而见稀水便。

《素问·调经论》中提到“有余有五，不足有五”，分别以神、气、血、形、志代指心、肺、肝、脾、肾五脏功能的邪正盛衰病理变化，所以文章一开始即指明：“夫心藏神，肺藏气，肝藏血，脾藏肉，肾藏志。”心藏神，故神有余不足，即指心的虚实。原文“神有余则笑不休，神不足则悲”，类似的内容也见于《灵枢·本神》“心藏脉，脉舍神，心气虚则悲，实则笑不休”。其中“笑不休”和“悲”均属神的病变，心藏神，故病变部位在心。其中心气有余，心火偏亢，故见“笑不休”，此属心的实证；而心气不足，心神怯弱，故“悲”，此属心的虚证。因而，“心常有余”在生理上表现出小儿神思敏捷，聪明好奇，病理上则应当分为虚证和实证，此处的“心常有余”并非全指实证，心经的病变除了表现为烦躁、夜啼和口舌生疮等心火有余的实证之外，尚有心气不足，心神怯弱，易受惊吓的一面，因而在治疗上针对小儿心常有余的实证和虚证而分别选用补虚或泻实之法方才适宜。

与心类似的还有《素问·调经论》中对于血有余、不足的论述，肝藏血，故血病多属于肝，而此处血有余、不足，实际是指肝有余、不足。肝在志为怒，肝气有余则多怒，治疗上以平肝、清肝、泻肝为主；肝气不足，疏泄失职，气机不畅，也可出现恐惧自失、惊惕肉瞤等症，治宜养血柔肝为用，此为内科所常见。引申至儿科当中，小儿情志病少见，那又如何解释所谓的“肝常有余”呢？其实儿科学中的“肝常有余”并非指“肝阳亢盛”，主要是指小儿时期少阳升发之气旺盛，如草木方萌，欣欣向荣。正如《幼科发挥·五脏虚实补泻之法》中说：“云肝常有余，脾常不足，此确是本脏之气也。盖肝乃少阳之气，人之初生，如木之方萌，乃少阳生长之气，以渐而壮，故有余也。”发展至病理方面也有虚实二辨，但后世医家多将肝火上炎、肝阳上亢出现的实证，以及高热灼筋、热盛动风的急惊风证候责之于肝常有余，此言不虚，然根据《素问·调经论》所解，肝常有余应当除了血有余的实证表现之外，还包括血不足的虚证，因而有必要细辨儿科学中常见的手足搐搦、徐徐蠕动的慢惊风证候，在治疗上当以养血柔肝、扶土抑木为常法，误用清肝、泻肝之品反生恶变。

徐荣谦教授根据“少阳学说”总结出儿童的体质特点。认为儿童不是成人的缩影。小儿“体禀少阳”，有其自身体质特点。

第四章　太阳学说

第一节　太少论（青春期）

张景岳作《医易义》感叹："虽阴阳已备于《黄帝内经》，而变化莫大于《周易》。""然则医不可以无易，易不可以无医，设能兼而有之，则易之变化出乎天，医之运用由乎我。"如果我们通过"洛书九宫"揭示《黄帝内经·上古天真论》女"七"男"八"的数理奥秘，可以惊喜地发现以"象""数""理"思维为特点的"洛书九宫"数理哲学，或明或暗地伴随着中医学说的形成、发展，并与现代科学结论不谋而合。然后我们再看《黄帝内经》"九宫八风""五运六气""五行生克制化""九针十二原"等涉及数理学说的理论，无不蕴含着一个个"易学数理模型"的影子。

洛书古称"龟书"，传说有神龟出于洛水，其甲壳上有图，结构是"戴九履一，左三右七，二四为肩，六八为足，以五居中，五方白圈皆阳数，四隅黑点为阴数"（图2）。

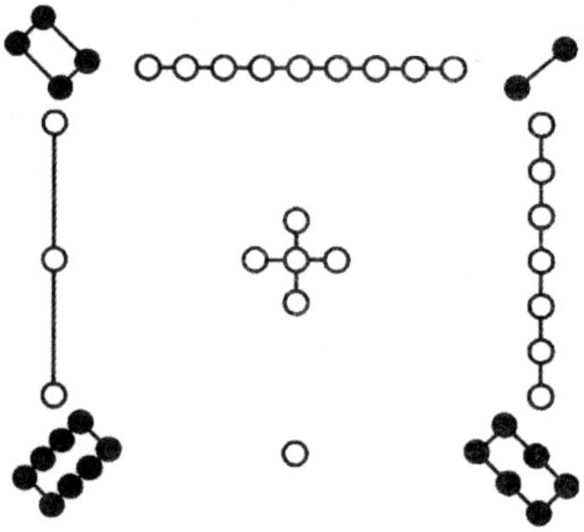

图2　洛书

从图中可以看出，洛书九宫格数理模型是从 1 到 9 的九个数字的排列组合，其对角线、横线或竖线的数字相加均等于 15，一共可以组合成八组 15。《系辞》是这样言说洛书之数的：“叁伍以变，错综其数，通其变，遂成天地之文，极其数，遂定天下之象。”说明洛书九宫数理蕴藏着“天人相应”“宇宙全息律”等哲学观点。后天八卦依男女长幼关系：乾父、兑少女、离中女、震长男、巽长女、坎中男、艮少男、坤母，按相应方位代入洛书九宫，组成九宫八卦图（图 3）。

		南		
	巽卦－4 五行属木	离卦－9 五行属火	坤卦－2 五行属土	
东	震卦－3 五行属木	中宫－5 五行属土	兑卦－7 五行属金带火	西
	艮卦－8 五行属土	坎卦－1 五行属水	乾卦－6 五行属金	
		北		

图 3　九宫八卦图

我们可以看出，女性按年龄从长到幼分别划分成：长女巽四宫，中女离九宫，少女兑七宫。少女年龄相对较小，故又称“幼女”。我们不妨把少女以及其所在的宫数“七”假定为女性发育的起始年龄。同样，男性按年龄从长到幼分别划分成：长男震三宫，中男坎一宫，少男艮八宫，少男年龄相对较小，故又称“幼男”。我们不妨把少男以及其所在的宫数“八”假定为男性发育的起始年龄。至此，我们可以推测《黄帝内经》依据“洛书九宫八卦”数理模型和“取类比象”的思维方法，以取少女“七”少男“八”之宫数作为“肾气盛”之起始年龄，预示两性身体发育第一阶段的开始。以两个宫数的最小公倍数即“七七四十九”“八八六十四”，作为年龄的最大极数，预示两性身体衰老而无子。同样以女“七年”男“八年”作为年龄递增的周期，分别通过年龄逐一递增，来描述两性随着年龄阶段性增长，身体“盛”“壮”“衰”“竭”的阶段性生理变化特点。

我们知道，生命的开始是以乾卦做代表，然而，男性以八为基础，女性以七为基础。双数谓之偶数，也就是阴数；单数谓之奇数，就是阳数。《易经》之中，数的道理只在十个数字范围打转，一增一减，就概括了一切。单数的一、三、五、七、九，这五位是阳数，五在中间；双数倒数回来，十、八、六、四、二，也是五位，六在中间。那么为什么说男性的生命用八来代表？假使男性属于阳，为什么他的数又变成阴呢？女性属于阴，为什么数又变成阳呢？原因在于阴中有阳、阳中有阴的道理。物极必反，所以阴极就阳生，阳极就阴生。宇宙万有的现象界都是相对互用，这个变化在《易经》中被称为互变。但是万变中间有个不变的原则，就是“道”。现象和用互变，所以阳极阴生，阴极阳生。男性外表看是阳，其中又有至阴之精；女性应该属于阴，但其中有至阳之精。《易经》讲阴阳坎离，这些道理都不是定的，孔子在《易经系传》里讲过，“变动不居，周流六虚”，所以研究《易经》千万记住不能呆板地应用法则，不要认为法则是不能变动的。事实上，法则的变化太多了，阴中有阳，阳中有阴，重重无尽。生下来以后，女性以七数开始计算，男性以八数开始计算，这就是后天。女性的生理周期为什么叫月经呢？因为它是像月亮圆缺一样有周期的，以四七二十八天为一个周期。所以从人类的生命历程来看，自母亲怀孕起，到婴儿生下来，到青春期之前，都属于乾卦（☰），为完整的生命。开始变了以后，成为天风姤卦（䷫），这是从内卦第一爻开始变起，一阴来了。就人生历程来说，女性正为十四岁阶段，在生理上会有很明显的变化，但男性是以八为一个单元来计算，是十六岁，男性十六岁也会有变化，不过不及女性的明显。

《黄帝内经》中讲到“女子二七而天癸至”，十四岁时天癸至。所谓“癸”，癸就是中国文化天干最后一位，在五行里属水。在天干中，“壬癸水”，癸为阴水，天癸就是月经，第一次月经开始，就把后天的生命破坏了，就开始不算童子了。月经没有来以前男女不分，都称作童子。男性要到二八，十五六岁这个阶段，开始变成少年，这个时候男童两个乳房会发胀发痛，起码有两三年之久，但是男性的生理变化没有女性明显。不过现在的情形不同，有的十二岁、十三岁就天癸至，人类越到后来，会越早结婚，人也越聪明，但生命也会越短暂。女性到了十四岁前后天癸至，乾卦破掉了，先天的生命变化，开始了后天的生命。当然这个六爻的卦象也变了，上面三爻还是乾卦，下面三爻最底下的一爻由阳变阴，就变成了巽卦。这个六爻合起来是天风姤卦（䷫），就是纯阳里头第一步开始变，阴来了。

《黄帝内经》：“女子二七而天癸至，任脉通，太冲脉盛，月事以时下，故有子；三七肾气平均，故真牙生而长极……丈夫二八肾气盛，天癸至，精气溢泻，阴阳和，故能有子；三八肾气平均，筋骨劲强，故真牙生而长极。”所以我们可以大胆地提出青春期就是从“天癸至”开始，到“真牙生而长极”结束。

在这个过程中，最为重要的一个物质是“天癸”，不论男女，皆因“天癸至”而引发一系列成长现象。张景岳《类经・藏象类》曰：“其在人身，是为元阴，亦曰元气，人之未生，则此气蕴于父母，是为先天之气……第气之初生，真阴甚微，及其既盛，精血乃王，故女必二七，男必二八而后天癸至。天癸既至，在女子则月事以时下，在男子则精气溢泻，盖必阴气足而后精血化耳。”古人认为天癸是化生精血之气，而非精血本身，其在功能上的动力作用，可以涵盖为元气，而在物质方面，可以涵盖为元阴，天癸既是生长发育的动力，又是不可或缺的启动性物质。从天癸的本质探究可知，天癸是人体从稚嫩走向成熟的重要启动性物质与力量，是青春期生理功能启动的决定性物质基础和能量基础。之所以可以发生“天癸至”这一生理现象，主要取决于人体生长发育过程中阴阳的相互作用。《素问・阴阳应象大论》谓：“阴阳者，天地之道也，万物之纲纪，变化之父母，生杀之本始，神明之府也。”中医学认为，人的成长过程即是阴阳相互作用的过程，在孩童时期，小儿被称为“稚阴稚阳”，或者“纯阳之体”。“纯阳”和“稚阴稚阳”同为小儿生理特点的两个侧面，“纯阳”理论见于《颅囟经》，即指小儿的阳气相对比阴气旺盛而言，并非有阳无阴的盛阳状态，其生机属阳，小儿生机旺盛，发育迅速。“稚阴稚阳”主要是指小儿的脏腑、气血、功能发育不够完善，阴气未充，阳气未足，无论在物质基础或者脏腑功能活动上均未完善，是对小儿时期的机体柔嫩、气血未充、经脉未盛、神气怯弱、精气未足等特点的概括。小儿时期，阴阳都处于稚嫩的尚未彻底启动的状态，阳气相对于阴气而言较为旺盛。天癸至后，身体进入了发育成熟阶段，阴阳逐渐成熟，不再是“稚阴稚阳”的状态，并且阴阳相互之间的平衡达到了一个相对的高峰，“阴在内，阳之守也，阳在外，阴之使也”。阴渐充，为阳的向外表达彰显提供丰厚充足的物质基础；阳渐旺，为身体的发育成熟带来充沛完善的能量基础。在此阶段，生理的成长具备了充足的物质与能量，阴阳均蓬勃发展，个体开始有独立的欲望和要求，这是青春期叛逆现象的生理基础，青春期人体阴阳达到峰值，生理上和心理上都有独立、自由的要求和愿望。《素问·阴阳应象大论》篇曰“阴阳者，神明之府也”，把复杂的心理现象放入阴阳规律中加以讨论和认识。从阴阳平衡法则探讨青春期叛逆现象的生理基础，是中医学的一个特有方法。中医学认为，人是阴阳和谐的统一体，阴阳是构成躯体的“体质”和心理的“气质”的本质因素。每个人身上都必然具备阴性向内的一面性格和阳性向外的一面性格，只不过这两者所占比例因人而异，所以表现于外的性格差异很大。由于阴阳始终处于动态平衡中，并受诸多因素影响，每个人在不同的年龄段或不同的场合，性格表现出诸多差异。青春期这一特殊时期中，各方面因素的影响力都相对增大，阴阳之间的平衡更容易被打破，“阴平阳秘，精神乃治”，阴阳失调，疾病乃生。从阴阳失调这方面入手探究青春期叛逆现象，不仅有助于认识其病机，更有助于临床的治疗。

青春期在人的生理心理成长过程中是一个非常关键和特殊的时期。生理上形体发育逐渐成熟。心理上也由幼年和儿童期的蒙昧、幼稚状态，逐渐走向成熟，虽然心理成熟落后于形体发育，但此阶段确是人的世界观、价值观、人格等各种心理特质形成、塑造的重要时期。从孩童走向成年，身心两方面会经历巨大的变化，在这一时期会产生各种微妙有趣，同时又对人格形成产生重大意义的心理变化，其中比较典型且普遍存在的、每一个人都会经历过的是叛逆现象及行为。叛逆，又称反叛、逆反，单从字面上看，就是指反叛的思想、行为等。叛逆的核心表现在于“反”，《说文解字》曰：“反，覆也。”覆为倾倒义，反与覆同，反覆者，倒易其上下。《说文》又曰：“叛者，半反也。反者叛之全，叛者反之半。”“叛”主要指不同，背离，分离。《康熙字典》曰：“逆者，拂也，不顺也。”“逆”的含义主要指不从其理。故知，“叛”“反”“逆”的主要表现为自觉与他人尤其是代表权威的人不同，不从其灌输的、教导的理论，做出与“常理”相反的举动。具体表现有不喜欢按照别人说的去做，认为绝大多数规章是不合理的，应当被废除其对父母、老师再三叮嘱的事情表示不屑和厌烦，对特立独行的人的大为赞赏与向往，自觉非常有主见，对所决定的事情一意孤行，且情绪起伏不定，脾气暴躁，并厌烦与父母、老师沟通等。中医认为“形神合一”，即神与形二者具有高度的统一性和不可分割性，因此，属于“形而上”的心理活动与心理现象，必须通过“形而下”的生理表现、行为方式方能显现于外而被认识。青春期叛逆行为应该有其相应的叛逆心理，是一个“形而上”的心理活动与“形而下”的生理活动、行为方式共存的一个现象。

第二节　太阳论

青壮年时期的特点是“阴平阳秘”。阳气最盛犹“如日中天”，肌肉满壮，筋骨强劲，气血旺盛，精力充沛，体魄丰盛，形神协调，抗病力强。是生命过程中的鼎盛时期。

以女性为标准，三七二十一岁，又一阴生长，是天山遯卦（䷠），四七二十八岁为天地否卦（䷋）。接着以七年为一个周期，三七二十一岁再变，把第二爻又变成阴的，就是变成天山遯卦（䷠）；四七二十八再变一爻，变成天地否卦（䷋）；五七三十五又变了，变成风地观卦（䷓），这时外形也变了，人已到了中年。

一、“肾气平均”的内涵

肾气即肾中精气，对于“平均”的理解，后世学者见仁见智。《说文解字》谓：“‘平’是会意字。金文从亏（于，指气受阻碍而能越过），从八（分），会气越过而能分散，语气自然平和舒顺之意。‘均’是会意兼形声字。金文和小篆都从土，从匀，会土地均平之意，匀兼表声。”平均，在《现代汉语字典》中解释为“没有轻重或多少的分别”。结合《黄帝内经》原文“平均”有以下几种意思：

（一）充满、充足之意

对于“肾气平均”中“平均”，后世诸多医家依据张介宾的注解，认为是充满、充足之意。如清代高士宗《黄帝内经素问直解》解释为“平均，平满均调，无太过无不及也。肾气平均，故真牙生而长极，齿根尖深者名牙，牙之最后生者，名真牙。言七岁肾气始盛，至三七而充足也”。清代张隐庵《黄帝内经素问集注》注曰：“平，足也。均，和也。肾气者，肾脏所生之气也。气生于精，故先天癸至，而后肾气平。肾气足，故真牙生。”王洪图注《黄帝内经素问白话解》云：“女子到了二十一岁左右，肾气充满，表现为智齿长出，身高也已经增长到最大的限度；男子到了二十四岁左右，肾气已经充满，表现为筋骨坚实有力，智齿长出，身高也已达到了最大限度。”其注解“平均”亦为充满之意。

（二）平均、均衡之意

谓“平均”即今义之“平均、均衡”。明代吴崑注《黄帝内经素问吴注》解释“平均”为“阴阳平均，无有余不足之谓也”。由于肾中精气是机体生命活动的基本物质，所以肾阴和肾阳亦是各脏腑阴阳的根本，促进和调控着各脏腑的功能活动，且维持机体整体阴阳平衡。故《景岳全书·传忠录》说：“五脏之阴气，非此不能滋；五脏之阳气，非此不能发。”李本聚等亦从肾中阴阳平衡理论来理解，言：“女子三七、男子三八之肾气平均，是在机体各个方面全面成熟的基础上，肾气各个方面的全面充盛，它们之间相互制约，使肾中阴阳五脏之精处于动态平衡状态，此时生多少，化多少，故‘真牙生而长极’。”

（三）“按需分配”之意

总结诸家的解释，结合《素问·上古天真论》原文，将“肾气平均”解释为“按需分配”更为妥帖。中医认为肾藏精，为先天之本。《灵枢·决气》曰：“两神相抟，合而成形，常先身生，是谓精。”《素问·六节藏象论》曰：“肾者主蛰，封藏之本，精之处也。”肾所藏的“先天之精”，为脏腑阴阳之本，生命之源，因此脏腑的生理功能依靠先天资助促进和调控，但因人体的每一脏腑的生理功能不同，其能量代谢各异，需肾中之精所化多少也非等同，而是需多少则化多少。另一方面，《黄帝内经》很早就有关于时辰和脏腑相关性的记载，认为时辰与脏腑有着密切的关系，每一脏腑之气，都在一天中特定的时辰内表现出相对的旺盛。肾中精气也是按照每一脏腑运行所需多少而化生，并非对每一个脏腑都平均分配等。另外当邪气侵入某一部位，肾气作为正气的一部分，就会聚集在该处，给予该处较平时更多的资助以抗邪。如心火上炎则肾水上济于心，以资心阴，使心火不上亢；肺阴亏虚则肾阴上资于肺，以润肺金；脾主运化，脾阳虚弱则依赖于肾阳的温煦；肝藏血，肾藏精，精血互化等。

二、“肾气平均”对临床的指导意义

《素问·上古天真论》强调了肾藏精的重要性，原文用“肾气平均”来形容人体生长发育的隆盛阶段，外在征象以齿、骨、发的变化来描述，该理论对临床具有重要的指导意义。

（一）生理意义

《素问·上古天真论》这段论述，揭示了人体生长发育的自然规律，与肾中精气的盛衰有着密切的关系。人在出生以后，由于先天之精不断得到后天之精的补充，这种补充是通过各脏腑代谢平衡后所剩余的部分，输注到肾中，成为肾精的一部分，肾精才不致耗尽。如何梦瑶《医碥》谓：“精者，一身之至宝，原于先天而成于后天者也，五脏俱有而属于肾。”又《素问·上古天真论》言：“肾者主水，受五脏六腑之精而藏之，故五脏盛，乃能泻。”肾中精气日渐充盛，机体出现相应的生理变化，如齿更发长、筋肉隆盛等，并且当肾中精气充盈到一定程度产生一种称之为“天癸”的精微物质，从而促进人体生殖器官发育成熟和维持人体生殖功能。此时，女子如期排卵行经，男子则产生精子，男女均具备生殖能力。待中年后，肾中精气开始由盛转衰，“天癸”也随之衰少而至耗竭，机体的各种功能逐渐衰退，形体亦日趋衰老，表现为面色憔悴、发堕齿槁等。

（二）病理意义

由于肾中精气的盛衰决定着机体的生、长、壮、老、已，肾中精气盛衰以齿、骨、发的发育状态作为标志。骨骼的生长、发育、修复等，均依赖于肾精的滋养。《素问·上古天真论》以女子以“七”、男子以“八”形象地表明随年龄增长，肾精充足，则骨髓生化有源，骨骼得髓之滋养而坚固有力，不易损折。若肾精虚少、骨髓生化乏源而不能滋养骨骼，骨髓空虚，则导致诸多骨科疾病，如骨软无力、骨质疏松、脆弱易折等。也有学者从西医学的角度认为肾脏在自身的内分泌功能和体内多种激素的互相作用下，直接或者间接地影响着人体骨骼的生长以及发育。故在治疗骨科疾病的时候，以“肾主骨”作为指导，注意补肾填精，往往可以收到事半功倍的临床疗效。

“齿为骨之余”，牙齿的生长、脱落同人体的生长、衰老一样，与肾中精气的充盈与否密切相关。所以在治疗牙齿疾患如牙齿枯槁、松动、脱落的过程中，我们通过益肾固齿这一思路来提高中医治疗牙齿疾患的临床疗效。

“发为血之余”，为肾之外华。头发的生长有赖于精和血的滋养。有学者采用现代科技手段研究头发的超微结构如何随着年龄而变化，结果表明，头发可反应肾气盛衰。肾中精气充盛，发黑而光泽；肾中精气渐衰，发白而枯槁并易于脱落。故中医治疗头发疾患如头发稀疏、早白、少光泽可以通过益肾养血来治疗。

由此可见，肾精不足在婴幼儿表现为生长发育不良，出现五迟、五软等；在青壮年可表现为头发稀疏、早白、少光泽，牙齿枯槁、松动、脱落，骨质疏松、易骨折等早衰之象。综上所述，深刻理解与掌握《素问·上古天真论》中“肾气平均”的内涵以及人体生长发育各个阶段所需肾中精气水平的多少，对于从肾论治相关病证有重要的指导意义。

第五章　夕阳学说

第一节　太夕论概述（更年期）

人的一生，女性每七岁为一个阶段，变一个卦，到七七四十九岁以后，生命进入更年期，男性则七八五十六岁为更年期。现代的科学，也是这样判定男女的更年期，而更年期中看病要特别小心，在更年期补充激素会有些帮助，但要在医生指导下进行。在研究医学、生理学、心理学时都应遵循其规律与法则。年龄的大体分类都是如此，人的年龄到某一阶段，就有某一阶段的生理、心理状态及病态。其变化也是从第一爻开始变化的，生命的功能已经开始变化了。再依《易经》的道理和《黄帝内经》的法则看人的生理，从眼睛最容易看出来。眼花的问题都在四十二三岁开始，所以到了这个年龄如果起初感到眼睛不舒服、易疲倦，不待变成老花眼，赶快去眼科治疗，之后用中医的道理，培养肾经。中医指的肾，并不只是肾脏而已，左边的肾属阳，右边的肾属阴，左肾功能管生命，右肾功能在泌尿。中医的肾还包括了腺体、激素水平等，所以人到了四十二三岁这个阶段，要保养肾的功能，同时要保养肝脏，否则肝脏出问题，但不一定患肝炎，如脸上某一部分发青、发黑，易动肝火发怒，而发生人体上的大问题。中医诊断，可从人的鼻部发红，而看出胃部发生了问题，甚至可依照《易经》的法则，推断出将在哪一年的什么季节出问题。

第二节　更年期综合证的发病因素探讨

《素问·上古天真论》云：“女子……七七任脉虚，太冲脉衰少，天癸竭，地道不同，故形坏而无子也。”《黄帝内经》就已有关于更年期综合征的病因探讨记载，认为女子七七之年，约45~55岁左右，肾气逐渐衰退，冲任二脉逐渐亏虚，天癸逐渐衰竭，精血不足，脏腑失养，阴阳失衡，即进入更年期阶段，并产生相关症状。此外，叶天士《临证指南医案》提出“女子以肝为先天”，而《灵枢·天年》云“五十岁，肝气始衰，肝叶始薄”，即50岁左右女性肝血不足而不能主导正常的疏泄功能，故见“阴性凝结，易于怫郁，郁则气滞血亦滞”（《临证指南医案》），因此，更年期妇女多见情绪不稳定、焦虑抑郁等心理症状。故该病的发生与肝肾二脏关系密切，而研究人员也通过大量的临床经验验证了肾虚是该病发生的根本病因，肝郁则是发病的基本环节。

更年期是女性从性成熟期到老年期的过渡阶段，WHO定义更年期：“围绝经期是指女性40岁左右开始出现内分泌、生物学改变与临床表现，直至停经后12个月。”这期间由于卵巢功能逐渐衰退、雌激素水平下降，会出现以自主神经系统紊乱为主伴有神经心理症状的一组症候群，即更年期综合征（Menopausal Syndrome，MPS），也称围绝经期综合征。其主要临床表现为：妇女在绝经前后出现烘热面赤、进而汗出、精神倦怠、烦躁易怒、头晕目眩、耳鸣心悸、失眠健忘、腰背酸痛、手足心热或伴有月经紊乱等与绝经有关的症状。有调查研究6096名年龄在45~54岁妇女的绝经期状况，发现84%的妇女至少经历一种典型的围绝经期综合征症状。我国60%~75%的妇女在绝经期可出现症状，其中相当部分患者症状严重，影响正常生活及工作，且以脑力劳动的妇女及绝经后的妇女为发病率较高。古人也认识到了妇女这一时期的特殊性，如《景岳全书·妇人规》中云：“妇人于四旬外经期将断之年，多有渐见阻隔，经期不至者。当此之际，最宜防察。”即女性四十岁之后将迎来经绝之时，绝经前后要尤其注意身体状况。可见，从古至今的学者都已对女性更年期的发生年龄及更年期的症状表现有了很多的认识。在中医古籍中虽没有“更年期综合征”这一病名的记载，也未见对本病的专篇论述，但其症状表现散见于“经断复来”“脏躁”“郁证”“年老血崩”等病症描述，直到1964年修订的《中医妇科学》进行专章论述并将其命名为“更年期”。

第三节　失眠与四时、五脏、阴阳的关系

一、更年期失眠与五脏气血阴阳的关系

更年期是指女性从生殖期过渡到非生殖期的年龄阶段，大部分妇女自然绝经年龄通常发生在45～55岁之间。其间由于卵巢功能衰退，体内分泌的雌激素水平明显下降，会导致的机体产生以自主神经功能失调为主的症候群。中医称之为“绝经前后诸证”或“经断前后诸证”，属于“脏躁”“郁证”“百合病”“不寐”“心悸”“年老崩漏”等病的范畴，为妇科常见病证。妇女更年期综合征产生的主要原因在于绝经期前后妇女生理功能呈现衰老的趋势，使人体阴阳失去了其原有的平衡协调状态。《素问·上古天真论》言：“女子七岁，肾气盛，齿更发长，二七而天癸至，任脉通，太冲脉盛，月事以时下，故有子。七七任脉虚，太冲脉衰少，天癸竭，地道不通，故形坏而无子也。”《素问·阴阳应象大论》：“年四十而阴气自半也，起居衰矣。……肾气盛，月经始；肾气衰，月经绝。”认为妇女七七之期，先天肾气衰退，是人体衰退的生理过程，肾精亏虚是更年期综合征发病的根本。中医学认为女子以血为本，以气为用，又言女子以肝为先天，肝藏血，血舍魂。正如《灵枢·天年》曰：“五十岁，肝气始衰，肝叶始薄。”从而指出肝气不足亦是本病发病的一个重要原因。刘完素所著《素问病机气宜保命集·妇人胎产论》言：“妇人童幼天癸未行之间，皆属少阴；天癸既行，皆从厥阴论之；天癸已绝，乃属太阴经也。”指出本病的病机关键在于脾胃之气不充，气血生化乏源，经脉空虚，冲任失濡。

由此可见，更年期综合征的发病与五脏气血阴阳平衡有着密切的关系。

二、五脏精气盛衰与四时节律的关系

中医学认为人体生长壮老已的机体变化，是由人体五脏精气的盛衰消长来决定的，而五脏精气的盛衰消长，则受自然界时令的制约。正如《素问·

宝命全形论》云："天有四时五行，以生长收藏，以生寒暑燥湿风，人有五脏化五气，以生喜怒悲忧恐。"为了便于说明四时、阴阳与五脏相联系，古代医家提出"五行休王"，采用取象比类的方法解释人体内在脏腑的生理特性以及病理变化与四时节律间的关系。并运用"王""休""相""死""囚"作为五行精气不同量的代号。规定五行精气与时令相当者称"王"，生王者称"休"，王之所生者称"相"，相之所克者称"囚"，相之所生者称"死"。其中五行休王的四时节律内容为：春时水休、木王、火相、土死、金囚，夏时木休、火王、土相、金死、水囚，长夏火休、土王、金相、水死、木囚，秋时土休、金王、水相、木死、火囚，冬时金休、水王、木相、火死、土囚，由此阐明了五脏精气的盛衰与四时节律的变化，可以看出同一时令五脏的精气盛衰情况以及同一脏在四个时令的精气盛衰情况。又如《素问·咳论》曰："五脏各以其时受病，非其时各传以与之。"《素问·玉机真脏论》所言："五脏受气于其所生，传之于其所胜，气舍于其所生，死于其所不胜。""肝受气于心，传之于脾，气舍于肾，至肺而死。"古代医家运用五行生克乘侮关系得知五脏病气传变的规律，并用来指导临床。邢玉瑞教授认为五行休王，是我国古代医家通过认识自然界生长化收藏、分析人体生长壮老已规律及人体五行精气活动按四时节律变化的一种理论，以此可指导对疾病的诊断，判断病势的进退、转归和预后。

中医对其病因病机的认识也不再仅局限于肝肾两脏，如薛静燕认为人体衰老过程是五脏六腑气血经络功能改变的综合结果，其中脾胃虚弱与衰老、绝经有着密切关系，脾胃虚弱往往引起月经和生殖方面的改变，是导致围绝经期综合征发病的重要因素之一；李义方认为肾虚是致病之本，瘀血是标，而瘀血既是病理产物，又是新的致病因素，此外，多脏腑合并也是临床的常见病因；李步满对更年期综合征的治疗进行探讨，认为本病虽以肾虚为主，但易见心、肝、脾诸证，并与肾虚关系密切，临床应兼顾其他各脏；赵丽慧总结临床经验，以疏理肝脏气机，兼以宁心安神为基础治疗法则，取得了良好的疗效；中医妇科名家肖承悰认为更年期综合征的主要病机是肝肾阴虚、心肾不交，强调心、肝、肾三脏同治，同时注重心理疏导。可见，随着医学科技的进步及临床经验的积累，人们对有关更年期综合征的发病原因有了更为细致深入的了解。

第四节 更年期妇女的体质特征

更年期阶段肾气衰，冲任亏，天癸竭，这些生理上的改变影响了机体气血的运行及脏腑功能的盛衰变化，这也使体质状况发生改变，进而形成了个体在更年期阶段所特有的体质状态。有研究采用中医体质量表调查更年期女性的体质特征，结果表明更年期平和质评分明显减低，病理体质评分显著提高。李梅等对更年期妇女的体质状况进行检测，发现更年期妇女的身体素质明显下滑，呼吸功能水平较低，骨密度较低，脂肪重量偏重，即在生理功能方面表现出明显的衰退。更年期妇女的体质特点一为肾气虚衰，二为肝郁气滞，其中肾气虚衰又分阳虚、阴虚与精虚的不同。可见，更年期妇女虽体质有别，但总体体质均有所下降，并表现为以肝肾为主的脏腑阴阳气血失衡的特征，其体质的改变直接影响了更年期女性的身体素质，以致正气虚弱，邪气乘虚而入，造成包括更年期综合征在内的诸多病证的发生。女子以血为用，气血是女性的生命基础，故体质方面也常见气血的偏颇，我们采用由中国中医科学院薛崇成研究员、杨秋莉研究员编制的标准化体质测验——五五体质测验进行调查研究，发现更年期妇女体质以阴寒质、阳虚质、气虚质、偏湿质及血虚质为主，血虚质是更年期女性的重要体质特点之一。

一、更年期妇女人格、体质关系探讨

有关形神关系的探讨，早在战国时期的思想家庄子即提出“精神生于道，形本生于精”的观点，至先秦时期思想家荀况提出先有“形”后有“神”的观点，他在《荀子·天论》中提出“形俱而神生”，即“神”依赖于“形”而存在。之后的唯物主义者继承发展了荀子的观点，提出了更为丰富的见解，如东汉哲学家桓谭在《新论》中提出：“精神居形体，犹火之然烛矣。”王充亦在其代表作《论衡》中指出：“天下无独燃之火，世间安得有无体独知之精。”南北朝思想家范缜在《神灭论》中以“形者神之质，神者形之用”为主要论点，更甚详细地阐述了形神关系。而有关形神关系的讨论不仅限于哲学领域，在医学领域也有很多记载。我国现存最早的医学典籍《黄帝内经》中就有大量关于形神关系的论述，如《灵枢·天年》云："血气已和，营卫已通，五脏已成，魂魄毕具，乃成为人。"即人应具备由形神两方面，并指出形神之间互根互用，如《素问·阴阳应象大论》指出："人有五脏化五气，以生喜怒悲忧恐。"且若形神任一方表现出异常，都会影响到另一方，如《灵枢·本神》云："肝气虚则恐，实则怒；心气虚则悲，实则笑不休。"

二、更年期妇女五态人格、体质与更年期症状及生存质量的关系探讨

《素问·阴阳应象大论》中提出"怒伤肝""喜伤心""思伤脾""忧伤肺""恐伤肾"等，已经深刻认识到身心之间的密切关系，现代科学研究也从生理学、病理学等多方面证实了身心之间的相互影响。

更年期妇女的身心之间的关系，体质、人格是其基础，二者相互作用共同影响更年期妇女的身心健康状况。体质反映了机体自身生理范围内阴阳气血等的盛衰偏颇，偏颇较少时即为素体较为健康的平人质或偏风质，因其气血充足，脏腑功能稳定，故更年期的症状也较轻、较少，因此非正常组的平人质和偏风质得分显著低于正常组。《素问·上古天真论》云："女子七七，任脉虚，太冲脉衰少，天癸竭，地道不通，故形坏而无子也。"即更年期阶段，肾气始衰，冲任气血渐亏，天癸衰竭，因此多表现气虚或血虚的体质偏颇特点。因更年期的发病基础以肾虚为本，包括肾阳虚与肾阴虚，故也易见阳虚与阴虚的偏颇体质，肾阳不足则经脉失于濡养温煦，出现冷、寒之象，即阴寒质的表现。且"肾者水脏，主津液"（《素问·逆调论》），肾主气化，作为津液代谢的重要脏腑之一，对津液的生成、输布和排泄起着重要作用，肾虚则气化作用失常，不能将水液有效地蒸腾布散，造成水液代谢失常，进而表现出偏湿或偏燥的体质特点。此外，"女子以肝为先天"（《临证指南医案》），"五十岁，肝气始衰，肝叶始薄"（《灵枢·天年》），肝藏血，主疏泄，调畅脏腑气机，更年期妇女常见肝气衰弱，肝主疏泄的功能减退，以致气机阻滞，气机不畅则血运不通，故更年期女性也常见气滞或血瘀的体质，且由于激素水平的下降，更年期女性常见抑郁、焦虑等不良情绪，这也加重了气滞质的表现。因此，非正常组的更年期妇女其阴寒质、阳虚质、阴虚质、偏

湿质、偏燥质、气虚质、血虚质、气滞质和血瘀质的得分显著高于正常组。

更年期妇女五态人格、体质与更年期症状及生存质量具有密切的关系，机体可抵御邪气入侵，并具有较强的自身康复能力及对外界环境的适应能力，因此，平人质与各更年期症状均有负相关关系。

第五节 更年期症状与阴阳失衡类体质的关系

阴阳是对自然界中相互对立关联的事物或现象的属性的概括，并广泛存在于宇宙万物之中，是我国古人认识事物的重要方法，如《易传》所云："一阴一阳之谓道。"在中医学中，阴阳的属性除了被用来认识人体，更是用两者关系解释了人体生命活动、变化的内在机理及规律。阴阳相对平衡则人体处于健康状态，如《素问·生气通天论》云："阴平阳秘，精神乃治。"若阴阳失衡则会影响机体功能，严重者则产生疾病。因此，阴阳失衡对更年期症状的影响较为明显。从统计结果可以看出，阴阳失衡类体质均与感觉异常的症状有关，此外，阳热质还与抑郁、眩晕等症状关系密切；阴寒质、阳虚质和阴虚质亦均与失眠、易激动、骨关节肌肉痛、性交痛等症状关系密切。除上述症状外，阳虚质和阴虚质还与疲乏、头痛及泌尿系统症状有关，阴虚质亦在抑郁、眩晕等症状表现出差异。

一、更年期症状与阳热质的关系

阳热质，阳气旺盛，正气充足，机体功能状态相对较好，故能对更年期症状有缓解作用。阳气主温煦、升发、兴奋，故能减轻消沉、低落的抑郁情绪；阳气推动血液的运行，阳气充足是正常血行的保证，血行正常才能不断濡养、滋润脏腑组织器官，保障脏腑功能，包括神经系统的功能，因此不易出现眩晕与感觉异常的症状。《灵枢·□问》云："上气不足，脑为之不满，耳为之苦鸣，头为之苦倾，目为之眩。"可见眩晕也与气虚有关，阳热质其气足，不适于成为眩晕的发病基础。

二、更年期症状与阴寒质、阳虚质的关系

阴是代表静止的、凝聚的、内守的、寒冷的、抑制的等属性，阳代表运动的、上升的、外向的、温热的、兴奋的等属性。阴寒质与阳虚质都是阴多阳少的体质类型，二者都能增加感觉异常、失眠、易激动、骨关节及肌肉痛、性交痛的发病风险。阴寒和阳虚都能表现出寒的特性，寒主收引，对血液的运行来说，阴寒则血凝，血凝则不通，不通则痛，故都易表现出性交痛、骨关节及肌肉痛等症状；且阳代表着脏腑功能活动，阳气相对不足，则脏腑功能活动减退，故均易表现有感觉异常的症状。阴寒或阳虚均是阴阳失调的表现，阳不入阴则可易见失眠；阳气虚而不能上达于清窍，影响情志活动，则见易激动的症状。

三、更年期症状与偏湿质、多痰质的关系

有性交痛表现者，其偏湿质及多痰质较多；此外，有感觉异常、失眠、头痛、易激动、抑郁、眩晕、骨关节及肌肉痛、泌尿系统症状等表现者，其偏湿质得分也较高。偏湿质和多痰质都是人体水液代谢障碍造成的，津液随气运行，或停滞于经脉，或留滞于脏腑，阻滞气机，气机不畅可见情志异常即各种痛证。

脾气散精，主运化水湿，素体水液代谢失常多与脾胃功能弱有关，脾胃功能弱也会影响消化功能，宿食停滞上扰胃气，“胃不和则卧不安”（《素问·逆调论》），从而导致失眠的发生。湿性重浊，痰湿中阻，困遏清阳，清阳不升则见眩晕、感觉异常等；湿性趋下，易袭阴位，且湿性黏滞，常致小便不畅，故多发泌尿系统症状。

四、更年期症状与偏风质的关系

除易激动的症状外，有其他症状者，其偏风质的较少。偏风质是相对健康的体质，是在平人质的基础上略有偏颇但未形成偏风质的特征，是由健康

向偏颇体质发展的过渡时期，因此，该体质类型与平人质相似，可降低潮热汗出、感觉异常、失眠、眩晕、疲乏、骨关节及肌肉痛、心悸、性交痛、泌尿系统症状、抑郁、头痛、皮肤蚁走感等症状的发病风险。

五、更年期症状与偏燥质的关系

偏燥质与心悸、皮肤蚁走感症状关系不密切。《素问·阴阳应象大论》云："燥胜则干。"偏燥质多干燥，性收敛，易损津液，影响津液代谢功能，津液输布、排泄失常则可在汗、尿表现出来，见潮热汗出以及泌尿系统症状。津液中含有营养物质，也有濡养脏腑的作用，津液不足则影响肌肉、关节、脏腑、脑髓等的生理活动，故会加重一系列更年期症状。津液是构成人体的基本物质，男为阳，女为阴，津液对女性更为重要，故素体津液不足而形成的偏燥质对更年期女性影响较多。

六、更年期症状与阴虚质的关系

阴虚质除与心悸及皮肤蚁走感的关系不大外，与其他症状均关系密切。《普济方》云："女子以阴为主。"可见阴虚质对更年期症状的影响尤为突出。女性进入更年期后，肾阴渐亏，然肾阴为一身阴气之源，"五脏之阴气，非此不能滋"（《景岳全书》），如肾阴不足则可致脏腑功能虚性亢奋，产热相对增多，常见潮热汗出。阴虚致精神虚性躁动，而表现出易激动，如肾阴耗伤，则肾水不能上奉于心，水不济火，心阳独亢，心肾不交而见失眠之症。阴虚阳亢扰动心神，神不安宁会加重失眠；另一方面，心主神明，主不安则可见感觉异常、眩晕等症状，且心神主宰精神活动，心神不宁可见抑郁，也可见易激动。肾阴亏虚，虚火灼络，可致尿中带血，以致出现泌尿系统症状。脏腑虚性亢奋，能量之源无足以能量消耗，故体力欠佳，容易疲乏。阴液不足，滋养脏腑欠佳，不荣则痛，见性交痛、骨关节及肌肉痛、头痛等。

第六节　更年期症状与生理失衡类体质的关系

在机体进行生理活动的过程中，若生理功能有失健运，会在体内产生不同的病理产物，则造成机体内环境的相对紊乱，表现出体内偏风、多痰、偏湿、偏燥等内部邪气的产生，在未到达疾病状态时，体质可表现为偏湿质、多痰质、偏风质和偏燥质等偏颇现象。

偏风质与易激动外的所有症状均关系密切。偏湿质和偏燥质与感觉异常、失眠、易激动、抑郁、眩晕、骨关节及肌肉痛、头痛、性交痛和泌尿系统症状等也均有密切关系，其中偏燥质还在潮热汗出、疲乏的症状上表现出差异，而多痰质则仅与性交痛有一定关系。

第七节　更年期症状与平和质的关系

平和质是正常人的体质，不易发生疾病。平人质阴阳匀平，“阴平阳秘，精神乃治”（《素问·生气通天论》），人本于阴阳，气为阳，血为阴，阴阳之气和则脏腑气血和，“气血冲和，万病不生”（《丹溪心法·六郁》），且气血和则脏腑功能旺盛，正气充足，所谓“正气存内，邪不可干”（《素问·刺法论》），机体可抵御邪气入侵，并具有较强的自身康复能力及对外界环境的适应能力。因此，平和质与各更年期症状均有负相关关系。

第八节　更年期症状与气血失调类体质的关系

气与血都是构成人体生命活动的重要基本物质，气的推动作用、温煦作用、防御作用和固摄作用，血的濡养作用等都是构成人体正常生命活动必不可少的因素。气血之间关系密切，共同维护机体的健康状态，若气血不和，则易表现出体质的偏颇状态，影响身体健康。气血失调类体质与失眠、抑郁、骨关节及肌肉痛、性交痛和泌尿系统症状等均关系密切，其中，血虚质、气滞质和血瘀质均对感觉异常、易激动、疲乏等有一定影响。此外，血虚质还与头痛、皮肤蚁走感有关，气滞质还与潮热汗出、眩晕、皮肤蚁走感有关，血瘀质还与眩晕、头痛有关。

一、更年期症状与气虚质的关系

《素问·调经论》云："人之所有者，血与气耳。"气是人体生命活动的基本物质之一，推动和调控人体内的新陈代谢，维系人的生命活动。气虚是体质偏颇的基础，较其他体质其偏颇程度较轻，因此对症状的影响有限，仅在失眠、抑郁、性交痛、骨关节和肌肉痛以及泌尿系统症状方面有差异。肝气虚则易抑郁，肾气虚则可见泌尿系统疾病，胃不和则卧不安，气虚运血无力易见痛证。更年期妇女容易出现肝、肾气虚也是与该阶段生理特点有关。

二、更年期症状与血虚质的关系

女子以血为本，《灵枢·五味五音》记载："今妇人之生，有余于气，不足于血，以其数脱血也。"可见妇女以血为用，易见血虚体质。血循脉而流于全身，发挥营养、滋润的功能，为脏腑、官窍、经络等生理活动提供营养物质，"肝受血而能视，足受血而能步，掌受血而能握，指受血而能摄"（《素问·五脏生成》）。血虚则濡养功能减弱，出现疲乏。"血脉和利，精神乃居"（《灵枢·平人绝谷》），血液充足是精神、情志活动正常的保障，而血虚可见抑郁、易激动等情志异常症状，也可见感觉异常、皮肤蚁走感等精神感觉失常等症状。不荣则痛，血虚又可见痛证，若心血不足，则易心神不安、神不守舍，神魂无主也是导致失眠的重要原因。

三、更年期症状与气滞质的关系

气滞质与除头痛、心悸外的所有症状关系密切。气滞是指机体局部气的流通不畅，“女属阴，得气多郁”（《外台秘要》），气滞不仅是女性常见体质，更是更年期妇女的常见的病理变化。气滞发生的主要部位在肝，肝郁则见情志异常，所以气滞质更易表现出情绪障碍，而情绪失常对睡眠质量有较大影响；气机不畅阻滞阳气升发，可见疲乏；遏阻清阳，可见感觉异常、眩晕、皮肤蚁走感等症状；气滞不宣影响到膀胱气化则可见泌尿系统疾病；郁久化火，易见潮热汗出之象；气滞表现虽不同，但有共同的特点即为痛，因此可见多种痛证。

四、更年期症状与血瘀质的关系

血瘀质多血液运行不畅，不通则痛，血液瘀阻于头见头痛，瘀阻于关节、肌肉则见关节肌肉痛，瘀阻于二阴则见性交痛及泌尿系统症状。血行不畅，清阳失养，则见眩晕、感觉异常等，脏腑失养，代谢功能减退，则见疲乏；血络瘀滞，心脉受阻，心神失养，阳不入阴，则易失眠；血液瘀滞阻湿气机，气机不畅则情志失常，见易激动或抑郁等。即有感觉异常、失眠、易激动、抑郁、眩晕、疲乏、骨关节及肌肉痛、性交痛、泌尿系统症状、头痛等症状者，其血瘀质均较多。

综合每种体质对各症状的影响可见，每个症状都不仅受一种体质类型影响，而体质往往也不是单一类型出现，常复合出现，如阳热阴虚质、气滞血瘀质等，复合体质提供了更为复杂的发病基础，也增加了症状的复杂性。此外，也有部分症状表现并不符合预期的体质特点，这也提示了影响更年期症状的除体质外还有很多因素，但从平人质的结果可以看出，保持阴阳匀平，对减少更年期症状的痛苦有很大帮助。

第九节　运用四时五脏相应理论防治更年期失眠

更年期失眠与五脏精气的盛衰密切相关，使人体阴阳达到低水平的“阴平阳秘”，脏腑气血阴阳平衡则是解决更年期综合征以及改善更年期失眠的关键。民国医家恽树珏说：“《内经》之五脏，非血肉之脏，乃四时之五脏，不明此理，则触处荆棘，《内经》无一语可通。”临床和流行病学研究中均已证实，生物节律改变和睡眠障碍可以作为精神疾病的预测因子，可引起长期睡眠中断和慢性失眠，甚至发展成抑郁症。现代医学研究表明，褪黑素是由脑内松果体分泌的神经内分泌激素，可以调节昼夜节律促进睡眠，具有保护神经细胞、免疫调节和促进能量代谢等功能，与昼夜节律障碍有关的睡眠障碍类疾病都可以使用褪黑素受体激动剂来治疗。有研究认为，松果体是五脏调控与五季关系的中介，松果体随着季节变化而分泌不同含量的褪黑素，是中医学五脏与四时相通应的主要调节点，是五脏的调控机制的关键。现代人生活节奏明显加快，夜生活丰富精彩。人们的睡眠时间也随之推后，更年期妇女白天工作或家庭生活节奏紧张、夜晚睡前活动剧烈或刺激都会影响入睡。《素问·四气调神大论》明确详细记载人们如何适应自然界春生、夏长、秋收、冬藏的四季不同变化而适当调节个人生活起居习惯和调节睡眠时间的方法，春季宜“夜卧早起”，顺从春生的特点，起床后在室外悠闲散步，以顺应春天阳气升腾、万物勃发的自然景象，使体内阳气不断的生发；夏季亦宜“夜卧早起”，但应较春季更早起床，顺从夏长的特点，以顺应夏天阳气旺盛、万物繁茂的自然景象，使体内阳气不断地旺盛；秋季则应“早卧早起，与鸡俱兴”，顺从秋收的特点，以顺应秋天收敛肃杀的气候，预防体内的阳气发散太过；冬季应“早卧晚起，必待日光”，顺从的冬藏特点，因为冬天夜里寒气较重，早睡可以使人体阳气免受外界阴寒之气的侵扰，待日出再起床，就能避开夜里的寒气，以自然界的阳气助长机体的阳气，以顺应冬季阴寒极盛、万物闭藏的自然环境，以保证机体阳气充足。通过这种顺应四时节律的睡眠方法，可以达到养神、促进机体正常的营卫气化活动以及脏腑生精等功能活动，进而促进机体完成正常的睡眠活动。若逆而不循，就会导致气机不畅、精液不足以及心神不安等功能紊乱而致失眠，更年期妇女肾脏精气渐衰是自然生理转变趋势，这一过程中易出现肾脏阴阳的盛衰不协调，进而影响其他脏腑阴阳平衡和生理功能。赵志付主任医师认为，情志病病机“情志刺激，首先伤肝，刚者及心，柔及脾肺，终必及肾”，依此治疗更年期失眠在维持机体阴阳气血平衡的基础上，更应注重各脏腑的阴阳平衡，治疗主要是以机体脏腑达到阴阳平衡，而不在于逆转肾精气的衰退。因此更年期失眠的治疗在补阴阳气血的基础上，更侧重于脏腑阴阳的协调，以及消除痰火等病理产物，恢复营卫气血的正常运行规律，临床上治疗方法多采取化痰宁神法、交通心肾法、健脾养心法等辨证论治。

历代医家治疗失眠均把起居顺应四时作为睡眠的第一改善方法。叶天士认为：“调寝食在医药之先，即圣人治未病之说，夫色声既受，非安谷不能生精与气，非安枕不能养血与神。”使用一些合于四时阴阳节律的中药，而这类植物的生长特性具有和人类寤寐同步的四时阴阳消长规律，如生长节律正处于四季阴阳消长之时，如半夏、夏枯草，具有引阳入阴、交通阴阳、治疗失眠的功效。

一年大气圆运动，春木主生，夏火主长，秋金主收，冬水主藏，中土主化。五脏在不同季节的脏腑精气盛衰是不同的。由于更年期妇女处在阴阳失调这一特殊生理阶段，而睡眠又与五脏阴阳关系密切相关，而五脏阴阳又受四时节律的影响，因此通过四时五脏阴阳之间的关系，阐述了更年期失眠发生的主要脏腑病理机制及治法，以期为临床治疗该病在考虑其初始致病因素的同时，兼及脏腑精气的盛衰，进而影响营卫阴阳，从而改善睡眠状况。

第十节　男性更年期综合证

男子从中年向老年过渡时期，由于机体逐渐衰老，内分泌功能尤其是性腺功能减退，从而引起的以自主神经功能紊乱，精神、心理障碍和性功能改变为主要症状的一组症候群，又称中老年男性部分雄激素缺乏综合征。中医无男性更年期综合征这一病名，多将其归属于“郁证”“脏躁”“阳痿”“虚劳”“心悸”等病证。历代医籍有大量关于本病症状以及病机的论述，最早见于《黄帝内经·素问·上古天真论》：“丈夫……五八，肾气衰，发堕齿槁；六八，阳气衰竭于上，面焦，发鬓斑白；七八，肝气衰，筋不能动；八八，天癸竭，精少，肾脏衰，形体皆极。”病机描述最早见于《素问·阴阳应象大论》：“年四十而阴气自半也，起居衰矣。年五十，体重，耳目不聪矣。年六十，阳痿，气大衰，九窍不利，下虚上实，涕泣俱出矣。”处于“六八”至“八八”这一年龄段的男子，体内肾精逐渐衰竭，真水枯竭，阴不制阳，阴阳失调，形成男子更年期的病理基础。部分男子由于不能自身调节而出现一系列功能紊乱证候，即更年期综合征，故其病本在肾，标在肝，肾虚肝郁，并与心脾密切相关。

第十一节　夕阳论结语

老年阶段的特点是肾精逐渐亏损，气血阴阳不足，“阳衰阴消”状态。老年人在某种意义上与儿童阶段有相似之处，但是两者不可同日而语，儿童如初升的太阳，处于上升阶段，生机盎然，而老年人则如日薄西山。

衰老的记载始见于《黄帝内经·灵枢·天年》曰：“人生……五十岁，肝气始衰，肝叶始薄，胆汁始灭，目始不明；六十岁，心气始衰，苦忧悲，血气懈惰，故好卧；七十岁，脾气虚，皮肤枯；八十岁，肺气衰，魄离，故言善误；九十岁，肾气焦，四脏经脉空虚；百岁，五脏皆虚，神气皆去，形骸独居而终矣。”对于衰老的成因，《黄帝内经》亦多有论述，诸如“今时之人不然也，以酒为浆，以妄为常，醉以入房，以欲竭其精，以耗散其真，不知持满，不时御神，务快其心，逆于生乐，起居无节，故半百而衰也”“劳则气耗”“阴平阳秘，精神乃治，阴阳离决，精气乃绝”“阳气者，烦劳则张，精绝，辟积于夏，使人煎厥”，明确论述了“半百而衰”的原因（过劳）和强调阴阳平衡的重要性。孙思邈指出：“人年五十以上，阳气日衰，损与日至。”认为人的衰老责之于阳虚。李东垣从胃气与元气的关系立论，认为元气衰则损人天年；朱丹溪将早衰归因于“肾阴亏”；王清任独辟从脑论衰说。近年来，多数学者认为脏腑亏损、浊瘀内生、精气神耗损是衰老的主要机制，颜德馨教授主张“气虚血瘀”致衰论，因此注重调养脾肾等脏脏功能，成为目前延缓衰老进程的主要方法。

综上所述，衰老是人体随着年龄增长到一定阶段，精、气、血、津液等虚损，从而逐渐出现形貌、功能、情志等诸多方面的衰退，包含许多现代医学的疾病，诸如冠心病、痴呆、癌症、糖尿病、骨质疏松等。

《荀子·礼论》云：“天地和而万物生，阴阳接而变化起。”“天地感而为万物化生。”指出阴阳交感是万物化生的变化和根本条件，通过阴阳二气协调交感气化完成人体正常的生命活动。

我们认为，“阳虚阴实，阳虚为主”是衰老与衰老相关疾病的主要病机。

随着年龄的增加和机体病变，所致生理性或病理性的有形产物不能顺利降解而大量堆积，影响细胞的正常生命活动，是人体老化和许多急慢性疾病的主要病因。这些“垃圾”可以说就是中医学所说的人体脏腑功能活动的原动力的元阳发生亏耗，阳气亏虚，气化不足，失于温煦，推动无力，气血流通障碍，精血津液生成、输布和排泄障碍所致“痰”“湿”“浊”“毒”“瘀”大量聚集就会“阴盛”甚者成为“阴实”，反过来又消耗着人体阳气，正所谓“邪之所凑，其气必虚”“邪气盛则实，精气夺则虚”。因此，阳气虚弱无力推动血液回流或阴实内盛，脏器与血管成形太过，出现硬化、斑块、管腔变窄甚者闭塞不通，两者致气血回流受阻、气血亢盛于体表而体内气血不足，这就破坏了阴阳本体结构，使阴阳偏离本位而出现不同程度的“内阴外阳”。

阴阳学说是《黄帝内经》理论体系的有机组成部分并贯穿于脏象经络、病因病机、诊治法则、遣方用药之中，既是中医研究和阐释人体规律的说理方法，又作为医学理论有效地指导临床诊断、治疗和防病保健，所以阴阳学说在老年生命状态中的运用也是独具特色。

阴阳偏衰、残阴残阳是老年人的生理特点

“阴平阳秘”是正常人体的生命功能稳态学说，人体生命活动的产生和生理功能的维持，都是阴阳双方保持相对统一、协调平衡的结果。功能和物质的代谢及转化过程，也是阴阳制约、相互滋生、不断消长的过程，正是由于双方能始终保持这种对立统一的动态平衡，人体才能维持正常的生理活动。阴阳气血在营养脏腑、维系脏腑功能活动中不断被消耗，又不断地从饮食中得到补充，但到了老年后，这种正常的生化供求关系便难以继续维持。其中最重要的是老年脏腑功能日虚，阴阳气血随着年龄的增长已逐渐衰退。因为人体阴阳气血之盛衰，形体百骸的壮羸，都取决于脏腑功能的强弱。因此老年人在正常的生理状态下，虽无明显的阴阳失衡的病态，但其平衡及协调性同一般青壮年人相比是低度的，稳定性差，处于阴阳偏衰的状态。《灵枢·天年》曰：“四十岁，五脏六腑十二经脉，皆大盛以平定，腠理始疏，荣华颓落，发颇斑白，平盛不摇，故好坐；五十岁，肝气始衰，肝叶始薄，胆汁始减，目始不明；六十岁，心气始衰，苦忧悲，血气懈惰，故好卧；七十岁，

脾气虚，皮肤枯；八十岁，肺气衰，魄离，故言善误；九十岁，肾气焦，四脏经脉空虚；百岁，五脏皆虚，神气皆去，形骸独居而终矣。”另一方面，老年人一生中还积累了各种劳伤，或起居无常，饮食不节，或情志不畅，劳欲过度，或嗜好烟酒，或身患疾病等，进一步加重脏腑功能的衰退，阴阳气血的虚损。因此相对于小儿“稚阴稚阳之体”来说，“残阴残阳之身”就是老年人的基本生理特点。这一基本生理特点直接影响着老年病的发生、发展和转归，有时甚至起着决定性的作用。

（一）老年的生理病理特点

人体阴阳应保持相对的平衡与协调，这种平衡、协调关系，体现在人与自然之间和机体内部两个方面。某些因素一旦作用于人体，使机体与其所处的环境之间，或者体内脏腑、经络、气血、营卫之间的相互关系失调，以及表里出入、上下升降等气机运动的失常，导致人体阴阳偏盛偏衰，因而出现阴不制阳、阳不制阴的病理变化，这就叫作阴阳失调。人进入老年，虽然精血已经衰耗，但是体内阴阳仍应是相对平衡、相互协调的。只不过这种平衡与协调与一般成年人相比较，应该是低度的。正因为如此，老年人对外界的适应能力就会不足，自身的平衡性亦较低。如果某些致病因素作用于机体，就会使这种阴阳低度平衡的稳定性遭到破坏，从而发生阴阳失调，所以阴阳失调是老年的重要病理，它是早衰、罹患疾病的重要原因。

1. 人与自然的协调与失调

自然界存在着人类赖以生存的必要条件，它不仅提供空气、饮食满足人类的需要。同时，春夏秋冬季节的更替和寒热温凉气候的变化，都影响着人体阴阳消长。张景岳说：“人之阴阳，亦与一日四时之气同。故子后则气升，午后则气降，子后则阳盛，午后则阳衰矣。”《素问·宝命全形论》：“人以天地之气生，四时之法成。”据此说明了人与自然气候相关的道理。由此可见，体内阴阳的调节能否适应自然界阴阳二气的交替变化，是体内正常生理功能能否维持的关键。古人认为若能够使体内阴阳消长适应自然界阴阳的变化，就能达到养生长寿的目的。特别是老年人，精血俱耗，脏腑薄脆，阳不能固护于外，阴不能营守于内，常常不能对自然界阴阳变化作出适应性调节，从而发生体内阴阳的失调。

2. 人体内部的协调与失调

人体是一个有机的整体。如人体的生理功能，一方面表现为各个脏腑组织的功能范围及它们之间的相互联系；另一方面表现为整个人体抗御邪气侵袭的卫外力量。如果这种协调平衡的关系因某种原因遭到破坏，就成了人体阴阳关系的失调。阴病，脏腑组织虚衰，精、气、血、津液不足，属阳的生命活动能力也就衰减；阳病，生命活动能力衰减，则属阴的物质基础也就无以化生。因此，老年人的生理特点是物质与功能之间的生化供求关系、脏腑之间的协调平衡关系均处于低下的活动状态。众所周知，人体生命活动是以体内脏腑阴阳气血为基础的，脏腑阴阳气血平衡，人体才会健康无病，不易衰老，寿命才能得以延长，这就是《黄帝内经》中“阴平阳秘，精神乃治”的理论。假若人体内部脏腑阴阳气血关系逐渐失去平衡，就会加速衰老的到来，乃至生命的终止。由此可见，把人体内部脏腑阴阳气血能否维持相对的协调与平衡作为能不能延缓衰老的一个标志是不无道理的。

（二）阴阳失调、阴阳易竭是老年人的病理特点

张介宾曰：“阴阳不和，则有胜有亏，故皆能为病。”李中梓云：“阴阳和则得其平，一至有偏胜，病斯作矣。”疾病的发生与阴阳失调密切相关。随着年龄的增长，人体内阴阳逐渐失去平衡，渐衰老以致发生疾病。老年人阳虚卫外不固，则“虚若风烛，百疾易攻”；阳衰气耗，温煦失职，则生内寒、内湿；阴损血虚，不能潜阳，则生内热与内火。“阴阳离决，精气乃绝”，亡阴亡阳是阴液或阳气极度衰竭，导致生命垂危的两类严重病机。残阴残阳的生理特点构成了老年病阴阳易竭，以致发生猝死或死亡的病理基础。这在老年病中，不论是外感还是内伤均常易见到。外感逆传，常致突变，老年人由于真阴亏损，阴阳衰残，微邪即感，感邪深重，若患外感温病，邪气可从卫分不经气分而直接传入营血，蒙蔽心包，神志昏迷而病危。内伤疾患中，老年病喘证、真心痛，常见喘促不宁，面色苍白，肌肤冷汗，手足逆冷，脉微欲绝，若不及时救治，极易出现喘脱、心阳暴脱亡阳之危象；泄泻、血证，多表现为身体干瘪低热，皮肤皱褶，目眶凹陷，呼吸急促，唇舌干红，脉虚数，如不及时输液救阴治疗，亦易呈现亡阴脱液之危候，这些都说明了老年人触冒虚邪贼风，或内伤病患之后，容易发生阴竭阳亡而猝死的病理特点。

1. 气血虚损，隐袭起病

气血乃人身的根本，气血正常运行，则周身百脉通畅，五脏安和，身体康健，即《灵枢·天年》所谓："五胜坚固，血脉和调，肌肉解利，皮肤致密，营卫之行，不失其常。"而年迈之人，脏腑亏损，气血不足者多。如气虚不用，或血亏失于濡养，则致身体状况低下；或则卫外失固，邪气乘虚侵入机体；或则生化不及，精乏气养而脏腑功能益损，均可招致疾病发生。因有外邪侵袭，"壮者气行则已，弱者着而为病"（《医旨绪余》），常人尚未受感，但老年之人因于气血亏弱，则病已隐袭于内，虽未知晓，其病已发。

2. 多病相兼，病势缠绵

年高之人，脏腑亏损，气血不足，患病容易去病难，一病尚未愈，另一病又生。同时，脏腑之间互相影响，一脏患病，常波及他脏。其致病原因，除脏腑随增龄而逐渐虚损之外，尚由于高年之人易于激动，情志多变，如"怒伤肝、喜伤心、思伤脾、忧伤肺、恐伤肾"（《素问·阴阳应象大论》）等七情所伤，亦可导致脏腑亏损，而致诸病丛生，所患之病不仅不易痊愈，而且各病之间亦互相影响，从而使病势缠绵不已，甚者势至沉疴。

3. 阴阳失调，易生突变

《黄帝内经》云："阴平阳秘，精神乃治。"年高之人，或阴虚阳盛，或阳虚阴盛，或阴阳失和，或阴阳两虚等，均可致体内阴阳失调。而阴阳之变化与生命活动密切相关，《素问·宝命全形论》谓："人生有形，不离阴阳。"若阴或阳有一方虚损，亦常导致另一方也同样虚衰，即所谓"阴损及阳"或"阳损及阴"，出现阴阳两虚的情况。《素问·阴阳应象大论》曰："阴在内，阳之守也，阳在外，阴之使也。"年迈之人阴阳失调乃至两虚，或则阳气虚弱而累及阴精生化不足，或则因阴精亏损而累及阳气生化无源，均可致体力虚衰，偶因外邪侵袭，或缘七情不遂，或缘饮食劳倦，便可致病，因其阴阳已失平衡，故受邪之后，病势发作甚重，易生突变。

4. 易受外邪，虚实夹杂

四时气温变化无常，风、寒、暑、湿、燥、火在正常情况下可以适应，而老年人则身体本虚，腠理不密，顺应能力低下，易于受邪，正常人与老年人之相异之处亦在于此，故《素问·四气调神大论》说："贼风数至，暴雨数起，天地四时不相保，与道相失，则未央绝灭。唯圣人从之，故身无奇病，万物不失，生气不竭。”如前所述，老年人易受六邪之侵，七情所扰，即《素问·评热病论》谓“邪之所凑，其气必虚。”《灵枢·百病始生》谓：“风雨寒热，不得虚，邪不能独伤人。”故老年受外邪者多，且得病易重，因之古人有“老怕伤寒”之说。凡老年人受病，多有虚实相兼，本虚标实之情况，治疗应当虑也。

（三）“察色按脉，先别阴阳”是老年病的辨证大纲

在辨证方面，阴阳、表里、虚实、寒热是辨别一切病证的纲领，而阴阳两纲又是“八纲辨证”的总纲。由于疾病的发生、发展和变化的根本原因在于阴阳失调，所以临床上各种疾病的性质都可以概括为阴阳两类。老年病是在老年人五脏日虚、阴阳渐衰的基础上发生和发展的，根本病理“以虚为本”，或因虚致实，虚中夹实。阴阳偏衰，包括阴液虚和阳气虚两种病理变化，其中，阳气虚所致病证的性质为虚寒证，所谓“阳虚则寒”；阴液虚所致病证的性质为虚热证，所谓“阴虚则热”。由于阴阳双方是互相依存而存在的，因此阴阳偏衰病变的进一步发展，还可以出现阴阳两虚证，即阴虚日久会导致阳气虚损，而阳虚日久也会引起阴液的不足。即所谓“无阳则阴无以生，无阴则阳无以化”。临诊中，老年病面色青紫，多是心肺阳气衰败；面色鲜泽而肿，多为阳虚水饮；两颧浅红娇艳，伴四肢厥冷，利清谷，脉微者，为虚阳外越之戴阳证；又如中风中脏腑时，虽昏迷但面红目赤，呼吸有力，声高气粗，舌红、苔黄，脉弦滑，此属阳证闭证，病虽危重但尚可救治；若昏迷伴面色苍白，口开眼合，气息低微，肢冷汗出，脉沉细或微，此属阴证脱证，为正不胜邪，阴竭阳亡，多难救治。因此在临床辨证中，首先要分清阴阳，才能抓住疾病的本质。

（四）调补阴阳以平为期是老年病的整体治疗原则

人体进入老年，五脏日虚，阳气渐亏，精血渐衰，体内阴阳只是保持在低水平的平衡，阴阳平衡的调节能力下降，故治疗老年病时不可一味采用峻补法，而应以平调之法为要，务使“阴平阳秘，精神乃治”。《素问·至真要大论》曰：“谨察阴阳所在而调之，以平为期。”阴阳偏衰，即阴或阳的虚损不足。阴虚不能制约而致阳亢者，属虚热证，一般不能用寒凉药直折其热，须用“壮水之主，以制阳光”的方法，即用滋阴壮水之法，以抑制阳亢火盛。

《黄帝内经》称这种治疗原则为“阳病治阴”。如老年高血压、糖尿病治疗中，其基本病机为阴虚阳亢、燥热阴虚，就须常用此滋阴补液的方法，来缓解阳亢燥热的临床症状。若阳虚不能制阴而造成阴盛者，属虚寒证，不宜用辛温发散药以散阴寒，须用“益火之源，以消阴翳”之方法，即用扶阳益火之法，以消退阴盛。《黄帝内经》称这种治疗原则为“阴病治阳”。如老年冠心病之胸闷痛，受寒则甚，夜间多发，肢冷脉沉，呈阴寒证，须用瓜蒌薤白白酒汤、参附汤加减，温通心阳以祛寒。老年肾病，腰以下肿甚，畏寒腰酸，尿量清少，舌淡脉沉，为肾阳虚衰，气不化水，又当温振肾阳，以化气行水，亡阳亡阴时，又当参附、生脉急救回阳固脱。当然临床中根据阴阳互根的原理，还要注意阴中求阳、阳中求阴的方法，“善补阳者，必于阴中求阳，则阳得阴助而生化无穷；善补阴者，必于阳中求阴，则阴得阳升而泉源不竭”。总之，老年病的治疗原则要从整体上把握调补阴阳，使阴阳偏盛偏衰的异常现象，复归于平衡协调的正常状态。

（五）气味升降阴阳属性是老年病遣方用药的依据

阴阳学说在临诊运用中还可归纳药物的性能。如药性“四气”中的寒、凉属阴，黄芩、栀子等能减轻消除热证，温、热属阳，附子、干姜等能减轻消除寒证。“五味”中辛、甘、淡味属阳，酸、苦、咸味属阴；具有上升、发散作用的药物属阳，即大抵具有升阳发表、祛风散寒、涌吐开窍等功效的药物，多上行向外，其性生浮，生浮者为阳，故可治表郁、外寒、食阻、窍闭；具有下降、泄利作用的药物属阴，即具有泻下、清热、利尿、重镇安神、潜阳息风、消导积滞、降逆、收敛等功效的药物，多下行向内，其性皆沉降，沉降者为阴，故可用于腑实证、热证、水肿、失眠、阳亢、食积、气逆等。《素问·至真要大论》云：“辛甘发散为阳，酸苦涌泄为阴，咸味涌泄为阴，淡味渗泄为阳。”这就是以药物的性味分阴阳，运用药物的阴阳来调节人体的阴阳。老年便秘，可用大黄承气汤味厚之品来通腑泄浊。水肿亦可选猪苓汤味薄之品来通利水道消肿。老年冠心病胸阳阻遏，可用枳实薤白桂枝汤，辛甘发散之品以温通阳气。因此治疗老年病可根据病证的阴阳偏颇情况确定治疗原则，遣方用药，依据药物的阴阳属性，选择相应的药物，以纠正其阴阳失调状态，从而达到治愈疾病的目的。

中篇

神魂意魄志辨证

第六章　生命活力与载体学说

闪电划破乌云，划破夜空，照亮寰宇。但是，千百万年来，闪电不能为人们所利用。现代科技使电成为真正的动力，造福于人们。但是，电必须通过电线作为载体通道，输送到人们需要的地方，才能发挥电力的强大功能。没有了电线这个载体通道，电力就不能为人们所利用。没有了电力，电线则毫无用武之处，二者缺一不可。

第一节　阴阳是生命活力与载体的根本

阴阳者，生命的根本，万物的基础。故《素问·阴阳应象大论》云：“阴阳者，天地之道也，万物之纲纪，变化之父母，生杀之本始，神明之府也。”因此，“生命活力与载体学说也同样是以阴阳为根本”。阳为生命活力，而阴为载体。

人的肌体也必然以“阴阳”为根本，“精、神、魂、魄、意、志、思、虑、智”其性属阳，为生命活力。“五脏六腑四肢百骸”与“脑、髓、骨、脉、胆、女子胞”以及“气、血、津、液”等躯体皆为有形物质，其性属阴。为“精、神、魂、魄、意、志、思、虑、智”等生命活力的载体。生命活力与载体共同形成人体阴阳平衡的运动。维系肌体生命的运转。阳生阴长，相伴而生，相互依存，相互为用，失去一方另一方也就无法存在了。若“五脏六腑四肢百骸”与“脑、髓、骨、脉、胆、女子胞”以及“气、血、津、液”等躯体的“有形物质”失去了“精、神、魂、魄、意、志、思、虑、智”等生命活力的主宰，仅存躯壳，则为尸体，为标本；而“精、神、魂、魄、意、志、思、虑、智”等生命活力等“无形物质”失去了载体，生命活力则无所依存，岂能存在，只能飘荡消散，故只有生命活力与载体有机地结合在一起，才能维系人体生命的存在。故《素问·阴阳应象大论》亦云："天地者，万物之上下也；阴阳者，血气之男女也；左右者，阴阳之道路也；水火者，阴阳之征兆也；阴阳者，万物之能始也。"生命活力之阳依阴而生，载体之阴则依阳而长；阳生阴长，阴平阳秘，共同维系人体动态的阴阳平衡运行，才能保证人体健康。故《灵枢·本神》云："天之在我者德也，地之在我者气也。德流气薄而生者也。故生之来谓之精，两精相抟谓之神，随神往来者谓之魂，并精而出入者谓之魄，所以任物者谓之心，心有所忆谓之意，意之所存谓之志，因志而存变谓之思，因思而远慕谓之虑，因虑而处物谓之智。故智者之养生也，必顺四时而适寒暑，和喜怒而安居处，节阴阳而调刚柔。如是，则僻邪不至，长生久视。"

第二节　经络是生命活力的载体与通路

脉为血之隧道，为血液运行的通路；气管为气运行的通道。"脉"与"气管"其性属阴，保证"气血"的运行。其他如鼻道为气道之外口，主气之出入、嗅觉之道；耳道为声音听觉之道；食道、肠道为食物下降、浊物"粪便"排泄之通道；胆道为胆汁排泄之道；尿道为尿液排出之道；生殖道为经血排出、精卵交合、婴儿出生之道等路径。它们皆为经络所主之通道，亦为"精、神、魂、魄、意、志、思、虑、智"等生命活力的载体所司之通道，故其性皆属阴。

"经络"是"精、神、魂、魄、意、志、思、虑、智"等生命活力运行的通路。"经络"具有双重属性，为阳中之阴。交通阴阳通达全身各处。相对于"脉"与"气道"，鼻道、耳道、食道、肠道、胆道、尿道、生殖道等"通道"来讲，则其性属阳；但是，相对于"精、神、魂、魄、意、志、思、虑、智"等生命活力而言，"经络"其性又属阴，为"精、神、魂、魄、意、志、思、虑、智"的载体，是"精、神、魂、魄、意、志、思、虑、智"等生命活力的通道，保证肌体生命活力其通畅运行。

"经络"包括"十二经脉""奇经八脉""三百六十五络"等大大小小的"经络"，遍布于全身各处。为"精、神、魂、魄、意、志、思、虑、智"等生命活力所主宰。保证“精、神、魂、魄、意、志、思、虑、智”等生命活力运行与对全身肌体的主宰。完成对“血脉”与“气道”主宰，以保证肌体“气血”的正常运行，使人体成为具有鲜活生命的肌体。

第三节 “神魂意魄志”是生命活力的代表

“神魂意魄志”藏于“心肝脾肺肾”五脏中，显得更为重要，是“精、神、魂、魄、意、志、思、虑、智”等生命活力的代表，是故常以“神魂意魄志”代表肌体的生命活力。

“神魂意魄志”属阳，为生命活力。“经络”属阴，为其通道。“神魂意魄志”犹如电力，“经络”如同电线，是传输电的通道。“神魂意魄志”通过“经络”通达全身各处，无处不到。“电力”只是一种动力，到达终点的不同机器与仪器等，发挥各自不同的功效。而“神魂意魄志”则是多种生命活力。因此，电力与生命活力完全不同。“神魂意魄志”通过“十二经脉”“奇经八脉”与“三百六十五络”等全身大小不同的“经络”，通达全身各个脏腑、器官等接受单元，发挥着人体不止千万种生命功能与生理作用。

“神魂意魄志”不但支配人体心、肝、脾、肺、肾所主导喜、怒、忧、思、悲、恐、惊等情志活动，而且还主导心、肝、脾、肺、肾的基本生命活动。进而主导小肠、大肠、胃、胆、膀胱与三焦六腑的基本生理功能活动。“神魂意魄志”生命活力通过主导五脏六腑的基本生命活动，进而通过经络，可以通达全身各处成为肌体的主宰。下面就“神魂意魄志”与其居舍“心肝脾肺肾”的关系展开论述：

（一）“神”与“心”

“神”为阳，“心”为阴，“神”与“心”共同维系心脏阴阳平衡的运转，“神”为生命活力，“心”为载体，二者共同维持心脏全部生理功能的正常运行，成为胸腔中一颗鲜活跳动的“心脏”，成为“君主之官”。

1.“神”以“心”为载体、主导心成为“君主之官”

《素问·灵兰秘典论》云：“心者，君主之官。神明出焉。”“神”藏于心脏，主宰心脏，使心脏成为“君主”之官。若“心”无“神”这个生命活力，则称为没有生命活力的“标本”；“神”若无“心”这个载体所托，则“神”无所依，也只能飘荡消散。只有“神”与“心”有机地结合在一起，才是具有生命活力的一颗鲜活跳动的“心脏”。“君主”之官主导心脏的“思考与思维”。进而领导“魂魄意志”与“肺脾肝肾”成为全身的主宰。

（1）神为心脏的主宰：“神”主宰心脏的生理活动，进而使心脏主宰全身的生理活动。《灵枢·天年》云：“黄帝曰：何者为神？岐伯曰：血气已和，营卫已通，五脏已成，神气舍心，魂魄毕具，乃成为人。”《类经·疾病类》云：“心为五脏六腑之大主，而总统魂魄，兼赅意志。”因此，“神”作为心脏的主宰，不但主导心完成“君主之官”的功能，进而主宰“魄意魂志”支配“肺脾肝肾”发挥正常生理功能，使全身的功能活动正常运行。

（2）“神”主导思考与思维：现在，我们知道“遇到事情”会用“脑”想一想。但是，在古代，每当遇到一些难以决断的事情，人们总是会说“用心想一想”。一旦做错了事，也常会说“没用心”。这就提示我们“神”参与了人体的“思维”与“思考”。

（3）“神”主导人体情志的“喜”与“悲”：人的情志“喜”与“悲”皆为心神所主导。“神”与“心”为载体，才能正常完成人的情志“喜”与“悲”的调控。“心藏脉，脉舍神，心气虚则悲，实则笑不休”。心气实，则喜而笑不休。常谓“人逢喜事精神爽”“喜大伤心”等。可见“喜”与“神”关系最为密切。但是，过犹不及，“喜大则伤心”。心气虚时，人往往多表现出“悲哀”的情绪。因此《灵枢·本神》云：“是故怵惕思虑者则伤神，神伤则恐惧流淫而不止。因悲哀动中者，竭绝而失生。喜乐者，神惮散而不藏。”“神”受损伤严重，则往往表现为神识恍惚，神不守舍。作为君主的能力下降，难以主导“魂魄意志”而变生诸症。

（4）“神”主导人体情志的“惊”：“神”与载体“心”相配合，共同主导与“神”相关的情志之一的“惊”，“惊”有轻有重。轻者是人体情绪的一种较为极端的表现形式，多为“亚健康体态”；而重者则为疾病体态的情志表现。

（5）“神”主导人体“汗”的排泄：“汗”属于人体“五液”之一，为“心脏”所主。《灵枢·九针论》云：“心主汗，肝主泣，肺主涕，肾主唾，脾主涎，此五液所出也。”故“神”以“汗”为载体，调控人体“汗”的排泄。所谓排泄，实则经由皮肤排泄身体的废物。同时“汗”的排泄还可与调控人体的温度。“汗”既然经皮肤排泄，则与肺相关，因“肺主皮毛”。因此，汗即为“心”所主，亦为“肺”所主。为“神”与“魄”的共同载体，而主导“汗”的正常排泄，故曰“血汗同源”。

2. “神”主导心脏的主血功能

“神”作为生命活力，主导心脏这个载体的起搏与规律性的搏动，完成主血脉的功能，推动血液运行。灌溉“五脏六腑”“四肢百骸”以及头脑、胆、肾上腺、膀胱、筋、脉、皮毛以及女子胞宫和男子睾丸等全身组织器官。血液还灌注心脏自身，营养心脏，以保障心脏阴阳平衡正常运转，保证心脏各项基本生理功能的正常。

（1）“神”以导体为载体，主导心脏搏动：“神”以窦房结、房室结、房室束（希氏束）、束支以及分支的网状结构，包括（浦氏纤维）为载体，主导心脏起搏和规律性搏动。其通过所谓心电的“除极”与“复极”这一规律性的反复“生命力”运动，来完成引发心脏收缩，心肌规律的收缩使心脏完成泵血功能，维持正常的心律及全身血液循环。

（2）“神”主导血液回流：“神”以右心房与右心室为载体，承载由身体（除了肺外）各处汇集，经上下腔经脉归心的血液，先汇集于右心房，继之将血液输送至右心室。

（3）“心神”主导“肺魄”：“神”以右心室为载体，与肺魄相互配合，将血液输送至肺，在肺进行气体交换，由静脉血转换为动脉血，再由肺输送回心脏。

（4）“神”主导血液的输出：“神”以左心房为载体，接受来自肺脏的动脉血。然后“神”又以左心室为载体，先接受来自左心房的动脉血，再将血液输送至全身。

（5）“神”主导心脏瓣膜功能：“神”以各个瓣膜为载体，主导心脏瓣膜成为具有生命活性，完成各个心脏瓣膜规律性开放与关闭，以保证心脏完成正常输送血液的功能。

（6）“神”主导“脉”的生理功能：《灵枢·本神》云：“心藏脉，脉舍神，心气虚则悲，实则笑不休。”故“神”舍于“脉”，然而脉遍及全身，不独在心。心脉者，唯有冠状动脉，故曰“心藏脉”。因此，“神”主要居于“冠脉”。以“冠脉”为载体，主导全身“脉”的生理功能。

（7）“神”主导“甲状腺”的生理功能：“甲状腺”位于颈部喉结两侧。“神”为生命活力，“甲状腺”为“载体”，故共同使“甲状腺”成为一个具有生命活力的器官，完成其所具有的生理功能活动。“甲状腺”功能亢进时，常会出现心慌气短，心率加快。反之，则表现为“甲状腺”功能低下。缺碘时则会使“甲状腺”膨大，成为“大脖子病”，即“地方性甲状腺肿”。

（8）“神”主导“舌”的生理功能：《素问·阴阳应象大论》：云：“心主舌……在音为徵，在声为笑，在变动为忧，在窍为舌。”“神”以“舌”为载体，主导“舌”生理功能。

1）“神”主导“舌”发声的功能：“神”以“舌”为载体，主导“舌”的运动，辅助“声带”，完成人体的发声功能。其发声“在音为徵，在声为笑”。

2）“神”主导“舌”味觉的功能：“神”以“舌”为载体，主导“舌”完成“味觉”功能。人体“味觉”正常，才能食有味，维持正常的食欲与食量，保证人体健康。遇到美味时，舌下腺就会分泌增加。

（二）“魄”与“肺”

《素问·六节藏象论》云：“肺者，气之本，魄之处也，其华在毛，其充在皮。”“魄”为阳，“肺”为阴，二者共同维系肺脏阴阳平衡的运转。“魄”为生命活力，肺为“载体”，二者共同成就胸腔中一个鲜活运动的“肺脏”。并主导“肺脏”协助君主之官“心脏”的生理功能，而成为“宰辅”。

1. “魄”主导“肺”成宰辅

“魄”又称“体魄”。“魄”以肺为载体，二者有机地结合成为一体，才具有生命活力的“肺脏”。使“肺脏”成为宰辅。“肺”若无“魄”这个生命活力，则只能是“标本”，没有任何生命功能；而“魄”若无“肺”这个载体来依托，则只能飘荡和消散。“魄”以肺为载体，成为“宰辅”，在“心神”主宰的主导下，行使主导人体“悲”的情志变化。

2. “魄”主导人体情志“悲”与“狂”

人体“肺魄”承载着情绪“悲”与“狂”。故《灵枢·本神》云：“肺喜乐无极则伤魄，魄伤则狂，狂者意不存人。”具有肺魄体质的人往往平素多“喜悲”而少言笑。

（1）“魄”主导人体情志的“悲”：“魄”受损伤往往表现出“悲”的情绪，“悲”常与“哀”相伴，称“悲哀”。“悲哀”轻则属于亚健康体态“悲哀”日久或程度严重，常常使“魄”的损伤加重，成为疾病体态。

（2）“魄”主导人体情志的“狂”：“魄”承载着人体喜乐无极的情志变化，甚则达到“狂”。所谓的“狂”属精神分裂症的范畴。发作之时，浑不识人，詈骂不避亲疏。正如《灵枢·本神》的所谓“喜乐无极则伤魄，魄伤则狂，狂者意不存人”之谓。

3. “魄”主导肺主气的功能

肺主一身之气，而气为“魄”的居处。“魄”以气为载体，主导肺功能的启动与规律性舒缩运动。在婴儿降生之时，“魄”启动新生儿肺脏开始运动，继而维系肺脏生后规律的舒缩运动，吐故纳新，吸入新鲜氧气，呼出二氧化碳，主宰肺脏完成宣发肃降、主气、司呼吸的基本生理活动。

4. “魄”主导肺“气血”交换功能

“魄”以“气”与“血”为载体，承担气血交换。“肺魄”在“心神”的主导下，接受来自心脏右心室的静脉血，经过“肺魄”主导下吐故纳新，转化为“动脉血”，再输送回心脏的左心室。完成“气为血帅，血为气母”的血与气的运转功能。

5. “魄”主导皮毛的基本功能

“魄”以“皮毛”为载体，主导皮毛的生理功能。皮毛为肺所主，其功能突出表现在卫外功能、感觉与汗的排泄。

（1）“魄”主导皮毛的卫外功能：“魄”亦以“卫气”为载体，主导人体的卫外功能。“卫气”主要功能是抵御外邪。因此，“卫气”的强弱直接关乎人体抵抗力的强弱。“魄”强者“卫气”亦强，人体的抵抗力就强。

（2）“魄”主导皮毛的感觉功能：“魄”亦以“皮毛”为载体，主导人体的感觉。皮毛对外界的刺激极为敏感。故《类经·藏象》注曰：“魄之为用，能动能作，痛痒由之而觉也。”皮肤为人体第六感官，可以感知冷热、痛痒等。汗毛孔又称玄府，与全身经络相连通，联系五脏六腑。故“魄”亦可通过皮肤之“经络”联系“神、魂、意、志”，而影响“五脏六腑”以及人体全身，从而“魄”主导皮毛的感觉功能为小儿按摩提供了理论依据。

（3）“魄”主导皮毛的排汗功能：“魄”以“玄府”为载体，主导人体汗毛孔的开合功能。排汗是人体正常的生理功能。由于个体情况的差异，排汗轻重亦有不同。人体排汗的调控关键在“玄府”。“玄府”为“神”与“魄”共同之载体，在“神”与“魄”共同主导下，保证排汗功能正常。例如，天气炎热或活动后，“玄府”开放，一般人体都会出汗。天气寒冷或在安静情况下，“玄府”闭合，人体一般不出汗。遇到情绪紧张，“魄”受扰动，“玄府”不安，开合失司，则汗出异常。轻则可在短时间内恢复正常，不属疾病状态。因此，《素问·经脉别论》云：“故饮食饱甚，汗出于胃；惊而夺精，汗出于心；持重远行，汗出于肾；疾走恐惧，汗出于肝；摇体劳苦，汗出于脾。故春秋冬夏，四时阴阳，生病起于过用，此为常也。”

6. “魄”主导“咽喉”的生理功能

“魄”与载体咽喉配合，主导咽喉生理功能正常。咽喉者，肺之门户，气体交换之“关隘”，人体生命之“锁钥”。

（1）“魄”主导咽喉的“锁钥”生理功能：咽喉位置十分重要。外邪侵入人体的重要路径。温病学家十分重视咽喉，提出所谓“温邪上受，首先犯肺”的论点，十分正确。“病从口入”，实际上指的就是“疫邪”侵入，必然首先经过咽喉这个要冲之地。故咽喉亦为“魄”之载体，在“魄”的指导下，发挥极其重要的生理功能。咽喉之地还包括扁桃体与咽后壁等，皆为咽喉要地之所属。亦为“魄”之载体，发挥其各自不同的生理功能。咽喉亦为肺胃共同之通道，扼其要冲，控其人体“食”“饮”与“气”的要害之所。是故咽喉为“魄”与“意”共同之载体，共司其生理功能。若“魄”受损伤严重，则咽喉之“锁钥”功能受损，口燥咽干，如鲠在喉，呼之不出，嚥之不下。

（2）“魄”主导咽喉发声的生理功能：人体发声的器官主要为声带，位居咽喉，又称“声门”。“声门”亦为“魄”之载体之一，“肺”之属也，故将人体发声的功能归于“肺”。“肺”属金，与声音相关。因此，“声门”亦作为“魄”之载体，掌司人体发声之功能。若“魄”受损伤严重时，则往往难于发声。

7. “魄”主导“鼻窍”的功能

“鼻”为肺之外窍，为呼吸之通道。亦为“魄”之载体，为“魄”所主导，完成肺脏通气之功能。“腺样体”“鼻窦”“副鼻窦”“筛窦”与“蝶窦”等皆与鼻相关，亦为“魄”的共同载体，发挥其各自的功能。

（1）“魄”主导“涕”的功能：“涕”为五液之一，为“肺脏”所主。“涕”之正常分泌，保持鼻窍的润泽。感受外邪时，往往分泌失控，大量分泌，成为临证辨证的依据。“魄”以“鼻”为载体，职司“涕”分泌之调控。情绪激动时，分泌增加，常与“泪”相伴，称为“涕泪横流”，而“泪”为“魂”之所主。实际上，“神魂意魄志”不能截然分开，“魄”受损害严重时，往往波及“神魂意志”，而出现人体情志剧烈变化，甚至失控，亦会使分泌减少，出现鼻腔干燥难耐之现象。

（2）“魄”主导“鼻”的嗅觉功能：①“鼻”为人体的嗅觉器官，当嗅到喜欢的、“美”的味道与恶心的、“臭”的味道时，都会反馈给大脑，出现情志的变化。②嗅觉为“脾脏”所主，亦为“意”的载体，发挥嗅觉功能。因此，嗅觉功能的正常与失常皆与“意”功能正常与受到损伤相关。故当“味觉”失常时，要注意“意”的调治。

8. “魄”主导气道的通气功能

气道包括大气道、小气道与细微气道，皆为“肺”之属，亦为“魄”之载体。“魄”主导各级气道，完成通气的功能。气道长有纤毛，纤毛正常成逆向向上摆动，以排除痰液与进入气道的微型颗粒，保障气道的通畅。

9. “魄”与“神”共同主导“肺泡”完成“气体交换”

气道末端链接着“肺泡”。“肺泡”亦为“魄”的载体，“魄”主导“肺泡”完成“气体交换”的作用。人体的静脉血经肺泡的气体交换后，转化为动脉血。“魄”与“神”共同主导“肺脏”的“动脉血”回归至“心脏”的左心室。

10. “魄”主导“主水”的功能

《素问·经脉别论》云：“饮入于胃，游溢精气，上输于脾。脾气散精，上归于肺，通调水道，下输膀胱。水精四布，五经并行，合于四时五藏阴阳，揆度以为常也。”水有三源，分别为肺脾肾。而肺为水之上源，为“肺魄”所主，行通调水道之职责。

（三）“意”与“脾”

“意”为阳，“脾”为阴，二者相互协调，共同维系“脾脏”阴阳平衡的运转。“意”为生命活力，“脾”为载体，形成腹腔中一个具有生命力的鲜活的“脾脏”。若无“意”，则“脾”只是一个没有生命力标本。只有“意”，而无“脾”，则“意”无所依存，只能飘散。只有“意”与“脾”完美地结合在一起，形成“脾脏”，才能完成“脾脏”所承担的一切生理功能活动。故《灵枢·本神》云：“脾藏营，营舍意，脾气虚则四肢不用，五脏不安，实则腹胀，泾溲不利。”

1. “意”主导人体情志“忧”与“思”的调控

“忧”与“思”是人体主要的情绪表现，主要受到“意”的调控。“意”以“脾”为载体，形成“脾脏”，主导调控人体的情志“忧”与“思”。

（1）“意”主导人体情志“忧”：“忧”为人体七种情志之一，为“意”所主导。以“忧”为体质特点的人群，往往表现多忧愁，常常表现出一副悲天悯人、忧国忧民的情绪。树叶掉了也怕砸破脑袋，所谓“杞人忧天”正是这种体质人群的突出表现。这种体质人群虽然不属于“疾病体态”，但是若不加以适当的自我调控，或合理的疏导，任其膨胀和发展，极容易反伤于“意”，转化成“亚健康体态”，甚至发展成“疾病体态”而必须进行医治。

（2）“意”主导人体情志“思”：“思”亦为人体正常其中情志之一，亦为“意”所主导。以“思”表现的体质人群，虽然不属于“疾病体态”。但是，人格情志上存在缺陷。往往善思虑，想得太多，常常面壁而卧，喜欢独处，不喜欢交往。这种体质的人常常在面临一些突发事件时，表现较为冷静。但是过于多“思”，则会反伤于“意”，导致思虑过度，胡思乱想，寝食难安，陷于孤独焦虑，难于自拔精神极度痛苦中。轻者发展成“亚健康体态”，重者转化成“疾病体态”需要进行调治。

（3）“意”主导人体“五液”之一的“涎”：“涎”又称“口水”，为五液之一，为“脾脏”所主。“涎”为口腔中的腺体所分泌，以保持口腔的润泽。“涎”亦为“意”的载体，其分泌受“意”的调控。舌下腺分泌的则为“金津玉液”，为“道家”所重视。实为“神”之所主，故“口腔”中的腺体分泌并非只由“意”来主导。常由“意”与“神”等共同主导，以保证口腔消化腺的分泌正常。是故“涎”为“意”与“神”等的共同载体，发挥其正常的生理功能。正常“口水”只留在口腔内，润泽口腔，而不溢出口外。若“意”与“神”受到损伤，不能调控“涎”的正常分泌，而成为“亚健康体态”与“疾病体态”辨体与临证辨证的重要指标。“涎”分泌得少，人体会感到口干舌燥；“涎”分泌过多，则常会溢出口外，侵淫口角，使之溃烂。甚则“口水”长流，舌伸口外，为“伸舌样痴呆”的典型表现。

2.“意”主导“脾”完成运化“水谷精微”的生理功能

脾为后天之本，位居中州。“意”以“脾”为载体，主导“脾脏”完成运化“水谷精微”，以运四旁。将“水谷精微”运化，供养“五脏六腑”与“四肢百骸”以及全身。脾与胃，实为一家，统称为“脾胃”。故《素问·灵兰秘典论》云：“脾胃者，仓廪之官。”

（1）“意”主导“食道”：“意”为阳，“食道”为阴，共同维系“食道”的阴阳平衡运动。“意”为生命活力，“食道”为载体，共同完成“食道”运动，输送食物向下通过“喷门”，到达“胃”，并发挥其输送功能。

（2）“意”主导“胃”：“意”为阳，“胃”为阴，共同维系“胃”的阴阳平衡运动。“意”为生命活力，“胃”为载体，共同形成腹腔中一个鲜活的，蠕动的脏器“胃”。“胃”主受纳，经“喷门”接受从食道传输下来的食物。“胃”分泌“胃酸”消化食物。再通过“幽门”将食物传送至小肠。

（3）“意”主导“小肠”：“意”为阳，“小肠”为阴，共同维系“小肠”的阴阳平衡运动。“意”为生命活力，“小肠”为载体，共同使“小肠”成为腹腔中一个蠕动的“脏器”。完成“小肠”的“分清泌浊”功能。实际上，“小肠”还包括“十二指肠”，人体的“消化功能”主要在“小肠”。“肝脏”分泌的“胆汁”“胰腺”分泌的“胰酶”等“消化液”皆注于“小肠”完成消化吸收功能。所谓“分清泌浊”的“分清”，即是通过“小肠绒毛”的吸收功能完成吸收水谷精微，供养人体五脏六腑、四肢百骸等所有脏器的生理需求。所谓的“泌浊”，既是将消化吸收的“糟粕”下传送至“大肠”。

（4）“意”主导“大肠”：“意”为阳，“大肠”为阴，共同维系“大肠”的阴阳平衡运动。“意”为生命活力，“大肠”为载体，共同使“大肠”成为腹腔中一个蠕动传导的“脏器”。

“大肠”包括“升结肠”“横结肠”“降结肠”“乙状结肠”与“直肠”。“意”为载体，升结肠、横结肠、降结肠、乙状结肠与直肠皆为载体。这些载体在“意”的主导下，成为腹腔中具有运动功能的“脏器”，共同完成“大肠”的“传导之官”功能。同时，还完成吸收水分与“胆红素”的功能，以供人体的再利用。

（5）“意”主导“肛门”：“肛门”为人体消化道的终端。“意”为阳，“肛门”为阴，共同维系“肛门”的阴阳平衡运动。“意”为生命活力，“肛门”为载体，共同使“肛门”成为能够规律收缩与舒张，控制“粪便”规律性排泻。

总之，“意”以脾、胃、小肠、大肠等脏器为载体，主导脾、胃、小肠、大肠等脏器，完成人体消化吸收功能。故《素问·六节藏象论》云：“脾、胃、大肠、小肠、三焦、膀胱者，仓廪之本，营之居也，名曰器，能化糟粕，转味而入出者也，其华在唇四白，其充在肌，其味甘，其色黄，此至阴之类，通于土气。”

3.“意”主导“脾”为“气血生化之源”的生理功能

我们常说，“脾”居中州，为气血生化之源。而实际上，“脾”在孩子未出生之前，具有“生血”之功能。出生后则转化为“破血”之功能。出生后“生血”主要依赖“骨髓”，而“骨髓”为“肾志”所主。因此，后天“意”与先天“志”合作，成为“意志”。共同以“骨髓”为载体，完成人体“生血”与“破血”的功能，以维持“血液”的平衡与身体健康。

4.“意”主导“胰”的生理功能

中医古籍中，虽然无“胰”的记载，但是，“胰腺”却是客观存在。“胰腺”位置靠近“脾”，为人体重要的消化腺，其功能往往被归于“脾脏”的范畴。

“意”为阳，“胰”为阴，二者共同维系其阴阳平衡运动。“意”为生命活力，而“胰”为载体，“意”与“胰”有机的结合，使之成为鲜活的脏器“胰脏”。“胰”在“意”的主导下，完成“胰酶”等消化液的分泌，促进消化；完成“胰岛素”的分泌，调控血糖等生理功能。

5.“意”主导“口唇”的生理功能

“唇”为“脾脏”之“窍道”。其色泽的变化与“脾脏”的寒热相关

《医宗金鉴·幼科心法要诀》云："唇赤脾热，白脾寒。"所以，"意"为生命活力，唇为载体。"意"主导"唇"唇为一个鲜活的人体器官，完成其生命活动。"唇"与"口"关系密切。共为人体之外窍，其功能在于把住关口，防止"病从口入"。

6. "意"主导"肌肉"的生理功能

"肌肉"为"脾脏"所主。"意"为生命活力，"肌肉"为载体，"意"为"阳"而"肌肉"为阴。阴阳调和，使全身"肌肉"具有生命活力，具备运动功能。"肌肉"的运动尚需"筋"与"膜"的配合，才能正常的完成身体运动功能。而"筋"与"膜"为"肝脏"所主。故"肌肉" "筋"与"膜"为"意"与"魂"的共同载体，由"脾脏"与"肝脏"协调配合，才能真正完成全身运动之功能。

7. "意"主导"水之中源"调控

"水之中源"为"脾脏"所主。亦非"脾脏"独主，而需要与主"水之上源"之"肺脏"、主"水之下源"的"肾脏"共同协作，才能更好地完成"脾脏"主"水之中源"的职责。完成"饮入于胃，脾气散精，上归于肺"的功能。

（四）"魂"与"肝"

"魂"为阳，"肝"为阴，共同维系"肝脏"的阴阳平衡运动。"魂"为生命活力，"肝"为载体，共同在腹腔内形成一个具有生命力的鲜活"肝脏"。没有载体的"魂"也不可能存在，只能飘荡与消散。没有生命活力的"肝脏"不具备生命，只是一个标本而已。故《素问·六节藏象论》云："肝者，罢极之本，魂之居也；其华在爪，其充在筋，以生血气，其味酸，其色苍，此为阳中之少阳，通于春气。"

1. "魂"主导人体情绪的"怒"与"郁"

"魂"对人体情志活动的影响非常明显，突出表现在"怒"和"郁"上。适当的情志活动以气机调畅、气血调和为重要条件。因此，《灵枢·平人绝谷》说："血脉和利，精神乃居。""魂"主导肝的疏泄与条达。若"魂"主导"肝脏"疏泄正常，则气机畅达，气血调和，可正常调节情绪活动。人体常常心情开朗，心境平和。若"魂"对"肝脏"主导不利，则肝气疏泄失职，或郁结，或太过，则可导致情志异常。情绪郁闷则情志抑郁、闷闷不乐；情绪亢奋则性情急躁、易怒等。反过来，情志异常也可影响“魂”，而影响及肝气的疏泄，造成肝气郁结或亢奋。肝气郁结为肝之疏泄不及，常出现肝气抑郁；而肝气横逆则为肝气太过，表现为狂躁易怒。

2. “魂”主人体的“气机”运行

《素问·刺禁论》云：“肝生于左，肺藏于右。”并不是说“肝脏”在左侧而“肺脏”在人体的右侧。因为二者一个在胸腔，一个在腹腔。这里是讲“肝”属木，性喜条达，主升发。肝气布于人体的左侧，而“肺”属金，金主肃降。肺气布于人体的右侧。一升一降，相得益彰，周而复始，维持人体气机运行不息。

3. “魂”主导“肝”之“藏血”的功能

心主血而肝藏血，而“魂”为生命活力，血为载体。“血”得“魂”之生命活力的主宰，则为有生命之血，运行于经脉，藏于肝脏。故人体运动时，血行于经脉，静则血液归于肝。

实际上，所谓“肝脏”的藏血功能，主要体现在肝脏是人体的“化工厂”，由功能“魂”来主导，负责血液的代谢，解除血液的有毒成分。“肝”若无“魂”的主导，则“肝”就会失去生命活力，而不具备“代谢”与“解毒”等功能。

此外，由于女性以血脉为要，进入青春期到绝经期的女性，每月都有“月经”来潮，这属于女性正常生理现象。而女性的月经不但与“肾志”相关，亦与“肝藏血”的功能十分密切。因此“月经”亦为“魂”所主，而女性绝经期所出现的“更年期”表现亦与“魂”之扰动不安密切相关。其实，所谓的“更年期”并非女性之专属，男性也存在“更年期”的现象，只是不如女性那样明显罢了。

4. “魂”与“胆”

肝与胆为表里之属，关系十分密切，故《素问·灵兰秘典论》云：“肝者，将军之官，谋虑出焉。胆者，中正之官，决断出焉。”因此，“魂”为阳，“胆”为阴，共同维系胆的阴阳平衡运动，成为“少阳”之腑。虽为“少阳”，亦与“少阴”相伴。故依然是“魂”为阳，“胆”为阴。在“少阳”的主导下，形成“胆腑”独特的“阳生阴长”的阴阳平衡运动。“魂”为生命活力，“胆”为载体，依附于“肝”形成独特“胆”的“奇恒之腑”。

（1）“魂”主导“胆”的功能：“胆”者，胆魄也。象征着人的“胆量”。常谓之“胆气豪迈”。“胆”不单单只与“肝”关系密切。实际上与五脏六腑皆有关联。因此《素问·六节藏象论》云：“凡十一藏，取决于胆也。”对此，王冰注说：“上从心脏，下至于胆，为十一也。然胆者，中正刚断无私偏，故十一脏取决于胆也。”“胆”与“神魂意魄志”皆有密切关系，相互影响，互为因果。

（2）“魂”主导“胆汁”的分泌功能：“胆汁”为“肝脏”所分泌后，先储存在“胆”。之后，根据肌体的饮食规律，在“魂”的主导下，规律性的排泄于肠道被水解，以利于食物的消化。然后，小部分“胆红素”在肠道被重吸收入血，进入肝脏的胆红素又形成“结合胆红素”重新被身体利用；部分由尿排出，包括胆红素、尿胆原及尿胆素，俗称尿三胆；部分被细菌分解成为粪胆原随粪便排出，导致大便成黄色。这就是所谓“肠肝循环”，亦主要由“魂”来主导完成。

5. “魂”与“目睛”

“肝”开窍于目，“目”得血而能视。故“魂”为阳而“目睛”为阴，共同维系“目睛”的阴阳平衡运动。故“魂”为生命活力而“目睛”为载体，形成灵活转动，视物清楚的“眼睛”。失去了“魂”的生命活力，“目睛”就是没有任何功能的标本。但是，“目睛”不独为“肝魂”所主，亦与其他四脏“心脾肺肾”及“神意魄志”密切相关。正如《灵枢·大惑论》云：“精之窠为眼，骨之精为瞳子，筋之精为黑眼，血之精为络，其窠气之精为白眼，肌肉之精为约束。”“水轮”“风轮”“血轮”“气轮”“肉轮”合称五轮，分属于五脏。其中眼睛的瞳仁部分为“水轮”，属水，为肾所主；黑眼球部分为“风轮”，属木，为“肝”所主；白眼球的内外眼角部分为“血轮”，属“火”，为“心”所主；余下的白眼球部分，为“气轮”属金，为肺所主；上下眼睑部分为“肉轮”，属土，为脾所主。而五脏“心肝脾肺肾”又为“神魂意魄志”的载体。因此，“水轮”又为“志”的载体，为“志”生命活力所主宰；“风轮”为“魂”的载体，为“魂”生命活力所主宰；“血轮”为“神”的载体，为“神”生命活力所主宰；“气轮”为“魄”的载体，为“魄”生命活力所主宰；“肉轮”为“意”的载体，为“意”生命活力所主宰。故“神魂意魄志”相互配合，共同完成“目睛”的生理功能活动。

6. “魂”与“筋爪”

“筋”与“爪”皆为“肝”所主。“筋”为“肝之合”；“爪”为“肝之荣”。正如《素问·五脏生成》云：“肝之合、筋也，其荣、爪也。”

“魂”为阳，为生命活力。“筋”与“爪”为阴，为载体。“魂”的生命活力主导“筋”与“爪”这个载体，共同完成其所有的生理功能。

7. “魂”与“泪”

“泪”为目睛所分泌，具有滑润眼睛的角膜、巩膜、虹膜与结膜的功效。部分泪液由鼻泪管流到鼻腔。

“泪”又称“泣”同意，俗称“眼泪”。“眼泪”为“肝”之所主。故《灵枢·九针论》云：“心主汗，肝主泣，肺主涕，肾主唾，脾主涎，此五液所出也。”因此，“眼泪”与“心肝脾肺肾”皆有关系。但是，与“肝”关系尤为密切。因此，每当情绪剧烈波动时，往往“涕泪”横流，眼泪与鼻涕合流而下。人体情绪波动剧烈并非只与“魂”相关。常常与“神魂意魄志”皆有关系。故“眼泪”与角膜、巩膜、虹膜主要作为“魂”的载体。同时，也作为“神意魄志”的载体，发挥“泪”的正常生理功能作用。

（五）“志”与“肾”

“志”为阳，是生命活力，“肾”为阴，是载体。“志”以“肾”为载体，合而成其为腹腔中一对鲜活的具有生命活力的“肾脏”。没有生命活力的“肾”，只是标本，没有任何生理功能。“志”的生命活力若没有“肾”这个载体，则也不可能存在，如同“电”与“发电机”“电池”与“电线”等载体的关系一样。

“志”主导“肾”形成“肾脏”。其主要生理功能是藏精，主生长发育和生殖；主水液、主纳气。此外“肾”在“志”的主导下完成：“主骨、生髓、通于脑”生理功能。而齿为骨之余，其华在发，开窍于耳及二阴，在志为恐，在液为唾。“肾脏”与“膀胱”相互络属，形成表里关系。因此，脑、骨、髓、齿、发、耳、前阴、后阴与膀胱等皆是“志”的载体，在“志”的主导下，完成各自的生理功能活动。下面分述之：

1. “志”与“情志”

人体的秉性及情志活动与“志”关系极为密切。“志”来源于父母先天遗传之“精”。因此，代表人体秉性及情志的“志”往往带有“父母”的特点。同时，也与父母所在的国家、种族及地理自然环境有着十分密切的关系。故《灵枢·本神》云：“故生之来谓之精；两精相抟谓之神；随神往来者谓之魂；并精而出入者谓之魄；所以任物者谓之心；心有所忆谓之意；意之所存谓之志；因志而存变谓之思；因思而远慕谓之虑；因虑而处物谓之智。”

“志”自先天，对“神魂意魄”皆有较大的影响。“志”在“心”称为“神志”；“志”在“肺”称为“魄志”；“志”在“肝”称为“魂志”；“志”在“脾”称为“意志”。“神魂意魄”反过来对“志”产生较大的影响。

《素问·灵兰秘典论》云：“肾者，作强之官，伎巧出焉。”因此，“志”对人体的情志十分重要，“肾志”主导人体的“神志”“魄志”“魂志”与“意志”。做人要有志气，无论遇到什么样的艰难困苦，意志要坚定，心怀家国天下，挺直脊梁，临危不惧。而且要居安思危，时刻保持清醒的头脑，不骄不躁，勿贪图安逸。如《孟子·告子下》所云：“故天将降大任于是人也，必先苦其心志，劳其筋骨，饿其体肤，空乏其身，行拂乱其所为，所以动心忍性，曾益其所不能。人恒过，然后能改；困于心，衡于虑，而后作；征于色，发于声，而后喻。入则无法家拂士，出则无敌国外患者，国恒亡，然后知生于忧患而死于安乐也。”

2. “志”与“恐”

“恐”为人体“七情”之一。人的一生，难免遇到使人“恐惧”之时。“恐”为“志”所主导，轻者不属于疾病状态。为人体遇到突发事件时正常生理性反应。严重者则会导致气机逆乱，所谓“惊则气乱，恐则气下”。临证时，常会遇到因恐惧出现大小便失禁的患者，若为偶发亦不属于疾病状态。经过自身锤炼，意志力增强，则可康复。

3. “志”与“脑”和“骨髓”

“肾”主骨生髓通于脑。因此，“脑”“骨”与“髓”皆为“志”的载体。“志”属阳，赋予生命活力，“脑”“骨”与“髓”皆属阴，为“志”生命活力的载体。共同维系“脑”“骨”与“髓”的阴阳平衡，使其具有生命活力而发挥各自的生理功能。下面分述之：

（1）“志”与“脑”：“脑”为肾所主，为“髓之海”，主人的思维与智慧。所以每当遇到事情时，就会说“用脑子想一想”。“志”为阳，赋予生命活力；“脑”为载体。“志”主导“脑”进行思维与思考。若“脑”没有了“志”的生命活力，就失去了“思维”与“思考”等能力，可谓是一个标本。“志”的生命活力如果没有“脑”之载体，也不能存在。故《素问·灵兰秘典论》云：“肾者，作强之官，伎巧出焉。”

（2）“志”与“骨髓”：“髓”即指“骨髓”。古人认为疾病到了骨髓，就是掌管生命的神也没有办法治疗了。如《史记·扁鹊仓公传》中提到春秋名医扁鹊过齐，为齐桓侯诊病时云：“疾之居腠理也，汤熨之所及也；在肌肤，针石之所及也；其在肠胃，酒醪之所及也；其在骨髓，虽司命无奈之何。今在骨髓，臣是以无请也。”

1）“志”与“骨”：“骨”亦为“肾”所主，具有身体支架的功能。因此，为“志”所主。“志”属阳，赋予生命活力，“骨”属阴，为“志”的载体。“骨”因为有了“志”生命活力的主宰，方能成为鲜活的骨头，而发挥全身支架的功能。并且，在“志”生命活力的主宰下，完成人体的各种运动功能。没有“志”这个生命活力的主宰，就是没有任何功能的枯骨。

2）“志”与“髓”：“髓”乃人体造血之器官，中医认为“肾”所主。故“志”属阳，为生命活力；而“髓”属阴，为载体。二者密切配合，共同完成人体造血之功能。供养五脏六腑、四肢百骸等。没有“志”这个生命活力的主宰，就没有了造血功能。

4.“志”与“齿”

“齿”为骨之余气，为“肾”所主，故“志”属阳，为生命活力；而“齿”属阴，为载体。二者密切配合，共同完成人体咀嚼之功能。“齿”有了“志”这个生命活力的主宰，才能表现晶莹坚挺而具有活力。没有了“志”这个生命活力的主宰，“齿”就成为没有活力的“死牙”。

5.“志”与“发”

“发”为“肾”之颜，亦为“血”之余。故“发”与“心”“肾”皆有关系。故心肾不交者，常在“发”上有所表现。因此，“发”作为载体，受“神”与“志”生命活力双重主宰，使人体“毛发”具有生命活力而生机勃勃，润泽靓丽。

6. “志”与“耳”

“耳”为“肾”之外窍，主听觉。故“志”属阳，为生命活力；而“耳”属阴，为载体。二者密切配合，维系“耳”的阴阳平衡，完成人体的“听觉”功能。“耳”只有在“志”的主宰下，才能活力充沛，光彩润泽，保持良好的听力。

7. “志”与“前后二阴”

“前阴”男女各不相同，男性为阴茎，女性为外阴，主要包括“尿道”与“阴道”等。“后阴”无论男女，皆指“肛门”。故无论男女，其“前后二阴”皆为“肾”所主。因此“志”属阳，为生命活力；“前后二阴”属阴，为载体。“前后二阴”在“志”的主宰下，完成其各自不同的生理功能。下面分述之：

（1）“志”与“前阴”：“前阴”无论男女，其功能主要有两点。其一是“主水”与“排尿”，其二是“生殖”，这两点皆有“肾”所主。因此，亦皆由“志”来主宰。

1）“志”与“生殖”：“生殖”由“肾”来主宰。先受之于先天父母之精而形成新一代生命。新一代生命再由新生儿、幼儿、学龄前、学龄及青春期而成为具有生殖能力，繁殖下一代的青年个体。整个生殖成熟过程皆有“志”主宰“肾”来完成。故《素问·上古天真论》云：“女子七岁。肾气盛，齿更发长；二七而天癸至，任脉通，太冲脉盛，月事以时下，故有子；丈夫八岁，肾气实，发长齿更；二八，肾气盛，天癸至，精气溢泻，阴阳和，故能有子。”具体来讲男性的生殖器官有睾丸、输精管、精囊、射精管、前列腺与阴茎等，形成男性完整的生殖系统，完成成熟男性的生殖功能；女性的生殖主要由卵巢、输卵管、胞宫、阴道与外阴等来构成一整套女性生殖系统。随着月经来潮，女性进入成熟期。女性生殖系统完成其生殖功能。故无论男性的生殖器官的睾丸、输精管、精囊、射精管、前列腺与阴茎，还是女性生殖器官的卵巢、输精管、胞宫、阴道与外阴皆是“志”的载体，由“志”这个生命活力来主宰男性与女性的生殖系统，完成人类的生殖繁衍。“志”的生命活力主宰男性“睾丸”产生“精子”，“志”主导“精子”经输精管、精囊、射精管、前列腺输送至“阴茎”，“志”主导“阴茎”勃起，射入“阴道”而完成男性的生殖活动；“志”的生命活力主宰女性“卵巢”产生“卵子”。“志”主导“卵子”经输卵管到达“胞宫”，与到来的“精子”相遇结合成为“受精卵”。进一步主导“受精卵”在“胞宫”发育成长为“胎儿”。最后，“志”主导“胎儿”发育成熟，瓜熟蒂落，降临人世。

2）“志”与“尿”：“水”有三源，上源为肺所主，中源为脾所主；无论男女，“水之下源”皆为“肾”所主。通过“肾小球”“肾小管”“输尿管”“膀胱”与“尿道”等器官来完成“下源主水”的功能。因此，“志”属阳，为生命活力；“肾小球”“肾小管”“输尿管”“膀胱”与“尿道”属阴为载体。二者密切合作，共同维系各个器官的阴阳平衡运动，保证人体水之下源功能正常。具体来讲“志”主导“肾小球”接受来自全身的血液进行滤过，形成“原尿”。继而“志”主导“肾小管”等器官对“原尿”进行回吸收，收回对人体有用的物质；“志”还主导“肾脏”对“原尿”进行一系列的“生化活动”，进行物质交换，回收人体有用的物质，排除废弃产物，最终形成“终尿”。“志”进一步主导“膀胱”汇集“终尿”，达到一定数量后规律性的排泻“尿液”。“志”的生命活力制约“膀胱”封藏“尿液”；一方面规律性开放“膀胱”排放“尿液”，使“尿液”的排放循规蹈矩。从而防止“膀胱”出现“不约”与“癃闭”两种不正常的现象发生。

（2）“志”与“后阴”：“后阴”主要是指“大肠”与“肛门”。“大肠”实际上包括了“升结肠”“横结肠”“降结肠”“乙状结肠”与“直肠”各个部分。“大肠”与“肛门”为人体“粪便”的排除道，亦为“肾”所主。故“志”属阳，为生命活力；“大肠”与“肛门”属阴，为载体。“志”主导“大肠”与“肛门”维系其阴阳平衡运动。进而主导“大肠”除了完成人体“粪便”的积存与规律性推动“粪便”运动；还进行水分的再吸收。最后主导“肛门”规律性排泄“粪便”，防治“腹泻”与“便秘”不正常情况的发生。

8. “志”与“肾上腺”

“肾上腺”是人体重要的内分泌器官，由于位于两侧肾脏的上方，故名肾上腺。由“肾”来主宰。“志”属阳为生命活力；“肾上腺”属阴，为载体。阴阳协调，共同维系“肾上腺”的阴阳平衡运动。“志”的生命活力主宰“肾上腺”的生理活动，完成“肾上腺”分泌“肾上腺素”等的分泌功能正常。“志”主导“肾上腺素”的使心脏收缩力上升；心脏、肝、和筋骨的血管扩张和皮肤、黏膜的血管缩小等功效。

9. “志”与“唾”

“唾”俗称“唾液”，为人体口腔内的“唾液腺”所分泌的一种“液体”，起到滋润口腔的作用，为“肾”所主。故“志”为生命活力；“唾液腺”为载体。共同维系“唾液腺”的阴阳平衡运动，“志”主宰“唾液腺”分泌“唾液”的功能活动。

总之，“神魂意魄志”属阳，为生命活力；“心肝脾肺肾”“四肢百骸”等有形躯体属阴，为“神魂意魄志”存在的载体。故《素问·宣明五气》云：“五脏所藏，心藏神，肺藏魄，肝藏魂，脾藏意，肾藏志，是谓五脏所藏。”

第七章　“神魂意魄志”理论基础

“神魂意魄志”，是中医学中重要的组成部分。“神魂意魄志”分别存在于人体心、肝、脾、肺、肾中，支配着心、肝、脾、肺、肾的基本生理活动。故《素问·宣明五气》云：“五脏所藏，心藏神，肺藏魄，肝藏魂，脾藏意，肾藏志，是谓五脏所藏。”“神魂意魄志”主导五脏的生理功能活动，人体的健康，基于“神”之所居，血、脉、营、气之所安。“神魂意魄志”宁和，则体质平和，身体康泰；人体“神魂意魄志”不宁，则临床表现千差万别，但总归多属于情志精神类疾病，使机体精神思维活动异常，严重者甚至会丧失基本的生活能力。

“神魂意魄志”理论，从产生到发展，其间经历了许多沉浮，也曾被迷信所滥用而封杀。近年来，许多医家挖掘文献，旁征博引，对“神魂意魄志”理论有了全面系统的认识，证明了“神魂意魄志”是客观存在的，具有明确的物质属性，并对“神魂意魄志”的生理学、病理学内容，以及对“神魂意魄志”的养生和纠偏，有了更深层次的补充和完善，对指导临床，特别是诊治神志性疾病，有着举足轻重的临床意义。

第一节　“神魂意魄志”文字的由来和含义

“神魂意魄志”，即五脏之灵气。《老子》曰：“谷神不死。”汉代河上公注：“神，谓五藏之神也。肝藏魂，肺藏魄，心藏神，肾藏精，脾藏志。”五脏尽伤，则“神魂意魄志”去矣。该描述与《素问》的内容是一致的。因此，古典文献中，对于“神魂意魄志”的描述和与脏腑的关系，有着高度的统一性。“神魂意魄志”最初的含义是什么？这当然要考究一下本字的起源。

一、神

1. 文字源流

“神”字始见于西周金文，商周时期也把“申”作为神仙的“神”。“申”的古字形是天空中闪电的形象描绘。古人认知能力有限，他们常常把各种自然现象当作神灵看待，以“申”为“神”，说明了古人将闪电看作神迹。后来“申”被借用为地支的第九位，于是加上“示”分化出“神”字来表示“神仙”这一含义。金文的左边的示字，也就是一个供台、祭台，表形；右边的申字表声也表义。两相结合，表示供奉、祭奠、尊崇的是一个精神的东西，是一个神灵。发展到小篆时，讹变加大，已渐将“申”折伸的闪电形状变成“申”字里一直的中竖，两旁的分支渐变成“臼”形。隶书在小篆的基础上把申“臼”形的笔画合并，又将“示”的第二笔和第四笔合并成“礻”，发展为汉隶和楷书的“神”字。

2. 古籍解释

(1)《说文解字》：天神，引出万物者也，从示、申。

(2)《说文解字注》：天神引出万物者也。

注：天、神、引三字同在古音第十二部。

(3) 泛指神灵。

(4) 精神。

3. 基本解释

(1) 古人称天地万物的创造者和所崇拜的人死后的精灵：神仙、神怪、神主、神社、神农、神甫、神权、鬼使神差。

(2) 不可思议的，特别稀奇的：神秘、神奇、神异、神话、神机妙算。

(3) 不平凡的，特别高超的：神勇、神医、神通、神圣、神速。

(4) 心思，心力，注意力：劳神、凝神、神魂颠倒。

(5) 表情：神色、神采、神姿、神志。

(6) 精神：神清气爽。

(7) 神韵，韵味：神味（神韵趣味）、神骨（神韵风骨）、神致（神韵神致）、神趣（神韵趣旨）。

（8）姓。

二、魂

1. 文字源流

根据已有文献，此字始收录于《说文解字》，甲金文中未见“魂”字。“魂”由“鬼”和“云”两部分构成，早期字形并不固定。小篆字形，作左“云”右“鬼”；隶书，部分字形作右“云”左“鬼”，但多数与小篆构型相同。魂字习见于战国文献，当时必有魂字，但未见于西周金文和西周文献，其字当产生于春秋战国时代。

2. 古籍解释

（1）《说文解字》：阳气也，从鬼云声。

（2）《说文解字注》：阳气也。阳当作昜。《白虎通》曰：“䰟者，沄也，犹沄沄行不休也。”淮南子曰：“天气为䰟。”《左传》：“子产曰：人生始化曰魄，既生魄，阳曰䰟，用物精多，则䰟魄强。”

3. 基本解释

（1）迷信的人指附在人体上主宰人，又可离开肉体而独立存在的实体：魂灵、鬼魂、魂不附体。

（2）指精神或情绪：魂飞魄散（形容极度惊恐）、魂不守舍。

（3）国家、民族崇高的精神。如：民族魂、国魂。

三、意

1. 文字源流

根据现有古文字材料，文献最早见于《诗经》，意字最早见于战国秦睡虎地竹简，这是一种小篆过渡到隶书的书体，它应是由一类的小篆字形演变而来的。从小篆到隶书、楷书，字形都比较固定：上部是“音”字，下部是“心”字。

2. 古籍解释

（1）《说文解字》：志也。从心察言而知意也。从心从音。

（2）《说文解字注》：志也。“志”即“识”，心所识也。

3. 基本解释

（1）心思：意思、意见、意义、意味、意念、意志（为了达到既定目的而自觉努力的心理状态）、注意、同意、意在笔先、意在言外。

（2）心愿，愿望：意愿、愿意、意向、意图、意皆、好意、“醉翁之意不在酒”。

（3）人或事物流露的情态：春意、诗意、惬意、情意、意境。

（4）料想，猜想：意料、意想、意外。

四、魄

1. 文字源流

魄：pò 、bō 、tuò 。《说文解字》：“魄，阴神也。从鬼、白声。”阴气逆物而归是鬼之范式。如冰启时色是白之范式。鬼、白两范式叠加。阴气逆物而归，迫然著人主于性形体得以开启聪明，是魄之范式。以下为魄字的字形演变。

2. 古籍解释

（1）《说文解字》：阴神也。从鬼白声，普百切

（2）《说文解字注》：阴神也。阴当作侌。阳言气，阴言神者，阴中有阳也。

3. 基本解释

（1）指依附形体而存在的精神：魂魄、丢魂落魄、魂飞魄散。

（2）精神，精力：魄力、气魄、体魄。

（3）古同“霸”，月始生或将灭时的微光。

（4）古同“粕”，糟粕。

（5）古同“珀”，琥珀。

五、志

1. 文字源流

“志”始见于春秋金文，通常被认为是形声字。金文和小篆的“志”字，

下部的“心”字是形符，表示与人的心理和思想活动有关。上面的字形是“之”字，作声符。其实“之”字也有表意作用。“之”来源于表运动、活动之意的“止”。指明内心的趋向为志。若据此，则“志”为形声兼会意字。早期文字到小篆，均为上“之”、下“心”；隶楷文字渐变“之”为“士”。

上述标志、记忆、记录之“志”后来又产生了一个分化字“誌”，“誌”指标志、记忆、记录、记事的文章、书籍。因“誌”字的功能包括在“志”字之中，所以《第一批异体字整理表》将“誌”作为“志”的异体字处理，不再使用。

2. 古籍解释

《说文解字》本无“誌”字头，今本“誌”字头是徐铉所增的新附字。

（1）《说文解字》：（志）意也。从心之声。誌记志也，从言志声。

（2）《说文解字注》：意也。从心之，之亦声。

3. 基本解释

（1）意向：志愿、志气、志趣（志向和兴趣）、志士（有坚决意志和高尚节操的人）、志学。

（2）记，记在心里：志喜、志哀、永志不忘。

（3）记号：标志。

（4）记载的文字：杂志、志怪（记载怪异的事）。

（5）称轻重，量长短、多少：志子、用碗志志。

（6）姓。

通过以上字解，发现“神魂意魄志”的内涵，多为情志和心性范畴，与中医学的藏象经络学的内容，多有吻合。因此，进一步挖掘“神魂意魄志”理论，有着浓厚的历史基础，也有着显著的临床价值。

第二节 “神魂意魄志”的历史沿革

早在殷商和春秋战国时代，传统文化对神灵、魂、魄等，已经有了一个明确的认识，但都是基于对一些无法解释的自然现象或疾病的阐释，应对的方法也只能采用占卜、驱鬼等方式。《山海经·大荒西经》巫咸、巫即、巫盼、巫彭等十巫采药记载。

只是从《黄帝内经》时代开始，医与巫渐行渐远，医家对于人体的生理现象和病理状态有了系统的认识，治疗上也有了针、砭、药、熨等多种方法，在观念上，已经摒弃了鬼神迷信，如《素问·五脏别论》曰："拘于鬼神者，不可与言至德。"同时，明确阐述了"神魂意魄志"的产生及其生理功能。

西汉至明清时期，各代医家对"神魂意魄志"多有发挥。《难经》《脉经》均将"神魂意魄志"作为实体，加以归纳和用于判断预后；《针灸甲乙经》也提出了五神穴，即"魄户""神堂""魂门""意舍""志室"，使得"神魂意魄志"有了经络学的属性，与经络初步融合；唐代王冰注解了《黄帝内经》后，更是对"神魂意魄志"的结构和层次有了明确的定位；复加金元医家刘完素的《火热论》描述的火扰心神肾志、李东垣的《脾胃论》提出的养心神使七神安于内等，使得"神魂意魄志"理论逐渐清晰。在此基础上，许多医家开始从"神魂意魄志"病机入手，治疗精神病症，为临床神志病的治疗提供了方法。

明清时期，张介宾、黄元御等医家，将"神魂意魄志"用气的升降出入来描述和归纳，将"神魂意魄志"的理论基础上升到理学的层次；清末，在中西医学汇通的背景下，朱沛文与唐容川等将中西医对照，提出心主神明和脑主记忆、思考和决断的功能相近，肝藏魂和肝性脑病的联系，结合五脏藏"神魂意魄志"和西医学脑髓主持记忆的功能，总结出脾意关联记忆的运用、肾志主记忆的存储等观点。

当代医家，在承袭前人"神魂意魄志"理论的基础上，进一步挖掘"神魂意魄志"的生理特点和病理变化，基于"形神统一"理论，阐述了具体指筋骨肌肉、四肢百骸、五官九窍等组织器官的"形"，与包括自然界之神、广义及狭义之神的"神"，是密切相合、相互依附的关系。形为神之宅，神为形之主，是中医"整体恒动观"的重要组成部分，遵从了"形神统一、神主形从"的观点。通过中医"神魂意魄志"理论对应精神心理性疾病，进行了相关性研究，以中医"神魂意魄志"为维度探讨并建立了精神心理性疾病的辨证论治模式。

同时，有学者认识到，中医"神魂意魄志"理论体系是以"神、魂、意、魄、志"为五个代表来概括人的各种精神心理活动及各种生命现象，因而，

“神魂意魄志”是生命活动的最高调控体系。

徐荣谦教授的《儿童体质学》，以少阳学说为基础，以“神魂意魄志”统领脏腑功能，展现了健康儿童平和质与亚健康儿童偏颇质的特点，同时，将“神魂意魄志”理论与临床表现密切结合，从生理功能到病理变化，从药物调整到导引推拿，以丰富的治疗手段，调整“神魂意魄志”的偏颇，使得机体形与神俱，精神内守，阴平阳秘，病去正自安。

近年来，随着非典型性肺炎、新冠肺炎等传染病在全球的肆虐，中医药文化再一次彰显其优势，以张伯礼院士为代表的中医药团队，利用辨证论治体系，将备受疫邪灾难折磨的百姓，从死亡线上拉回来，广州中医药大学教授受邀香港参与抗疫，国际上多国也开始邀请中医药专家前往支援。五运六气龙砂医学流派的顾植山教授，根据当年的司天在泉特点，总结出防疫配方，也总结出运气针法，在临床实践中，获得显著效果，不单单治愈了“新冠肺炎”患者，对于民众的疫情预防方面，也起到积极的作用。许多百姓服用了运气方后，纷纷表示，以前的老顽疾或一些或重或轻的病痛，均一并有了一定改善。这也说明了，中医药预防传染性疾病的方法，不是考虑如何抗病毒，而是遵循“正气存内，邪不可干”的理念，通过激发人体自愈能力来防病治病，这才是防病治病的正确方向。

在多种因素的影响下，在中华大地上，势必会再一次掀起中医热，而建立在“神魂意魄志”理论基础上的情志调整法，也势必会因为“药补不如食补、食补不如气补”的魅力，而受到业内外人士的关注和学习。

第三节　“神魂意魄志”的阴阳属性

根据中医药学阴阳学说的基本理论，“神魂意魄志”为五脏的生理活动，五脏为体，“神魂意魄志”为用，因此，“神魂意魄志”属阴，心、肝、脾、肺、肾五脏为阴。

阴阳之间，互根互用、消长转化，是对立的统一，“神魂意魄志”以“心肝脾肺肾”为基础，五脏气血充足，则“神魂意魄志”功能正常，五志安宁；若五脏气血不足，则相应的神志会显露出失调的表现，甚至会出现神志疾病，从而表现出惊悸、恐惧、发狂、抑郁、情绪低落、失眠、多梦等各种表现。

阴阳中包含阴阳。五脏虽为阴，但五脏间相比较，心、肝为阳，肺、脾、肾为阴；而在“神魂意魄志”的分类上，则是“神、魂”属阳，“意、魄、志”为阴。

第四节 “神魂意魄志”的产生

一、“神魂意魄志”的来源

“神魂意魄志”是客观存在的，其产生具有明确的来源。《灵枢·本神》所云：“天之在我者德也，地之在我者气也。德流气薄而生者也。故生之来谓之精；两精相抟谓之神；随神往来者谓之魂；并精而出入者谓之魄；所以任物者谓之心；心有所忆谓之意；意之所存谓之志；因志而存变谓之思；因思而远慕谓之虑；因虑而处物谓之智。故智者之养生也，必顺四时而适寒暑，和喜怒而安居处，节阴阳而调刚柔。如是则僻邪不至，长生久视。”

二、“神魂意魄志”的生长过程

“神魂意魄志”是人体生命形式存在的核心，主导身体全部的生命活动。人初生，其基本生命活动即为“神魂意魄志”所支配，表现出“五脏六腑”的各种生理功能不断的发育和完善。《小儿卫生总微论方》中强调了“魂魄”“精神”“精志”“意智”是小儿发育的核心，带动了心肝肺脾肾五脏依序生长完善的顺序，发展性地解释了“变蒸学说”。诚如《小儿卫生总微论方·变蒸赋》“原夫魂魄将成，筋骸始荣，开舒腠理，通彻奇经……肝者干也，东方所属，为木象之三数。发形证于两目，浑身壮热，令瞳子以无辉，遍体昏沉，为神魂而未足。四数于金，二由在火……脾土五呼。肾水一称，谷气暗引，精志时增……耳目通神，意智生而可羡。”通过了解小儿的胚胎发育过程，我们也能够知悉人体的“神魂意魄志”产生和具有的特性，更重要的是，“神魂意魄志”还主导人的精神活动。因此，“神魂意魄志”分别藏于五脏之中，是形成人的体质的核心。

三、“神魂意魄志”在道教中的认识

道家对魂魄的观点，认为人的魂有三，魄有七。见《云笈七签》卷五四。晋代葛洪《抱朴子·地真》：“欲得通神，当金水分形，形分则自见其身中之三魂七魄。”宋代俞琰《席上腐谈》卷上：“医家谓肝属东方木而藏魂，肺属西方金而藏魄，道家乃有三魂七魄之说。魂果有三，魄果有七乎？非也。盖九宫数以三居左，七居右也。白玉蟾‘三龙四虎’之说亦犹是，盖《太玄》以三为木，四为金也。”因此，道家理论中的魂魄，本就不是鬼魂，也是具有五行属性的，并与五脏密切相连的物质。

第五节 “神魂意魄志”与五脏的关系

中医学中，五脏包括肝、心、脾、肺、肾，按照五行属性，包括“魂神意魄志”，其与五脏，以五行属性互为依存，分别所藏，即心藏神，肺藏魄，肝藏魂，脾藏意，肾藏志。人的一切生理活动和病理变化，包括情感、精神、意志、思维、记忆以及情绪变化，都与五脏的气血盛衰有关，而“神魂意魄志”，是组成五脏各自生理功能的一部分，但总由“心”做总领。

一、心藏神

心藏神，神明由之而变化，故称为“神之变”。“神”主导心脏的其生理功能。而且“神”还主导其他四脏的“魂魄意志”，故有“神魂”“神魄”“神意”与“神志”之说。因此，“神”还通过“魂”“魄”“意”“志”主导人体全身“五脏六腑”的生理功能。心脏，属阳，为人体生命之根本。在五行属火，方位主南方，为阳，人君之位。好比人间的君主，主宰全身生命活动。故《素问·灵兰秘典论》亦云：“心者，君主之官，神明出焉。”神明出自心，神明主导五脏六腑，维系生命。因此，《灵枢·本神》云：“心藏脉，

脉舍神。”心主血脉，神则藏于脉。

所以，心藏神是指心统领和主宰精神、意识、思维、情志等活动，同时，“神魂意魄志”均属心神所主。

二、肝藏魂

肝藏魂，为魂之所居。“魂”主导肝脏的生理功能。魂的产生，是随神往来，因此，魂是阳性的，有着情志中喜条达而恶抑郁的特点。同时，由于人的肝主情志，与“神魄意志”联系紧密，而对人体全身的生理功能产生影响。肝属木，其位居东方，为发生之始，木旺于春季，阳气尚未强盛，因此为阳中之少阳，通于春气。故《素问·六节藏象论》云：“肝者，罢极之本，魂之居也，其华在爪，其充在筋，以生血气，其味酸，其色苍，此为阳中之少阳，通于春气。”肝藏血，为魂的居处。肝主疏泄，与人的情志关系极为密切。

三、脾藏意

意即忆的意思，又称为意念。意就是将从外界获得的信息经过思维取舍，保留下来形成记忆，如《灵枢·本神》“心有所忆谓之意”，心有所念而未定也是意。

脾藏意，“意”主导脾的生理功能。胃主受纳，脾主运化，为仓廪之官。脾居中州，为气血生化之源，灌溉五脏六腑，四肢百骸，润肤、泽肌、充毛。故“意”可与“神魂魄志”相联系，从而对人体全身生理功能产生影响。

四、肺藏魄

肺藏魄，为魄所居处。“魄”主导肺脏的生理功能。肺主一身之气，运营全身。“魄”通过与“神魂意志”的联系，维系全身气的运行流畅。

肺主一身之皮毛，其华在毛，其充在皮肤。而皮肤为人体第六感官，与全身“经络”相连通，联系五脏六腑。所以，“魄”的产生，是并精出入的物质，属于阴分，是精神活动中有关本能的感觉和支配动作的功能，即无意识活动，如耳的听觉、目的视觉、皮肤的冷热痛痒感觉，以及躯干肢体的反射性动作、新生儿的吮乳和啼哭等，都属于“魄”的范畴。

五、肾藏志

肾藏志，志为志向、意志。《灵枢·本神》曰“意之所存谓之志”，即意已定而确然不变，并决定欲付诸行动，谓之志。意与志，均为意念所向，故意与志合称为意志，但志比意更有明确的目标。

第六节 “神魂意魄志”的本质与生理功能

“神魂意魄志”分别存在于人体心、肝、脾、肺、肾中，支配着心、肝、脾、肺、肾的基本生理功能活动，也说明了“神魂意魄志”是物质的，主导人的基本生命活动，也主导人一生的生理活动。

一、“神”主导“心”的生理功能

神的本质，是两精相抟的产物，藏于心，舍于血脉。心主血脉，心血充足，脉络满盈，则面色润泽，容光焕发，因此称之为“其华在面，其充在血脉”。若心脉安宁，神气安和，心与神调和，则面色润泽。心脏的各种生理活动正常，人体安康。神除了主导心脏完成心血脉，进行正常的血液运行外，还主导心脏完成“君主之官”的责任，领导其他脏腑共同完成人体全身的生理活动。如《素问·五脏生成》所云：“心之和、脉也，其荣、色也。”

二、“魄”主导“肺”的生理功能

魄，并精而出入，是主导人的本能活动的物质。魄藏于气中，舍于玄府。玄府者，毛孔是也。故“魄”通过皮肤之“经络”可以联系神魂意志，而影响及五脏六腑以及人体全身的生理功能。皮毛对外界的刺激极为敏感。肺金为太阴之气而居阳分，故为阳中之太阴，通于秋气。故《素问·六节藏象论》："肺者，气之本，魄之处也，其华在毛，其充在皮，为阳中之太阴，通于秋气。"肺与心同居上焦，心为君主，肺为宰辅，辅助心共同完成对身体其他脏腑的管理。因此，《素问·灵兰秘典论》云："肺者，相傅之官，治节出焉。"魄除了主导肺辅助心完成"君主之官"的任务外，要主导肺完成"主气，司呼吸，宣发与肃降"等功能。如《灵枢·本神》亦云："肺藏气，气舍魄，肺气虚，则鼻塞不利少气，实则喘喝胸盈仰息。""魄"还要完成肺主皮毛，抵御外邪的生理功能，同时完成皮肤正常的主感觉与痛痒等生理功能。《类经·藏象》注曰："盖精之为物，重浊有质，形体因之而成也。魄之为用，能动能作，痛痒由之而觉也。精生于气，故气聚则精盈；魄并于精，故形强则魄壮。""魄"壮不但胜任"魄"本身主神志的生理功能，而且支持"肺"主气、司呼吸、外合皮毛等全部生理功能。

三、"意"主导"脾"的生理功能

意，为心有所忆，是一种意念，藏于脾。意念与思关系密切，正常的思虑，使得意不偏颇，脾运化正常，升清、统血等功能完备，气血生化有源，正气足而健康。脾又与大肠、小肠关系密切，共同完成人体的消化功能。诚如《素问·灵兰秘典论》曰："脾胃者，仓廪之官，五味出焉。大肠者，传道之官，变化出焉。小肠者，受盛之官，化物出焉。"古人将脾、胃、大肠、小肠、三焦、膀胱皆称为"器"，"能化糟粕，转味而入出"。共同完成人体"水谷精微"转化之功能。所以《素问·六节藏象论》云："脾、胃、大肠、小肠、三焦、膀胱者，仓廪之本，营之居也，名曰器，能化糟粕，转味而入出者也，其华在唇四白，其充在肌，其味甘，其色黄，此至阴之类，通于土气。"因此"意"不但要完成"意志"等功能，而且脾的消化功能也依仗着"营"所藏的"意"来统领完成。

四、"魂"主导"肝"的生理功能

魂，随神往来的物质，魂藏于肝，是肝的生理功能中不可或缺的部分。

魂随神往来，关系密切，因此，神魂常相伴而动。肝主情志，喜条达恶抑郁，魂神安宁，肝的疏泄功能正常，则气血运行通畅。肝主情志，主冲任，其华在爪，主一身之筋，魂安有定所，则情绪安稳，月经如期而至，肌腱韧带柔韧有力，关节功能良好，运动灵活。

五、“志”主导“肾”的生理功能

肾藏志，“志”主导肾的生理功能。肾主骨生髓通于脑，主人的智慧与意志。《素问·灵兰秘典论》云：“肾者，作强之官，伎巧出焉。”“志”为先天之本，与“神”关系极为密切，称为“神志”。“神志”与其他脏腑亦关系密切，“志”通过与“神魂魄意”主导人体全身的生理功能。肾主封藏，为先天之本，主藏精，其华在发，其充在骨，为阴中之少阴，通于冬气。肾为胃之关，开窍于二阴而司约束。肾主水，受五脏六腑之精而藏之，故为精之处。发为血之余，精足则血足，则毛发润泽。故《素问·六节藏象论》云：“肾者，主蛰，封藏之本，精之处也，其华在发，其充在骨，为阴中之少阴，通于冬气。”肾藏精，而精为“志”的居所。肾精气充盛，则脑髓充而精力旺盛，记忆力强，志亦坚。

六、“神志”引领“魂魄意”主导人体的基本生命活动

“神魂意魄志”皆非常重要，主导全身的生理功能。但是，相对而言，在“神魂意魄志”中的“神”与“志”更为重要。《素问·四气调神大论》以“调神”为题谈一年四季的养生之道，仔细阅读其文，却发现一个“神”的字样。名曰“调神”，实则“养志”，通过“养志”达到“调神”的目的。如春季养生的核心是“以使志生”，夏季养生的核心是“使志无怒”，秋季养生的核心是“使志安宁”，冬季养生的核心是“使志若伏若匿”。诚如文中所云：“春三月，此谓发陈，天地俱生，万物以荣，夜卧早起，广步于庭，被发缓形，以使志生，生而勿杀，予而勿夺，赏而勿罚，此春气之应，养生之道也。逆之则伤肝，夏为寒变，奉长者少。夏三月，此谓蕃秀，天地气交，万物华实，夜卧早起，无厌于日，使志无怒，使华英成秀，使气得泄，若所爱在外，此夏气之应，养长之道也。逆之则伤心，秋为痎疟，奉收者少，冬至重病。秋三月，此谓容

平，天气以急，地气以明，早卧早起，与鸡俱兴，使志安宁，以缓秋刑，收敛神气，使秋气平，无外其志，使肺气清，此秋气之应，养收之道也。逆之则伤肺，冬为飧泄，奉藏者少。冬三月，此谓闭藏，水冰地坼，无扰乎阳，早卧晚起，必待日光，使志若伏若匿，若有私意，若已有得，去寒就温，无泄皮肤，使气亟夺，此冬气之应，养藏之道也。逆之则伤肾，春为痿厥，奉生者少。”

为什么《素问·四气调神大论》四季养生重点只强调“志”，而未提及“魂魄意”？这就说明，相对而言，“志”更为重要。春季“以使志生”，夏季“使志无怒”，秋季“使志安宁”，冬季“使志若伏若匿”，从而达到“调神”的目的，“调神”凸显“心藏神”，为君主之官，君主者，君临天下，统领全身。故曰“天有三宝，日月星；地有三宝，水火风；人有三宝，精气神”，凸显“神”的重要，而“神”，源于先天，父精母血相结合，形成胎原时即已有之。故《灵枢·本神》云：“故生之来谓之精；两精相抟谓之神。”《灵枢·本神》又云：“肾藏精，精舍志。”文章明确了“志”与“神”的关系。胎儿成形之后，“志”仍藏于肾，为后代之先天之本。而“神”随着胎儿形成，则藏于心，为君主，统领全身。“心肾相交，心火下降，通于肾。肾水上行，通于心。心火肾水，相互交融，维系人体基本的生命活动。”故随着四季变换气候改变，通过调整生活作息规律，强调春“以使志生”，夏“使志无怒”，秋“使志安宁”，冬“使志若伏若匿”，达到“调神”，实现身体愉悦的寿而康的目的。《黄帝内经》的这种养生调摄思想，不但适用于成人，也同样适用于儿童。若调摄不当，体质受损，则神不安，血、脉、营、气不和，轻则表现“亚健康体质”，重则神离其所藏而变生多证。诚如《灵枢·本神》云：“血、脉、营、气、精神，此五脏之所藏也，至其淫泆离藏，则精神散失，魂魄飞扬，志意恍乱，智虑去身者。”因此，人体的健康，必基于“神魂意魄志”宁和，以体质平和，身体康泰。

第七节 “神魂意魄志”的病理状态

“神魂意魄志”正常，则人体健康。若受到影响，势必影响人体的健康，轻则表现为亚健康状态，重者表现为疾病状态，故从“神魂意魄志”进行辨证论治，则抓住了疾病的本质，从“神魂意魄志”辨证论治不但对当前日益增长的神经与精神疾病具有重要的临床指导意义，而且可以提高当今临证辨证论治的疗效。

一、心藏神

心神受扰，往往脉率失常。

心在志为喜，心的生理功能和情志活动的“喜”有关。喜，对外界信息的反应，一般属于良性反应。适当的喜乐，能使血气调和，营卫通利，心情舒畅，有益于心的生理活动。《素问·举痛论》曰：“喜则气和志达，营卫通利。”但过度的喜乐，则可损伤心神。《灵枢·本神》云：“气虚则悲，实则笑不休。”“神安”则“魂”“意”“魄”“志”皆安；“神不安”则可导致“魂”“意”“魄”“志”皆不安宁，出现各种神志异常类疾病。故曰：“喜伤心”（《素问·阴阳应象大论》）。如心藏神功能过亢，可出现喜笑不休，心藏神功能不及，又易使人悲伤。由于心能统领五志，故五志过极皆能伤心。《灵枢·本神》云：“心怵惕思虑则伤神，神伤则恐惧自失。”

二、肝藏魂

肝魂受扰，则筋的功能失常，或抽动挛急，或迟缓无力。

肝在志为怒，怒是人们在情绪激动时的一种情志变化。一般说来，当怒则怒，怒而有节，未必为害；若怒而无节，则它对于机体的生理活动是属于一种不良的刺激，可使气血逆乱，阳气升发。肝为刚脏，主疏泄，其气主动主升，体阴而用阳，故肝的生理病理与怒有密切关系，尤以病理为最，所谓“忿怒伤肝”（《灵枢·百病始生》）。如大怒可伤肝，使肝的阳气升发太过而致病；反之，肝的阴血不足，阳气偏亢，则稍有刺激，便易发怒。

一旦肝脏受扰，人体就会出现情志方面的改变。若肝气虚损则发生恐惧。若肝气壅实，不得疏泄，就会大怒，诚如《灵枢·本神》所云：“肝藏血，血舍魂，肝气虚则恐，实则怒。”反之，人若悲哀过度亦会损伤于魂，而发生各种临床症状，亦如《灵枢·本神》云：“肝悲哀动中则伤魂，魂伤则狂妄不精，不精则不正当人，阴缩而挛筋，两胁骨不举，毛悴色夭死于秋。”

肝藏魂，魂是随心神活动所做出的思维意识活动，即《灵枢·本神》所谓“随神往来者谓之魂”，当失去心神统领时，也会表现为梦幻及梦游现象。大凡做梦、幻觉、梦游等皆属于魂的范围，正如《类经·藏象》所述“魂之为言，如梦寐恍惚，变幻游行之境，皆是也”，犹如现代心理学描述的潜意识活动。

三、脾藏意

脾意受到侵扰，则肌肉异常，或瘦或肥，肌肉酸软乏力。

“脾在志为思”。思，即思考、思虑，是人的精神意识、思维活动的一种状态。正常的思考问题，对机体的生理活动并无不良的影响，但在思虑过度、所思不遂等情况下，机体的正常生理活动就会受到影响。脾气健运，化源充足，气血旺盛，则思虑、思考等心理活动正常；若脾虚则易不耐思虑，思虑太过又易伤脾，“思伤脾”（《素问·阴阳应象大论》）。所以脾的生理功能与情志活动的“思”有关。《灵枢·本神》云：“脾藏营，营舍意，脾气虚则四肢不用，五脏不安，实则腹胀，经溲不利。”若忧愁过度伤“意”，则脾气不运，脾气闭塞不行，不能行气于四旁故也。故《灵枢·本神》云：“脾忧愁而不解则伤意，意伤则悗乱，四肢不举，毛悴色夭死于春。”

四、肺藏魄

肺魄受扰，则皮肤感觉异常，反应减慢，情志易悲切。

肺在志为忧，忧愁是属于非良性刺激的情志活动，尤其是在过度忧伤的情况下，往往会损伤机体正常的生理活动，忧愁对人体的影响，主要是损耗人体之气。因肺主气，所以忧愁过度易于伤肺，所谓“悲则气消”。而肺气虚弱时，机体对外来非良性刺激的耐受能力下降，人也较易产生忧愁的情志变化。

五、肾藏志

肾志受扰，则骨受其害，或身材矮小或骨细瘦弱，或骨骼畸形等。

肾在志为恐。恐，即恐惧、胆怯，是人们对事物惧怕时的一种精神状态，它对机体的生理活动能产生不良的刺激。“恐伤肾”（《素问·阴阳应象大论》），“恐则气下”（《素问·举痛论》）。过度的恐惧，有时可使肾气不固，气泄于下，导致二便失禁。同时，肾藏志，人盛怒和过恐，均损伤于“志”。“志”受损伤则健忘，腰为肾之府，肾气受损，则腰和脊背功能受到影响；肾精气不足，则精神不振，健忘。故《灵枢·本神》所云：“肾藏精，精舍志，肾气虚则厥，实则胀。”又云：“肾盛怒而不止则伤志，志伤则喜忘其前言，腰脊不可以俯仰屈伸，毛悴色夭死于季夏。”

第八节　“神魂意魄志”信息层面的认识

“神魂意魄志”，决定着五脏的生理功能，也左右着情志的变化。

一、“神魂意魄志”与情志的物质基础

《自然医学概论》中提到，任何物质，都是由最基础的微粒体组成的，而在日常的知识结构中能碰触的物质基础，就是元素。

关于元素的学说，即把元素看成构成自然界中一切实在物质的最简单组成部分的学说，早在远古就已经产生了。无论在我国古代的哲学中，还是在印度或西方的古代哲学中，都把元素看作是抽象的、原始精神的一种表现形式，或是物质所具有的基本性质，像至善教育等内容中，这样的例子是很多的。

化学学科中，罗列出氢、氦、锂、铍、硼等元素，到 2012 年为止，总共有 118 种元素被发现，其中，第 1 ~ 94 项物质是地球上天然存在的。这些化学元素，指自然界中这一百多种基本的金属和非金属物质，究其成分，它们只由质子和电子形成不同的元素，如，元素包含 1 个质子即是氢，6 个质子即是碳，8 个质子即是氧等。其原子中的每用一般的化学方法不能使之分解，并且能构成一切物质。

人类在目前已经发现，基本粒子要比原子、分子小得多，现有最高倍的

电子显微镜也不能观察到。质子、中子的大小，只有原子的十万分之一。而轻子、夸克和玻色子这同一层次的粒子的尺寸更小，还不到质子、中子的万分之一，而轻子、夸克和玻色子又分为了62种基本粒子。粒子具有对称性，有一种粒子，必存在一种反粒子，各种反夸克、反轻子也相继被发现，一对正、反粒子相碰可以湮灭，变成携带能量的光子，即粒子质量转变为能量，反之，两个高能粒子碰撞时有可能产生一对新的正、反粒子，这就说明能量也可以转变成具有质量的粒子。经过科学家们的不懈努力，现在已论证出：自然界的基本单元不是电子、光子、中微子和夸克之类的粒子，这些看起来像粒子的东西实际上都是很小很小的弦的闭合圈（称为闭合弦或闭弦），闭弦的不同振动和运动就产生出各种不同的基本粒子，而这些闭合弦，就是能量圈，是瞬间生灭的，甚至只有10～20秒的存在时间，这种发现，已经成为人类探寻宇宙奥秘的一个非常重要的理论。诚然，随着科技的进一步发展，人类揭示自然界秘密的手段将会更加先进，可能将有更客观的规律被发现。

因此，佛学中《般若波罗蜜多心经》的描述“色不异空，空不异色，色即是空，空即是色”，与道教《庄子·知北游》“人之生，气之聚也；聚则为生，散则为气”，以及中医学中的“气聚则成形，其散则无形”，均在表述中融入了量子和基本粒子知识的相关内容，这是相通的。

马克思曾说过：“人的思想是物质的”。情志，是思想的外在表现形式，可以传递思想的具体内容，同样，也是物质的，是有能量的。也就是说，思想和意识，犹如构成人体以及世界上的各种物质一样，是由一种最基本的物质组成的，其间的区别，只是各自组成物体的基本粒子，因为不同的运动方式，才构成了不同的个体。

在这个基础上，再来分析意识形态领域中的各种现象，就浅显易懂了。与健康相关的医学领域中，不仅仅有现在的西医、中医、藏医、蒙医等以及其他各民族医药学，还有佛医、道医等，无论何种方式，只要改变了组成机体的基本粒子的运动方式，就会改变身体健康状况。所以，一切正能量的措施和手段，会促进健康，负能量的内容，则会损害健康。这些干预方式中，平时表述的物质是如此，同为物质的精神和情志亦是如此。

二、“神魂意魄志”与情志的信息传递

情志是物质的，也是能量场组成的，情志的传递当然也是物质的传递，是信息的传递，是能量的传递。因此，情志的传递可以通过有形和无形的媒介，令对方领会。心理学中认为，人与人相处的过程中，其中一方是什么样的态度和心理，对方也会以相应的内容回馈。所以，在与人的交往中，要懂得感恩，学会感恩，其实这也是对自己的支持和认可。

不同物质之间，也可以接受情感信息。日本江本胜博士曾做过一个实验，正在被全球百万义工努力传播着，因为人们发现：世界，需要爱。

实验名称是“水知道答案”。江本胜博士把取自不同环境的水，随机分为两组，一组的杯子上贴正向能量的词语，比如谢谢、感恩、爱等，另一组贴上负能量的词语，比如诅咒、不行、丑陋、杀死等。将两组水放置于冰柜中速冻，结冰后取出，用冰刀切割，在显微镜下观看并断面的花纹：贴有正性语言的那一组，冰花美丽，有着坚固的六角形雪花形状，其中，最牢固的是来自家庭的爱的冰花；而来自负性情绪的那一组冰花，杂乱无章，甚至流露出恐怖的雪花纹。

通过实验，可以推测出，情感的传递，不仅仅是通过语言、行为，还有文字，甚至可以通过思想和意念传递着。同时，水能很好地感知情感的不同信息，而人类身体的70%的成分就是水，因此，通过美化情绪来美化水，进而美化了身体，促进了健康。在佛教和基督教里，餐前的祷告和感恩，会把食物美化，同时，给机体带来更多的和谐，就是这个道理。推而广之，在处理身边的事情的时候，若时时地把控好个人的情感和情绪，以博爱的胸怀应对万事，就真的可以收获快乐、开心和成功。

三、“神魂意魄志”与情志的音乐调节法

“神魂意魄志”和情志是物质的，是以信息的形式传递，而音乐，也是以信息的形式来传递的，只是音乐的物质属性更要强于“神魂意魄志”和情志。

五声起源于春秋时期，是中国古乐五个基本音阶，相当于西乐的 Do（宫）、Re（商）、Mi（角）、Sol（徵）、La（羽）（没有 Fa 与 Si），亦称为五音。

五声的另一种表示方法，或者说是五声产生的原理，即从宫音开始，以纯五度向上叠置，直到角音为止。有时候会把五声挪到一个八度内，那就是宫、商、角、徵、羽了。

根据乐调，以 1 = C 为例：宫—C；商—D；角—E；徵—G；羽—A。

五音又是音韵学的术语，是古人依发音部位对声母的分类和表记方式。按照声母的发音部位分其顺序是：宫—喉音、商—舌音、角—齿音、徵—牙音、羽—唇音。

在五行的归属上，木、火、土、金、水，对应的乐调为角、徵、宫、商、羽，因此，“神魂意魄志”所对应的顺序为“魂神意魄志”。

在对“神魂意魄志”采用音乐调节法时，遵循以下原则：舒缓而悠长为补，激烈而短促为泻。以乐曲调整“神魂意魄志”，仍然属于中医学中的药补、食补和气补的范畴，也属于养生上品。

第八章　“神魂意魄志辨证”述要

辨证论治是中医理论的核心。自东汉末年医圣张仲景创立“六经辨证”“脏腑辨证”以来，“气血津液辨证”“三焦辨证”“卫气营血辨证”等辨证论治的理论不断涌现。每一个新的辨证论治理论的出现，皆与当时的疾病变化密切相关，也必将中医事业推向一个新的高潮，因此说“辨证论治”是中医的灵魂，毫不为过。

《素问·灵兰秘典论》云：“心者，君主之官也，神明出焉。肺者，相傅之官，治节出焉。肝者，将军之官，谋虑出焉。胆者，中正之官，决断出焉。膻中者，臣使之官，喜乐出焉。脾胃者，仓廪之官，五味出焉。大肠者，传道之官，变化出焉。小肠者，受盛之官，化物出焉。肾者，作强之官，伎巧出焉。三焦者，决渎之官，水道出焉。膀胱者，州都之官，津液藏焉，气化则能出矣。凡此十二官者，不得相失也，故主明则下安，以此养生则寿，殁世不殆，以为天下则大昌；主不明则十二官危，使道闭塞而不通，形乃大伤，以此养生则殃，以为天下者，其宗大危。戒之戒之！”

五脏六腑十二官这些生理功能的维系全赖“神魂意魄志”来主宰。“神魂意魄志”主宰“心肝脾肺肾”等十二官与经络传导来支撑“四肢百骸”等有形躯体完成人体的基本生命活动，保证人体的身体健康。因此，临证辨治必须抓住“神魂意魄志”这个人体生命的主宰，明晰“神魂意魄志”主宰“十二官”与“经络”相互之间的关系，才能抓住事物的本质，抓纲举目，纲举目张，临证辨证论治才能更加符合人体实际，更加贴近临床。

“神魂意魄志”受损的主要原因有两个方面：其一是由于精神神经因素导致“神魂意魄志”受到损害，进而损害到所承载的载体；其二是载体脏器受损后导致“神魂意魄志”受到损害。“神魂意魄志”损害的基本病机是“神魂意魄志不宁，心肝脾肺肾不安”。“神魂意魄志”损害的治疗原则是“稳、固、和、安、定、养、调、理、平、益、温”十一法。所谓“稳、固、和、安、定”，是指“稳神、固魄、和意、安魂与定志”；所谓“养、调、理、平、益”，是指“养心、调肺、理脾、平肝、益肾与温胆”。临证“神魂意魄志”受损则先“稳神、固魄、和意、安魂与定志”；若由于“心肝脾肺肾”患病后波及于“神魂意魄志”，则先“养心、调肺、理脾、平肝与益肾”，以达“稳神、固魄、和意、安魂与定志”之目的。由于“胆主十一脏”，与“神魂意魄志”关系十分密切，相互影响。

第一节 “神”辨证简述

心为君主之官，居于膻中。而膻中主喜与主乐。故心亦主喜与主欢乐。故《素问·灵兰秘典论》云：“心者，君主之官也，神明出焉……膻中者，臣使之官，喜乐出焉。”喜为人体正常情绪“七情”之一。适度的喜与乐，使人心情愉悦。当人体心情愉悦时，气血流畅、肌肉放松，身体轻松，疲惫感就会很快消除。

一、“神”受损害的主要病因病机与症状

（一）精神与情绪过度反应则伤“神”

心藏神，喜乐出自“神”。正常的喜乐是精神愉悦的表现，若狂喜极乐，会使心气弛缓，精神涣散而产生心悸、失眠等症。《素问·阴阳应象大论》云：“怒喜伤气……暴喜伤阳。”“喜怒不节，寒暑过度，生乃不固。”

心气若虚，影响及“神”时，人常常悲从中来，悲哀不能自已；若心气实，影响及“神”时，往往高兴过度，大笑不止。正如《灵枢·本神》“心藏脉，脉舍神，心气虚则悲；实则笑不休”。

当怨恨明显时，则往往出现心跳加速、失眠、癫狂等症状。机体过于“欢喜”时常会心气涣散、神不守舍，精神无法集中、心神恍惚等，“喜大伤心”使心气涣散，神不守舍，因此，《素问·举痛论》云：“喜则气缓。”《素问·调经论》则云：“喜则气下。”《灵枢·本神》则更加明确地指出：“喜乐

者，神惮散而不藏。”

故“喜”与“乐”太过或不及则会损害于主宰心的“神”而表现为疾病状态。惊惕、思虑过度与忧愁过度，皆可伤“神”，“神”受损害严重者，神情痴呆，意识模糊；或精神抑郁，表情淡漠，少言或喃喃独语，举止失常，倦怠嗜卧；舌质淡，苔白腻，脉濡滑。故《灵枢·本神》云：“心怵惕思虑则伤神，神伤则恐惧自失。”

言语为“神”所主，与口唇、舌、咽喉、喉咙、会厌、悬雍垂及“横骨”等器官皆有关联。这些器官与“神”与“魄”密切相关。“魄”主宰“肺金”而主声。“神”为君主；“魄”为宰辅，忧恚过度，“神”与“魄”受损，则言语不能。故《灵枢·忧恚无言》云：“人之卒然忧恚，而言无音者，何道之塞？何气出行？使音不彰？愿闻其方。少师答曰：咽喉者，水谷之道也。喉咙者，气之所以上下者也。会厌者，声音之户也。口唇者，声音之扇也。舌者，声音之机也。悬壅垂者，声音之关者。颃颡者，分气之所泄也。横骨者，神气所使主发舌者也。故人之鼻洞涕出不收者，颃颡不开，分气失也。是故厌小而疾薄，则发气疾，其开阖利，其出气易，其厌大而厚，则开阖难，其气出迟，故重言也。人卒然无音者，寒气客于厌，则厌不能发，发不能下，至其开阖不致，故无音。”

（二）“心”等载体受损亦可波及于“神”

载体“心”等脏器受损亦可波及于“神”，心血虚证、心阴虚证、心气虚证、心阳虚证、心阳虚脱证、心虚胆怯证等皆可伤神。例如：心气虚时则表现为心悸怔忡，气短胸闷，精神郁闷疲倦，或有自汗，动则诸症加剧，面色淡白，舌淡苔白，脉弱。心阳虚时则表现为心悸怔忡，胸闷气短，或心胸疼痛，畏寒肢冷，自汗，神疲乏力，面色㿠白，或面唇青紫，舌质淡胖或紫暗，苔白滑，脉弱或结、代。

（三）“神”受损伤的基本病机

无论是精神情志因素导致“神”受损害，还是载体“心”等脏器病变导致“神”受到损害，其基本病机就是“心扰神躁”，抓住了“神”病证的基本病机，治疗方向就清楚了。

二、“神”受损害的治疗原则与治法

（一）“神”受损害的治疗原则

治疗“神”受损害的基本大法是“养心稳神”。若为“神”先受到损害，则以“养神”与“清神”为要；若是“心”受损在先，则以“养心”为要。

（二）“神”受损害的具体治法

“神”受损害的具体治疗方法根据导致“神”受损害的具体病因与“神”的虚与实的具体情况而定。一般来讲，虚证以“养神”为要；实证或有火热者当以“清神”为主。

若由载体“心”的病变导致“神”受其损害。则应根据载体心的病变的病因进行辨证，以去除载体心的病因为主。所谓“治病必求其本”。载体心的病因祛除了，“神”也就安宁了。

三、“神”受损害的治疗方药

（1）徐氏茯神汤：茯神、当归、玉竹、生地黄、太子参、麦冬、五味子、夜交藤、炒枣仁。

（2）徐氏清神汤：黄连、莲子心、淡竹叶、炒神曲、茯神、丹参、红花、鸡血藤。

四、“神”受损害的相关脏器

“神”受损害时不仅仅只是涉及“心脏”，还涉及“神”主宰的其他组织器官，例如小肠（与心互为表里）、舌（心之苗），若出现病证，势必影响到“神”；而“神”受到损害后，也会影响到小肠、舌等由“神”主宰的脏器。

由于“心”为君主之官，而“神”为“心”所藏，故“神”亦主导“魂魄意志”。“神”受到损害会波及于“魂魄意志”；而“魂魄意志”受到损害反过来也会影响及“神”。

以上这些均可采用“神”的辨证，详细可见后面具体篇章。

第二节 “魄”辨证简述

肺为宰辅之脏，辅助心完成对肝、脾、肾的治理与节制，故《素问·灵兰秘典论》云：“肺者，相傅之官，治节出焉。”

一、“魄”受损害的主要病因病机与症状

肺主气而司呼吸，外合皮毛，开窍于鼻，为水之上源。而肺为“魄”的载体，主司人体情志的“悲”。“悲”为人体正常七情之一。每当遇到不痛快的事情常常悲伤而恸哭，宣泄自己的感情，是人体正常情绪的反应。

（一）精神与情绪过度反应则伤“魄”

若反应太过则会损伤于“魄”，轻者现亚健康状态，重者则成为疾病，所谓“悲大伤肺”是也。由于“宰辅”与“君主”距离较近，“魄”受到“神”的影响较为明显。“神”之“喜乐”过度，不但会损害“神”，亦会损伤于“魄”，严重时甚至出现不认识熟人与亲人的癫狂状态。故《灵枢·本神》云：“肺喜乐无极则伤魄，魄伤则狂，狂者意不存人，皮革焦。”

当肺气虚影响及“神”时，常常鼻塞不通，呼吸不利，气不足以吸；而肺气实影响及“神”，则胸满喘息，亦如《灵枢·本神》所云：“肺藏气，气舍魄，肺气虚，则鼻塞不利少气，实则喘喝胸盈仰息。”

（二）“肺”等脏器受损亦可波及于“魄”

主宰肺的生命活力“魄”若受到损害，势必导致肺主气，司呼吸的功能受到影响。而载体肺若受到损害亦可波及于“魄”。二者相互影响，互为因果，使肺主气、司呼吸的功能受到损害。“魄”不安宁，痰热闭肺时则会出现咳嗽而喘，痰黄发热，舌质红、苔黄，脉数。“魄”躁动不

安，肺气郁闭明显时，则面色苍白，喘促鼻翼，喉中痰鸣，小便短黄，大便秘结，脉洪数等。肺虚魄躁则往往咳嗽无力，气短而喘，动则尤甚，咯痰清稀，声低懒言，自汗、畏风，神疲体倦，面色淡白，舌淡、苔白，脉弱。重则表现为胸闷，咳嗽，气短而喘，心悸，动则尤甚，吐痰清稀，神疲乏力，声低懒言，自汗，面色淡白，舌淡、苔白，或唇舌淡紫，脉弱或结或代等。

（三）“魄”受损害的基本病机

“魄”受损害的基本病机为“肺闭魄躁”。

二、“魄”受损害的治疗原则与治法

（一）“魄”受损害的治疗原则

“魄”受损害的治疗原则为“固魄调肺”。

（二）“魄”受损害的具体治法

“魄”躁动不安是当以 固魄为要；肺气郁闭明显时则应开闭固魄为要，肺气郁闭缓解，则喘自会缓解；高热当解热固魄；痰盛则应豁痰固魄。

三、“魄”受损害的治疗方药

（一）方剂

（1）“魄”躁动不安为主者，以“徐氏固魄汤”加减。
（2）肺气实，损及“魄”者，以“徐氏安魄调肺汤”加减。
（3）肺气虚，损及“魄”者，以“徐氏安魄汤”加减。

（二）具体药物

（1）徐氏固魄汤：炙麻黄、杏仁、桂 枝、生石膏、炙甘草、芦根、冬瓜子、生薏苡仁、百合、黄芩、茯苓、滑石块。

（2）徐氏固魄调肺汤：炙麻黄、杏仁、桂枝、生石膏、炙甘草、钩藤、黄芩、滑石块、炒栀子、苏子、葶苈子、青礞石、生薏苡仁、芦根、桃仁、冬瓜子。

（3）徐氏安魄汤：人参、远志、琥珀粉、茯神木、阿胶、牛蒡子、酸枣仁、炙甘草、细辛、辛夷。

四、“魄”受损害所及相关脏器

毛发、鼻窍、皮肤与大肠皆为“魄”的载体，为“魄”的生命活力所主宰。故《素问·六节藏象论》云：“肺者，气之本，魄之处也；其华在毛，其充在皮，为阳中之太阴，通于秋气。”因此，毛发、鼻窍、皮肤与大肠等为“魄”生命活力主宰的脏器与器官，若由于“魄”受到损害而出现的病，以及毛发、鼻窍、皮肤与大肠等受到损害导致“魄”受其害所出现的病等不在此论述（可见后面相关章节）。

第三节　“意”辨证简述

脾为后天之本，气血生化之源，主运化水谷精微，为水之中源。脾为“意”生命活力的载体，故“意”为脾的主宰。《素问·灵兰秘典论》云：“脾胃者，仓廪之官，五味出焉。”

一、“意”受损害的主要病因病机与症状

（一）精神与情绪过度反应则伤“意”

“意”在情志上主“忧”与“思”，而“忧”与“思”皆为人体正常情绪情志的七情之一，若忧愁思虑过度，势必损伤及“意”，所谓“思大伤脾”。脾伤波及于“意”，就会愁闷烦乱而四肢无力，不能举动，皮毛憔悴，颜色枯槁。故《灵枢·本神》云：“脾，愁忧而不解则伤意，意伤则悗乱，四肢不举。”

当脾气虚波及于“意”时，人体常常表现为四肢无力，行走困难；而脾气实波及于“意”，则腹满而胀，消化不良，腹泻。甚则导致五脏不安，女性月经不调等。亦如《灵枢·本神》亦云：“脾藏营，营舍意，脾气虚则四肢不用，五脏不安，实则腹胀经溲不利。”

（二）脾等脏器受损亦可波及于“意”

脾为生命活力“意”的载体，若脾先受损，继而伤及于“意”，亦可导致“意”大受损害，出现忧愁悲伤，不愿见人，孤独自闭。

（三）“意”受损害的基本病机

“意”受损害的基本病机无论是由精神情志过度损伤于“意”，还是由于载体“脾”受损伤后波及于“意”，其基本病机总为“脾损意乱”。

二、“意”受损害的治疗原则与治法

（一）“意”受损害的治疗原则

治疗“意”受损害的基本大法是以“理脾和意”为要。

（二）“意”受损害的具体治法

对于“意”受损害的具体治法应根据临证具体情况而定。一般而言，由精神情志过度损伤于“意”者，以“和意”为要；若由于“脾”先受损，而后波及于“意”者，则当先以“理脾”为要，通过“理脾”达到“和意”的目的。同时，若有食积者，当佐以“消导”；脾气壅滞明显者，当醒脾为先。

三、“意”受损害的治疗方药

（一）方剂

一般“意”受损害时，应选用“徐氏和意汤”加减。若兼见食积气滞者，或有胃肠积热者，则选用“徐氏清意汤”加减。

（二）药物

（1）徐氏和意汤：合欢花、人参、茯苓、炒白术、炒枣仁、陈皮、黄芪、芡实。

（2）徐氏清意汤加减：茜草、连翘、枳实、炒栀子、淡豆豉、郁金。

四、“意”受损害的相关脏器

脾、胃、小肠、大肠、三焦、口唇与肌肉皆为“意”的生命活力所主宰，而其中脾、胃、小肠、大肠有与人体消化功能密切相关，故《素问·六节藏象论》云：“脾、胃、大肠、小肠、三焦、膀胱者，仓廪之本，营之居也，名曰器，能化糟粕，转味而入出者也，其华在唇四白，其充在肌，其味甘，其色黄，此至阴之类，通于土气。”所有这些脏器与器官皆可采用“意”辨证治疗，详情见后面相关篇章。

第四节　“魂”辨证简述

“魂”，生命活力为“肝”的主宰。而肝藏血，主疏泄，为人体解毒、代谢的重要脏器，主思虑，出计谋，故《素问·灵兰秘论》云：“肝者，将军之官，谋虑出焉。”

一、“魂”受损害的主要病因病机与症状

“魂”受损害主要来自两个方面，一方面由于精神情志过度所致；另一方面则为肝失疏泄，情志不舒损伤于“魄”。

（一）精神与情绪过度反应则伤“魂”

怒为人体正常七情之一。人们在生活中难免有不顺心之事发生，导致怒从中起，发火起急在所难免，一般情况下属于正常生理范围，不属于疾病状

态。若怒的程度超出了人体所能承受的范围，势必损伤于“魂”，俗云“气大伤肝”，而呈现亚健康体态或疾病体态，严重者甚至危及生命。

临证常常有两方面表现：一方面肝气亢盛者表现为夜寐多梦，性格暴躁，面红目赤，面红目赤，头晕、头痛、目眩耳鸣，舌质稍红、苔少或苔黄，脉弦或弦细。或者多动不安，注意力不集中，眨眼摇头，挤眉弄眼，抖肩踢腿，甚至梦魇、梦游，口出污言秽语，詈骂不避亲疏，肢体抽搐，舌边红、苔腻，脉弦数；另一方面肝气郁结者则表现闷闷不乐、精力减退、思考能力下降、神疲乏力、行为懒散，失眠早醒或睡眠过多，严重者心烦急躁、坐卧不宁、焦虑不安，惶惶不可终日，甚则自我封闭，凡人不理，麻木不仁，对身边的人与事漠不关心等，悲哀过度，常会导致“魂”受到损害，导致人精神不正常，时发癫狂，亦可出现两胁胀痛，阴囊挛缩，抽搐发作，正如《灵枢·本神》云：“肝，悲哀动中则伤魂，魂伤则狂妄不精，不精则不正，当人阴缩而挛筋，两胁骨不举。”

（二）“肝”等脏器受损亦可波及于“魂”

“肝”为生命活力“魂”的载体，若载体“肝”先受损，势必波及于“魂”，导致“魂”亦受到损害。因肝藏血，而血为“魂”之居所，若肝气虚则出现“恐惧”的表现，乙癸同源故也；若肝气实，则易于亢奋，时常愤怒不休，诚如《灵枢·本神》云：“肝藏血，血舍魂，肝气虚则恐，实则怒。”俗谓“人不能气性太大”，所谓“气大伤肝”是也。

（三）“魂”受损害的基本病机

无论是和精神情志反应过度，还是肝气受损后，殃及于魂导致“魂”扰动不宁，其“魂”受损害的基本病机总以“肝郁魂扰”为主。

二、“魂”受损害的治疗原则与治法

（一）“魂”受损害的治疗原则

治疗“魂”受损害的基本大法是“平肝安魂”，治疗“魂”扰动不安以“安魂”为要，一般认为肝无虚证，故治肝总以平肝为主，以达“安魂”的目的。

(二)“魂”受损害的具体治法

精神情志反应过度者，当以舒畅情志为主；肝藏血功能受到损害者，当以养血柔肝为先；阴虚风动者，当以滋水涵木为要，最终目的还是以达到“安魂”为主。

三、“魂”受损害的治疗方药

(一)方剂

俗云“肝无虚证，肾无实证”故治疗肝脏疾患，多以清泻肝火为主。生命活力“魂”为载体肝的主宰，故治疗“魂”的病证，也总以“安魂”为要。选用“徐氏安魂汤”加减。

(二)药物

徐氏安魂汤：玳瑁、生牡蛎、生石决明、柴胡、钩藤、茯神、生姜、甘草。

四、“魂”受损害所及相关脏器

目、爪、筋、阴茎与胆等脏器与肝密切相关，皆为生命活力“魂”的载体，可以从“魂”论治。如《素问·六节藏象论》云：“肝者，罢极之本，魂之居也；其华在爪，其充在筋，以生血气，其味酸，其色苍，此为阳中之少阳，通于春气。”

这些相关内容，本节不再赘述，见后面相关章节。

第五节 “志”辨证简述

“肾”为先天之本，禀受于父母，具有明显的遗传特征。肾作为载体，受生命活力“志”的主宰。“志”与人体的“智慧”“智力”密切相关。故

《素问·灵兰秘典论》云："肾者，作强之官，伎巧出焉。"

一、"志"受损害的主要病因病机与症状

（一）精神与情绪过度反应则伤"志"

1. "志"连"神魂意魄"

"志"具有十分重要的地位，与"神魂意魄"密切相关。在心称为"神志"，在肺称为"魄志"，在脾称为"意志"，在肝称为"魂志"。因此，"志"受损害，往往会波及"神魂意魄"。反过来，"神魂意魄"受损亦可波及与"志"。因此，肾与心肝脾肺的关系亦十分密切。肾气虚就会出手足逆冷的厥逆之象；而肾气实，就会出现腹部胀满。所谓的"肾气虚"实为"志"的虚损。所谓的"肾气实"其实就是"志"受到损害的初期，尚未达到虚损的程度。故《素问·灵兰秘典论》云："肾藏精，精舍志，肾气虚则厥，实则胀。五脏不安。必审五脏之病形，以知其气之虚实，谨而调之也。"

2. "恐"与"怒"伤"志"

"恐"与"怒"为人体正常情志中的七情之一。若不为过，则不属于疾病状态，若反应过度，势必损伤于"志"。轻者表现为亚健康状态，重则表现为疾病状态。由于"志"主人体的智慧，腰为肾之腑，发为肾之颜，故盛怒使"志"受到损伤时，一方面临床就会出现毛发憔悴、健忘、痴呆；另一方面出现腰部与脊柱转动不灵活等临床表现。故《灵枢·本神》云："肾，盛怒而不止则伤志，志伤则喜忘其前言，腰脊不可以俛仰屈伸；毛悴色夭，死于季夏。恐惧而不解则伤精，精伤则骨酸痿厥，精时自下……肾气虚则厥；实则胀，五脏不安。必审五脏之病形，以知其气之虚实，谨而调之也。"

（二）肾等脏器受损亦可波及"志"

肾为生命活力"志"的载体，在活的机体中，二者融为一体，为"肾脏"，但是，生命活力"志"与"载体"二者毕竟仍有区别，因此，当载体"肾"受到损害时，必然殃及于"志"，而出现临床症状，反过来亦然，二者互相影响。

（三）“志”受损害的基本病机

无论是生命活力“志”先受到损害，还是“载体”之“肾”先受到损害，其基本病机总为“肾虚志下”，故“恐大伤肾，恐则气下”。

二、“志”受损害的治疗原则与治法

（一）“志”受损害的治疗原则

治疗“志”受损害的基本大法以“益肾定志”为要。

（二）“志”受损害的具体治法

“肾无实证”之说虽不尽然，但是“肾”为“实证”的确较为少见。因此，《小儿药证直诀·脉证治法》云：“……肾主虚，无实也。惟疮疹，肾实则变黑陷，更当辨虚实证。”

所以，治疗“肾”受损害的病证，总以补益为主。亦以“定志”为要。临证之时，当要辨别是“载体”先受到损害，还是“生命活力”先受到损害，而区别治疗。

三、“志”受损害治疗的方药

（一）方剂

以“徐氏定志汤”随证加减以治疗之。

（二）药物

远志、石斛、石菖蒲、煅龙骨、熟地黄、茯苓、山药、山萸肉、磁石。

四、“志”受损害所及相关脏器

发、头脑、骨髓、男性睾丸与阴茎等生殖器官，女性卵巢、胞宫及“产道”

等生殖器官皆为“志”的载体，为“志”生命活力所主宰。正如《素问·六节藏象论》曰：“肾者，主蛰，封藏之本，精之处也；其华在发，其充在骨，为阴中之少阴，通于冬气。”由于本章为述要，故这部分内容不在此论述，详见后面相关章节。

第六节 “胆”辨证简述

“胆”者胆也，常来表示人的“胆魄”，胆横则勇，胆不满而纵则怯，正如《灵枢·论勇》曰：“勇士者，目深以固，长衡直扬，三焦理横，其心端直，其肝大以坚，其胆满以旁，怒则气盛而胸张，肝举而胆横，眦裂而目扬，毛起而面苍，此勇士之由然者也……怯士者，目大而不减，阴阳相失，三焦理纵，䯏骬短而小，肝系缓，其胆不满而纵，肠胃挺，胁下空，虽方大怒，气不能满其胸，肝肺虽举，气衰复下，故不能久怒，此怯士之所由然者也。”

“胆”为肝之表腑，故《灵枢·本脏》曰：“肝合胆，胆者，筋其应。”“胆”亦为生命活力“魂”的载体，任“中正之官”，在人体起决断的作用，诚如《素问·灵兰秘典论》云：“胆者，中正之官，决断出焉。”

一、“胆”受损害的主要病因病机与症状

人的“胆量”亦与“神魂意魄志”密切相关。胆与五脏六腑皆有密切的关系。说胆为十一脏主亦不为过。故《素问·六节藏象论》云：“凡十一脏，取决于胆也。”王冰注：“上从心脏，下至于胆，为十一也。然胆者，中正刚断无私偏，故十一脏取决于胆也。”李东垣在《脾胃论·脾胃虚实传变论》中解释《素问·六节藏象论》之“凡十一脏取决于胆”时说：“胆者少阳春升之气，春气升则万化安，故胆气春升，则余脏从之，胆气不升，则飧泄肠澼，不一而起矣。”

张景岳在《类经·藏象》中就“胆主十一脏”进一步解释说：“五脏六腑，共为十一，禀赋不同，情志亦异，必资胆气，庶得各成其用，故皆取决

于胆也。愚按：五脏者，主藏精而不泻，故五脏皆内实；六腑者，主化物而不藏，故六腑皆中虚。惟胆以中虚，故属于腑；然藏而不泻，又类乎脏。故足少阳为半表半里之经，亦曰中正之官，又曰奇恒之府，所以能通达阴阳，而十一脏皆取决乎此也。”因此，胆通过“神魂意魄志”来主导十一脏的生理功能。

（一）精神与情绪过度反应则伤胆

“神魂意魄志”与五脏六腑的功能失常可导致疾病，诚如《素问·宣明五气》云：“五气所病，心为噫，肺为咳，肝为语，脾为吞，肾为欠为嚏，胃为气逆，为哕为恐，大肠小肠为泄，下焦溢为水，膀胱不利为癃，不约为遗溺，胆为怒，是谓五病。”

（1）胆通过“神魂意魄志”主导“十一脏”：胆与“神魂意魄志”关系密切。胆气受损，可波及“神魂意魄志”。而“神魂意魄志”受到损害也会波及于胆。因此二者之间关系密切，相互影响。因此胆通过“神魂意魄志”来主导“十一脏”的生理功能。

（2）胆气受扰，百病丛生：若胆为邪扰，失其宁谧，则胆怯易惊、心烦不眠、夜多异梦、惊悸不安；胆胃不和，胃失和降，则呕吐痰涎或呃逆、心悸；痰蒙清窍，则可发为眩晕，甚至癫痫。

（二）“胆”等脏器受损亦可波及于“神魂意魄志”

胆气受损后可波及其他脏腑，至使心藏神、肺藏魄、脾藏意、肝藏魂、肾藏志等的功能受到伤害。

（1）波及于肝则魂不安：胆与肝互为表里，关系最为密切，相互影响。《类经·藏象论》云：“肝胆相济，勇敢乃成。”《素问·六节藏象论》云：“肝者，罢极之本，魂之居也。”胆气虚损影响及肝，使魂不得安宁，表现为面色泛青、焦虑不安、烦躁不宁、多梦易惊等症状。

（2）波及于心则神不宁：若胆气虚弱，影响及心，使心神不宁，诚如《婴童百问》所言：“心藏神，神安则脏和，故小儿昼得精神安，而夜得稳睡，若心气不和，邪气乘之，则精神不得安定。”表现为心神不宁，心慌气短，神思涣散等症状。

（3）波及于肺则魄不宁：《类经·藏象》曰：“精之为物，重浊有质，形体因之而成也。魄之为用，能动能作，痛痒由之而觉也。”魄参与形成最基本的感知觉活动。若胆气虚弱影响及肺，则魄不宁而表现为面色泛白、咽喉发紧、冷汗直流、自汗不止等症状。

（4）影响及脾则意不宁：若胆气虚弱，影响及脾，则意不宁而表现为患儿身形瘦弱，面色微黄，发结如穗，神情倦怠，四肢乏力。表现为周身酸软无力、呆若木鸡、思虑停止等症状。

（5）波及于肾则志不宁：若胆气受损波及于肾，则志不安宁而出现坐卧不宁，甚至出现汗多、尿多、遗尿等症状。

（三）胆受损害的基本病机

胆受损害的基本病机是胆气虚寒，魂魄不安。

二、胆受损害的治疗原则与治法

（一）胆受损害的治疗原则

治疗“胆”受损害的基本大法是“温胆”为要，达到“温胆宁神，定魄安魂”的目的。

（二）胆受损害的具体治法

“胆”受损害的具体治法是在“温胆”的基础上，依据“神魂意魄志”受损害的具体情况而定。

清代罗美《古今名医方论》云：“胆为中正之官，清净之府，喜宁谧，恶烦扰，喜柔和，不喜壅郁，盖东方木德，少阳温和之气也。”是故治胆多以温和为要。

“神”受损害则“温胆宁神”；“魄”受损害，则“温胆固魄”；“肝”受损害则“温胆安魂”；“意”受损害，则“温胆和意”；“志”受损害，则“温胆定志”。

三、胆受损害治疗的方药

（一）方剂

“温胆”总以温胆汤加减为主，波及于“神”，虚则合用徐氏茯神汤加减；兼有热扰心神者，则合用徐氏清神汤加减；波及于“魄”，则合用徐氏固魄汤加减；波及于“意”，虚损者则合用徐氏和意汤加减；有郁热者，则合用徐氏清意汤加减；波及于“魂”者，则合用徐氏安魂汤加减；波及肾者，则合用徐氏定志汤加减。

（二）药物

温胆汤：主要由半夏、陈皮、茯苓、甘草、竹茹、枳实组成。

四、胆受损害所及相关脏器

因胆主十一脏，故“心肝脾肺肾”等五脏六腑皆与“胆”密切相关。而主宰心、肝、脾、肺、肾的“神魂意魄志”必然与“胆”关系密切，而全身的器官几乎皆与“胆”相关联，本节就不再赘述。

概括而言“神魂意魄志”辨证是以阴阳学说为基础，“神魂意魄志”生命活力以经络为载体，以受到损害的临床症状为依据，展开辨证论治的辨证论治理论。

第九章 “神病证”辨治

心之藏：心藏神，神明由之而变化，故称为“神之变”。“神”主导心脏的生理功能，且“神”还主导其他四脏的“魂、魄、意、志”，故有“神魂”“神魄”“神意”与“神志”之说。不仅如此，“神”还通过“魂、魄、意、志”主导人体“六腑”的生理功能。故心好比人间的君主，主宰全身生命活动。正如《素问·灵兰秘典论》云：“心者，君主之官，神明出焉。”神明出自心，主导五脏六腑，维系生命。

心之主：心主血脉，心血充足，脉络满盈，则面色润泽，容光焕发，因此称之为“其华在面，其充在血脉”。《灵枢·营卫生会》亦云：“血者，神气也。”心属火，属阳，阳藏通于夏，为阳中之太阳。故《素问·六节藏象论》：“心者，生之本，神之变也。其华在面，其充在血脉，为阳中之太阳，通于夏气。”心脏，属阳，为人体生命之根本。《灵枢·本神》云：“心藏脉，脉舍神。”心主血脉，神则藏于脉。若心脉安宁，神气安和，心与神调和，则面色润泽，心脏的各种生理活动正常，人体安康。如《素问·五脏生成》所云：“心之和，脉也。其荣，色也。”

心之窍：心在窍为舌，又称心开窍于舌。《灵枢·经脉》说：“手少阴之别……循经入于心中，系舌本。”《灵枢·脉度》说：“心气通于舌，心和则舌能知五味矣。”《灵枢·五阅五使》有说：“舌者，心之官也。”心之精气盛衰及其功能变化可以通过舌的变化得以反映，心的主血、藏神功能正常，则舌体淡红荣润，柔软灵活，味觉灵敏，语言流畅，故舌可以反映心、神的病变。

心之液：心在液为汗，心精、心血为汗液化生之源。《素问·五脏生成》有“五脏化液，心为汗”之说。汗液的生成、排泄与心血、心神的关系十分密切，心血充盈，津液充足，汗化有源，心神清明，汗液的生成与排泄就会随体内生理情况和外界气候的变化而有相应的调节。

第一节 神病之标证（苗窍）

心神受损而病，必先导致苗窍受损。心之苗窍乃舌。心神受损，苗窍首当其冲而发生病变。心在液为汗，心神受损，阴阳失调，心精、心血受伤，则汗出异常，汗多可耗伤心气或心阳，大汗可致心气、心阳暴脱而出现气脱或亡阳的危候。

1. 神病之舌生疮

（1）证候表现：心烦不安，急躁易怒；舌体生疮，疼痛流涎；小便黄赤，大便秘结；舌红、苔腻，脉象弦滑。

（2）证候分析：心神受损，心火内生，上炎苗窍，则舌体生疮，疼痛流涎，舌红苔腻为心火上炎之象。

（3）治法：泻火祛疮，清心安神。

（4）方剂：徐氏清神汤（验方）和泻心导赤散（《小儿药证直诀》）加减。

（5）药物：神曲、黄连、莲子心、淡竹叶、生地、通草、生甘草、生大黄。

2. 神病之虚火上浮

（1）证候表现：口舌溃疡或糜烂，稀散色淡，不甚疼痛，口流清涎；神疲颧红，手足心热，口干不渴；舌红、苔少，指纹淡紫，脉细数。

（2）证候分析：肝肾不足，水不制火，虚火上浮，故见口舌溃疡或糜烂，不甚疼痛；虚火内炽，故神疲颧红，口干不渴；舌红、少苔，脉细数为阴虚火旺之象。

（3）治法：伏火祛痰，滋阴安神。

（4）方剂：徐氏茯神汤（验方）合六味地黄丸（《小儿药证直诀》）加减。

（5）药物：茯神、当归、玉竹、蕤仁、熟地黄、山萸肉、茯苓、山药、泽泻、丹皮、肉桂。

3. 神病之语言謇涩、失语

（1）证候表现：舌强、语言謇涩、失语、口舌㖞斜、口角流涎；偏身麻木、半身不遂，心烦易怒；舌暗、苔腻，脉滑。

（2）证候分析：中风后期，风痰瘀血阻滞舌本、脉络。舌脉受阻则舌强，言语不利，甚至失语；语不达意，心火内生，则心烦易怒；气血运行不畅，故偏身麻木，半身不遂；舌暗苔腻，脉滑，为痰瘀之征。

（3）治法：化痰通络，宣窍安神。

（4）方剂：徐氏清神汤（验方）合解语丹（《医学心悟》）加减。

（5）药物：黄连、莲子心、淡竹叶、天麻、白附子、胆南星、全蝎、羌活、远志、石菖蒲、丹参、红花、鸡血藤。

4. 神病之营卫不和多汗

（1）证候表现：以自汗为主或伴盗汗、汗出遍身、微微汗出、持续性汗出，或半身或局部出汗，轻微怕风；舌质淡红、苔薄白，脉缓。

（2）证候分析：营卫不和，营阴不能内守，故汗液自泄而见自汗；营卫周行全身，营卫不和，故可遍身汗出；营卫不和，则气血亦运行不畅，血脉失力，经络受阻，故可见半身汗出或局部汗出；舌质淡红、苔薄白，脉缓，皆为营卫失调，气血失和之象。

（3）治法：调营止汗，和卫安神。

（4）方剂：徐氏茯神汤（验方）合黄芪桂枝五物汤（《金匮要略》）加减。

（5）药物：黄芪、桂枝、芍药、生姜、大枣、浮小麦、煅牡蛎、茯神、当归、玉竹、鸡血藤、蕤仁。

5. 神病之气阴不足多汗

（1）证候表现：以盗汗为主，也常伴自汗，汗出遍身，汗出较多；神疲乏力，心烦少寐，口渴喜饮，手足心热；舌质淡红、苔少或见剥脱，脉细弱或细数。

（2）证候分析：热病或久病之后，气阴两伤，气虚不能敛阴，阴虚而生内热，迫津外泄，故盗汗，自汗；汗为心液，汗出则心血耗伤，心神不宁，故心烦少寐，神疲乏力；口渴喜饮，手足心热，舌质淡红、苔少或见剥脱，脉细弱或细数均为阴亏内热之象。

（3）治法：益气止汗，养阴调神。

（4）方剂：徐氏茯神汤（验方）合生脉散（《医学启源》）加减。

（5）药物：太子参、麦冬、五味子、浮小麦、煅牡蛎、生地黄、茯神、当归、玉竹、夜交藤、炒枣仁、麻黄根。

6. 神病之心肾亏虚多汗

（1）证候表现：动则心悸汗出，或身寒汗冷、汗后心悸；胸闷气短、腰酸腿软、面白唇淡、小便频数而色清、夜尿多；舌质淡、舌体胖润、有齿痕、苔白，脉沉细。

（2）证候分析：肾为诸阳之本，心为君火之脏，心肾亏虚，阳气不足，不能卫护腠理，汗液外泄，故常出汗；动则气耗，心神不安，故少活动则心悸汗出；汗后心悸，身寒，腰酸腿软，面白唇淡，小便频数而色清，夜尿多，舌体胖润、有齿痕、苔白，脉沉细均为气虚、阳虚之征。

（3）治法：温阳止汗，益气调神。

（4）方剂：徐氏茯神汤（验方）合保元汤（《博爱心鉴》）加减。

（5）药物：人参、黄芪、附子、肉桂、白芍、麦冬、五味子、茯神、当归、玉竹、炒枣仁、夜交藤。

7. 神病之心血不足多汗

（1）证候表现：睡则汗出，醒则自止；心悸怔忡，失眠多梦，眩晕健忘，气短神疲，面色少华或萎黄，口唇色淡，成人多见；舌质淡、苔薄，脉虚或细。

（2）证候分析：劳心过度，心血耗伤，或久病血虚，心血不足，神不守舍，入睡神气外浮则盗汗；血不养心，故心悸怔忡，失眠多梦；气血不足，故面色不华，气短神疲，眩晕健忘，口唇色淡；舌质淡、苔薄，脉虚或细，均为心血亏虚之征。

（3）治法：补血止汗，养心安神。

（4）方剂：徐氏茯神汤（验方）合归脾汤（《正体类要》）加减。

（5）药物：茯神、当归、玉竹、鸡血藤、蕤仁、丹参、夜交藤、人参、炒枣仁、远志、合欢皮、浮小麦、白术、黄芪。

8. 神病之脱汗

（1）证候表现：危重症中突然大汗淋漓、汗出如油，精神萎靡或神昏，四肢厥冷，气短息微，舌卷少津，脉微欲绝，或脉大无力。

（2）证候分析：急重症气阳已虚，阳不敛阴，阴阳离决，阳气暴脱，汗液大泄，故见突然大汗淋漓，汗出如油；神随气液而脱，故精神萎靡或神昏；四肢厥冷，气短息微，舌卷少津，脉微欲绝，或脉大无力均为阴阳离决之征。

（3）治法：回阳止汗，固脱敛神。

（4）方剂：参附汤（《正体类要》）合徐氏茯神汤（验方）加减。

（5）药物：人参、附子、生黄芪、麦冬、五味子、茯神、当归、玉竹、鸡血藤、蕤仁、丹参、夜交藤、炒枣仁 。亦可静脉滴注黄芪注射液、参麦注射液等急救之品。

第二节　神病之本证（本脏）

一、神病之虚证

虚证多见心血虚证、心阴虚证、心气虚证、心阳虚证、心阳虚脱证、心虚胆怯证、忧郁伤神等。

1. 神病之心气虚

（1）证候表现：心悸怔忡，气短胸闷，精神郁闷疲倦，或有自汗，动则诸症加剧，面色淡白，舌淡、苔白，脉弱。

（2）证候分析：多因素体虚弱，或久病失养，或劳倦过度，或先天不足，或年高气衰等原因而成。心气虚，鼓动乏力，心神失常，故见心悸怔忡；宗气衰少，功能减退，故气短胸闷，精神疲倦；气虚卫外不固，故自汗；动则气耗，故活动劳累后诸症加剧；气虚运血无力，气血不足，血脉不荣，故面色淡白，舌淡，脉虚。

（3）治法：益气补血，养心安神。

（4）方剂：徐氏茯神汤（验方）合人参养荣汤（《三因极一病证方论》）加减。

（5）药物：茯神、当归、麦芽、鸡血藤、人参、黄芪、当归、蕤仁、丹参、玉竹、白芍、熟地黄。

2. 神病之心阳虚

（1）证候表现：心悸怔忡，胸闷气短，或心胸疼痛，畏寒肢冷，自汗，神疲乏力，面色白，或面唇青紫，舌质淡胖或紫暗，苔白滑，脉弱或结、代。

（2）证候分析：多因心气虚进一步发展，或因其他脏腑病证损伤心阳而成。心阳虚衰，推动、温运无力，神无所安，故心动失常，轻则心悸，重则怔忡；心阳虚衰，宗气衰少，胸阳不展，故见胸闷气短；心脉失其温通而痹阻不畅，故见心胸疼痛；阳虚温煦失职，故见畏寒肢冷；阳虚卫外不固，故见自汗；温运乏力，面部血脉失充，血行不畅，故见面色白或面唇青紫，舌质紫暗，脉弱或结、代；阳虚水湿不化，故舌淡胖嫩、苔白滑。

（3）治法：温通心阳，益气安神。

（4）方剂：徐氏茯神汤（验方）合炙甘草汤（《伤寒论》）加减。

（5）药物：茯神、当归、麦芽、鸡血藤、炙甘草、生姜、桂枝、人参、生地、阿胶、麻子仁。

3. 神病之心阳虚脱

（1）证候表现：在心阳虚症状的基础上，突然冷汗淋漓，四肢厥冷，面色苍白，呼吸微弱，或心悸，心胸剧痛，神志模糊或昏迷，唇舌青紫，脉微欲绝。

（2）证候分析：多因心阳虚证进一步发展形成；亦可因寒邪暴伤心阳，或痰瘀阻塞心脉引起；还可因失血亡津，气无所依，心阳随之外脱而成。心阳衰亡，不能外固，故冷汗淋漓；不能温煦四肢，故见四肢厥冷；宗气外泄，不司呼吸，故见呼吸微弱；阳气外脱，脉道失充，故面色苍白；阳衰血脉失于温通，则见心痛剧烈，唇舌青紫；心神涣散，则见神志模糊，甚则昏迷；心阳衰竭，故脉微欲绝。

（3）治法：回阳救逆，固脱安神。

（4）方剂：徐氏茯神汤（验方）合参附龙牡救逆汤（《正体类要》）加减。

（5）药物：茯神、当归、玉竹、鸡血藤、蕤仁、丹参、人参、附子、龙骨、牡蛎、黄芪、炮姜。亦可静脉滴注黄芪注射液、参麦注射液等急救之品。

4. 神病之心血虚

（1）证候表现：心悸、失眠、多梦、健忘、头晕眼花、面色淡白或萎黄，唇舌色淡，脉细无力。

（2）证候分析：多因劳神过度，或失血过多，或久病伤及营血引起；也可因脾失健运或肾精亏损，生血之源不足而致。心血虚，心失濡养，心动失常，故见心悸；心神失养，神不守舍，则失眠，多梦；血虚不能上荣头面，故见头晕眼花，健忘，面色淡白或萎黄，唇舌色淡；血少脉道失充，故脉细无力。

（3）治法：健脾益肾，养血安神。

（4）方剂：徐氏茯神汤（验方）合四物汤（《仙授理伤续断秘方》）加减。

（5）药物：茯神、当归、玉竹、鸡血藤、熟地黄、川芎、白芍、阿胶、夜交藤、远志、石菖蒲。

5. 神病之心阴虚

（1）证候表现：心悸、心烦、失眠、多梦、口燥咽干、形体消瘦、两颧潮红，或手足心热，潮热盗汗，舌红、少苔、乏津，脉细数。

（2）证候分析：多因思虑劳神太过，暗耗心阴；或温热火邪，灼伤心阴；或肝肾阴亏，不能上养，累及心阴而成。心阴虚，心失濡养，心动失常，故见心悸；虚热扰心，神不守舍，故见心烦、失眠、多梦；阴虚失滋，故口燥咽干，形体消瘦；阴不制阳，虚热内生，故手足心热，潮热盗汗，两颧潮红，舌红少苔乏津，脉细数。

（3）治法：滋阴降火，养心安神。

（4）方剂：徐氏茯神汤（验方）合黄连阿胶汤（《伤寒论》）加减。

（5）药物：茯神、当归、玉竹、鸡血藤、黄连、阿胶、麦冬、生地、鸡子黄。

6. 神病之心虚胆怯

（1）证候表现：心悸不宁，善惊易怒，稍惊即发，劳则加重，胸闷气短，自汗，坐卧不安，恶闻声响，失眠多梦而易惊醒，舌质淡红、苔薄白，脉动或细弦。

（2）证候分析：心为神舍，心气不足易至神浮不敛，心神动摇，失眠多梦；胆气怯懦则善惊易恐，恶闻声响；心胆俱虚，则更易为惊恐所伤，稍惊即悸；心位胸中，心气不足，胸中宗气运转无力，故胸闷气短；气虚卫外不固则自汗；劳累耗气，心气益虚，则劳累加重，脉动或细弦为气血逆乱之象。

（3）治法：镇惊定志，养心安神。

（4）方剂：徐氏茯神汤（验方）合安神定志丸（《医学心悟》）加减。

（5）药物：茯神、当归、玉竹、鸡血藤、石菖蒲、远志、人参、龙齿、琥珀、炒枣仁。

7. 神病之忧郁伤神

（1）证候表现：精神恍惚，悲忧善哭，心神不宁，时时欠伸；舌淡、苔薄白，脉弦细。

（2）证候分析：忧思伤脾，或肝郁乘脾，久之脾运失健，心气耗伤，营血暗亏，不能奉养心神，故见精神恍惚，悲忧善哭，心神不宁；舌淡、苔薄白，脉弦细，为气郁血虚之征。

（3）治法：和中解郁，养血宁神。

（4）处方：徐氏茯神汤（验方）合甘麦大枣汤（《金匮要略》）加减。

（5）药物：茯神、当归、玉竹、鸡血藤、蕤仁、丹参、夜交藤、大枣、甘草、麦冬、佛手、郁金。

二、神病之实证

实证主要有心火亢盛证、痰蒙心神证、痰火扰神证、痰阻脑络证、邪热入营证等。

1. 神病之痰火扰心

（1）证候表现：起病急骤、狂躁谵语、神识不清、两目怒视、面红目赤、言语错乱、哭笑无常、不避亲疏；性情急躁、头痛失眠、渴喜冷饮、便秘溲赤；舌质红绛、苔多黄腻，脉弦滑数。

（2）证候分析：多因五志化火，鼓动阳明痰热，上扰清窍，故见性情急躁，头痛失眠；阳明独盛，扰乱心神，神机逆乱，证见狂躁谵语，神识不清，言语错乱，哭笑无常；热盛于内，故渴喜饮冷，便秘尿赤；痰火内盛，故面红目赤，苔黄腻，脉弦滑数。火属阳，阳主动，故起病急骤。

（3）治法：清火涤痰，镇心安神。

（4）方剂：徐氏清神汤（验方）合生铁落饮（《医学心悟》）加减。

（5）药物：神曲、黄连、莲子心、淡竹叶、胆南星、贝母、石菖蒲、远志、茯神、生铁落、礞石。

2. 神病之痰蒙心神

（1）证候表现：神情痴呆，意识模糊；或精神抑郁，表情淡漠，少言或喃喃独语，举止失常，倦怠嗜卧；舌淡、苔白腻，脉濡滑。

（2）证候分析：因情志不遂，气郁生痰；或痰浊内盛，夹肝风内扰，致痰浊蒙蔽心神而成。痰浊蒙蔽，心神不清，故见神情痴呆，意识模糊；肝失疏泄，气郁生痰，蒙蔽心神，则见精神抑郁，表情淡漠，喃喃独语，举止失常；痰湿困脾，则倦怠嗜卧；舌淡、苔白腻，脉濡滑，均为痰浊内盛之征。

（3）治法：健脾化痰，开窍醒神。

（4）方剂：徐氏清神汤（验方）合洗心汤（《辨证录》）加减。

（5）药物：黄连、莲子心、淡竹叶、胆南星、石菖蒲、远志、人参、半夏、附子、茯神、神曲、生酸枣仁。

3. 神病之瘀阻脑络

（1）证候表现：头痛剧烈如刺，痛处固定，经久不愈，健忘，失眠，心悸，头晕不已，或头部外伤后头痛，面色晦暗；舌质紫暗或有紫斑、紫点，舌下静脉充盈、苔薄白，脉细涩。

（2）证候分析：多因头部外伤，瘀血停积脑络；或久病入络，瘀血阻塞脑络而成。瘀血阻滞脑络，故头痛如刺，痛处固定，经久不愈；脑络不通，脑窍失于气血荣养，则头晕不已；瘀血不去，新血不生，心神失养，故健忘，失眠，心悸；面色晦暗，舌质紫暗或有紫斑、紫点，脉细涩，为瘀血内阻之征。

（3）治法：活血化瘀，止痛安神。

（4）方剂：徐氏清神汤（验方）合通窍活血汤加减（《医林改错》）。

（5）药物：黄连、莲子心、淡竹叶、胆南星、麝香、生姜、桃仁、红花、川芎、赤芍。

4. 神病之邪热入营

（1）证候表现：身热夜甚，口不甚渴或不渴，心烦不寐，甚或神昏谵语，甚至不知人事，斑疹隐隐；舌质红绛、无苔，脉细数。

（2）证候分析：多因气分邪热传入营分而成，或由卫分证直接传入营分而成，称为“逆传心包”；亦有营阴素亏，初感温热之邪盛，来势凶猛，发病急骤，起病即见营分证者。营行脉中，内通于心，邪热入营，灼伤营阴，夜与入阴之卫阳相搏，则身热夜甚；邪热蒸腾营阴上潮于口，故口不甚渴或不渴；热深入营，侵扰心神，故心烦不寐，甚至神昏谵语；邪热入营，灼伤血络，则斑疹隐隐；营分有热，劫伤营阴，故舌质红绛、无苔，脉细数。

（3）治法：清营解热，开闭醒神。

（4）方剂：徐氏清神汤（验方）合清营汤（《温病条辨》）加减。

（5）药物：神曲、黄连、莲子心、淡竹叶、玄参、生地、犀角、银花、连翘、麦冬、丹参。

5. 神病之瘀阻心脉

（1）证候表现：心悸，心胸憋闷疼痛，痛引肩背内臂，时作时止，以刺痛为主，日久不愈，入夜加重，或眩晕；舌质晦暗或有青紫斑点、舌苔薄白，脉细、涩、结、代。

（2）证候分析：瘀血阻于心脉，心脉阻滞不通，故心胸憋闷疼痛；手少阴心经之脉横出腋下，循肩背、内臂后缘，故痛引肩背内臂，呈刺痛，固定不移；血属阴，夜亦属阴，故入夜加重；心脉瘀阻，心失所养，故胸闷心悸；清阳不升则眩晕；舌质晦暗，或有青紫色斑点，脉细、涩、结、代等为瘀血内阻、气机阻滞之候。

（3）治法：活血止痛，通脉安神。

（4）方剂：徐氏清神汤（验方）合血府逐瘀汤（《医林改错》）加减。

（5）药物：神曲、黄连、莲子心、淡竹叶、当归、赤芍、川芎、桃仁、红花、生地、柴胡、桔梗。

6. 神病之痰阻心脉

（1）证候表现：胸闷痛如窒，以憋闷为特点，痛引肩背，多伴体胖痰多、身重困倦，气短，痰多；舌质淡或紫暗、苔厚腻，脉沉滑或沉涩。

（2）证候分析：痰为阴邪，重浊黏腻，阻于心脉，胸阳失展，气机不畅，故胸闷痛如窒；心之络脉、支脉布两肩，通背俞，痰阻心脉，故痛引肩背；痰浊困脾，脾失健运，故肢体沉重；心脾气虚则乏力气短；舌质淡，或紫暗，苔厚腻，脉沉滑或沉涩皆为痰浊内阻之征。

（3）治法：通阳豁痰，通脉清神。

（4）方剂：徐氏清神汤（验方）合瓜蒌薤白半夏汤（《金匮要略》）加减。

（5）药物：瓜蒌、薤白、半夏、陈皮、神曲、黄连、莲子心、淡竹叶。

7. 神病之寒凝心脉

（1）证候表现：胸势剧烈，疼痛如绞，突然发作，时作时止，遇寒加剧，得温痛减，伴见胸闷气短，心悸，形寒肢冷；舌淡或青紫、苔白，脉沉细或沉紧。

（2）证候分析：素体阳虚，寒从中生，阴寒凝滞，胸阳阻遏，复感寒邪，可突发绞痛；胸阳痹阻，气机不畅而胸闷、气短、心悸；阳虚生寒，不达四末，故形寒肢冷；舌淡或青紫、苔白，脉沉细或沉紧均为阴寒凝滞，阳气不运之候。

（3）治法：通阳开痹，复脉清神。

（4）方剂：徐氏茯神汤（验方）合枳实薤白桂枝汤（《金匮要略》）加减。

（5）药物：瓜蒌、薤白、白酒、枳实、桂枝、附子、丹参、檀香、茯神、当归、玉竹、鸡血藤。

8. 神病之气滞心脉

（1）证候表现：胸痛以胀痛为特点，常因情志波动而疼痛加重，伴见胁胀，善太息，眩晕，头痛，失眠，急躁易怒；舌质红可有瘀斑、瘀点，苔薄或少苔，脉弦。

（2）证候分析：情志失调，气机不畅，气滞心脉，故胸背胀痛，情志波动而疼痛加重；气滞清阳不升，心神不安，则眩晕、头痛、失眠；情志不畅，肝失疏泄，则急躁易怒，胁肋胀痛；气滞易化热，气滞可至血瘀，则舌质红，有瘀斑、瘀点，苔薄或少苔，脉弦。

（3）治法：行气止痛，解郁清神。

（4）方剂：徐氏清神汤（验方）合柴胡疏肝散（《证治准绳》引《医学统旨方》）加减。

（5）药物：柴胡、陈皮、川芎、香附、枳壳、白芍、神曲、黄连、莲子心、淡竹叶。

9. 神病之邪毒侵心

（1）证候表现：心悸气短，胸闷胸痛，发热，恶风，全身酸痛，神疲乏力，咽喉肿痛，咳嗽，口干渴；舌质红、苔薄黄，脉浮数，或细数，或结代。

（2）证候分析：感受风热毒邪，侵犯肺卫，邪正交争，故发热恶风，全身酸痛，神疲乏力，咽喉肿痛，咳嗽；表证未解，邪毒侵心，心脉受损，耗气伤阴，故心悸气短，胸闷胸痛，神疲乏力，口干口渴；风热邪毒袭表，侵心，气阴受损，则舌质红、苔薄黄，脉浮数，或细数，或结代。

（3）治法：解表清热，宁心安神。

（4）方剂：徐氏清神汤（验方）合玄参板蓝根汤（刘弼臣经验方）加减。

（5）药物：神曲、黄连、莲子心、淡竹叶 、玄参、板蓝根、山豆根、锦灯笼、桔梗、牛蒡子、芦根、苦参、万年青、丹参。

10. 神病之水饮凌心

（1）证候表现：心悸眩晕，肢面浮肿，下肢为甚，甚则咳喘，不能平卧，心慌，胸闷；胸脘痞满，纳呆食少，渴不欲饮，恶心呕吐，形寒肢冷，小便不利；舌质淡胖、苔白滑，脉弦滑，或沉细而滑。

（2）证候分析：阳虚不能化水，水饮内停，上凌于心，心神失养故见心悸，心慌，胸闷；饮溢肢体，故见浮肿；饮阻于中，清阳不升，则见眩晕；饮阻中焦，胃失和降，则脘痞，纳呆食少，恶心呕吐；阳气虚衰，不能温化水湿，膀胱气化失司，故小便不利；舌质淡胖、苔白滑，脉玄滑，或沉细而滑为水饮内停之象。

（3）治法：温阳化水，振心安神。

（4）方剂：徐氏安神汤（验方）合苓桂术甘汤（《金匮要略》）加减。

（5）药物：茯神、当归、玉竹、鸡血藤、蕤仁、丹参、茯苓、桂枝、白术、炙甘草、生姜、陈皮。

11. 神病之心经积热夜啼

（1）证候表现：小儿哭声响亮，见灯尤甚，烦躁不安，面红唇赤，身腹惧暖，大便干结，小便浑浊；舌尖红、舌苔黄，指纹紫滞。

（2）证候分析：心火亢盛，入夜则阳不能入于阴，故不寐而哭；心属火，见灯则烦热内生，两阳相搏，热扰神明，故烦躁不安；热积于里，则面赤唇红，身腹俱暖，大便干结，小便浑浊；舌质红、舌苔黄，指纹紫滞，亦为心有积热之象。

（3）治法：清心止啼，除烦安神。

（4）方剂：徐氏清神汤（验方）合导赤散（《小儿药证直诀》）加减。

（5）药物：神曲、黄连、莲子心、淡竹叶、通草、灯心草、大黄。

12. 神病之暴受惊恐夜啼

（1）证候表现：夜间突然啼哭，哭声尖锐，神情不安，睡中时作惊惕，紧偎母怀，面色乍青乍白；舌质正常，脉来急数，指纹青紫。

（2）证候分析：小儿神气怯弱，暴受惊恐，惊则伤神，神无所依，则睡中惊惕，突然啼哭，哭声尖锐，神情不安；惊则气乱，血运无常，故面色乍青乍白；脉来急数，指纹青紫为受惊之象。

（3）治法：定惊止啼，清心安神。

（4）方剂：徐氏清神汤（验方）合朱砂安神丸（《内外伤辨惑论》）加减。

（5）药物：神曲、黄连、莲子心、淡竹叶 、当归、生地黄、钩藤、蝉衣、朱砂。

13. 神病之痰火扰心多动症

（1）证候表现：多动不安，冲动任性，易激惹，难以制约，兴趣多变，懊恼不眠，纳少，尿赤，口渴，大便干燥；舌质红、苔黄腻，脉滑数。

（2）证候分析：痰火内扰，心神不宁，故多动多语，烦躁不安，冲动任性，烦热懊恼；尿赤，口渴，大便干燥，舌质红、苔黄腻，脉滑数均为痰热内阻之象。

（3）治法：清热化痰，止动摄神。

（4）方剂：徐氏清神汤（验方）合黄连温胆汤（《六因条辨》）加减。

（5）药物：神曲、黄连、莲子心、淡竹叶、生地、陈皮、半夏、茯苓、竹茹、胆南星、石菖蒲、珍珠母。

14. 神病之痰火扰神抽动症

（1）证候表现：起病急骤，头面、躯干、四肢不同部位肌肉抽动，烦躁口渴，头晕，头痛，睡卧不安，喉中自觉有异物感，喉中有痰；舌红、苔黄或腻，脉弦滑数。

（2）证候分析：小儿脾常不足，若过食肥甘厚味，损伤脾胃，中焦不化水谷，反生湿热痰浊，痰热互结，阻于气道，气机不畅，气郁化火，痰火扰动，故发病急骤，头面肢体动摇不休，烦躁口渴；痰火上扰心神，蒙蔽清窍，则头晕，头痛，睡卧不安；痰火上攻咽喉，故喉中自觉有异物感，喉中有痰；苔黄或腻，脉弦滑数均为痰火内扰之象。

（3）治法：清火涤痰，止动安神。

（4）方剂：徐氏清神汤（验方）合礞石滚痰丸（《丹溪心法》）加减。

（5）药物：礞石、大黄、黄芩、沉香、郁金、天竺黄、陈皮、神曲、黄连、莲子心、淡竹叶、陈皮、半夏、茯苓。

第三节 神病之腑证

1. 神病之小便涩痛

（1）证候表现：面色无华，心神不宁，胸闷心慌，小便涩痛，淋沥不断；脉象细涩，三五不调。

（2）证候分析：心为君主之官，与小肠相表里。小肠和心脏通过经脉的络属构成表里关系。心脉属心，下络小肠，小肠之脉属小肠，上络于心，心属里，小肠属表，二者经脉相联，气血相通，在发病时两者之间可以互相影响，心神受损则面色无华，心神不宁，胸闷心慌，脉象细涩，三五不调；火热波及小肠则分清泌浊功能失司，小便涩痛，淋沥不断。

（3）治法：分清泌浊，清心安神。

（4）方剂：徐氏清神汤（验方）合八正散（《太平惠民和剂局方》）加减。

（5）药物：神曲、黄连、莲子心、淡竹叶、生地、萹蓄、生大黄、车前子、茯苓、泽泻、通草、灯心草。

2. 神病之小便频数

（1）证候表现：白天尿频数，点滴淋沥，数分钟一次，精神紧张、劳累时加重，入睡后小便正常；精神倦怠，胆小，面色萎黄，畏寒怕冷，手足不温，大便稀溏；舌质淡或有齿痕、苔薄腻，脉无力。

（2）证候分析：心与小肠二者经脉相联，气血相通，心脾肾阳气虚，小肠虚寒，气不摄津，分清失职，故白天尿频数，点滴淋沥，数分钟一次；心阳不充，心气不足，心神不安，故胆小，精神紧张时加重；入睡后，阳潜入阴，阴气主令，故小便频数暂时缓解；脾肾阳虚，故精神倦怠，面色萎黄，畏寒怕冷，手足不温，大便稀溏，劳累时症状加重；舌质淡或有齿痕、苔薄腻，脉细无力均为小肠阳虚之象。

（3）治法：分清泌浊，温阳安神。

（4）方剂：徐氏茯神汤（验方）合四神丸（《内科摘要》）加减。

（5）药物：茯神、当归、玉竹、杜仲、肉豆蔻、芡实、补骨脂、五味子、菟丝子、黄芪。

第四节　神病之兼证

一、神魄兼病证（肺）

1. 神病之心肺气虚

（1）证候表现：心悸胸闷，咳嗽，气喘，气短，动则尤甚，咯痰清稀，神疲乏力，声低懒言，自汗，面色淡白；舌淡、苔白，甚者可见口唇青紫，脉弱或结、代。

（2）证候分析：多因久病咳喘，耗伤肺气，累及于心，致心气不足；或心气不足，导致肺气虚衰；或禀赋不足，老年体虚，劳倦太过，耗伤心肺之气所致。若心气亏虚，鼓动无力，气机不畅，故心悸胸闷；肺气亏虚，肃降无权，肺气上逆，故咳嗽，气喘；肺气虚，宗气不足，则气短，神疲乏力；肺气虚，津液输布无力，水液停聚为痰，故咯痰清稀；气虚全身功能减弱，机体供养不足，劳则耗气，故声低懒言，自汗，且活动后诸症加重；面色淡白，舌淡苔白，脉弱等，为气虚常见之征。

（3）治法：补益心肺，纳气伏神。

（4）方剂：徐氏茯神汤合参蛤散（《普济方》）加减。

（5）药物：人参、炒枣仁、黄芪、蛤蚧、炙甘草、五味子、紫石英、当归、茯神、玉竹、鸡血藤、丹参。

2. 神病之水凌心肺

（1）证候表现：肢体浮肿、咳嗽、气急、心悸、胸闷、烦躁不能平卧、口唇青紫，指甲发绀；舌苔白或白腻，脉细数无力。

（2）证候分析：水气上逆，射肺凌心，肺失肃降，心失所养，则咳嗽气急，胸闷心悸；气为血帅，气滞则血瘀，故口唇青紫，指甲发绀；心阳虚衰，则悸动不安，脉细数无力，水湿泛滥则舌苔白或白腻。

（3）治法：泻肺逐水，养心安神。

（4）方剂：徐氏茯神汤（验方）合己椒苈黄丸（《金匮要略》）加减。

（5）药物：人参、大枣、川椒、防己、葶苈子、附子、茯神、当归、大黄、鸡血藤、丹参。

二、神意兼病证（脾）

1. 神病之心脾两虚失眠

（1）证候表现：心悸怔忡，失眠多梦，食欲不振，腹胀便溏，面色萎黄，眩晕耳鸣，神疲乏力，血色淡；舌淡嫩、苔薄白，脉细弱。

（2）证候分析：思虑劳心，暗耗心血，或因饮食不节，损伤脾胃，气血生化不足，心失血养心悸怔忡，失眠多梦；气血亏虚，头面失养，故眩晕，面色萎黄；脾气亏虚，运化失职，水谷不化，故食欲不振而食少，腹胀便溏；神疲乏力，舌质淡嫩，脉弱，均为气血亏虚之征。

（3）治法：补血养心，益气安神。

（4）方剂：徐氏茯神汤（验方）合归脾汤（《正体类要》）加减。

（5）药物：茯神、当归、黄芪、白术、炙甘草、远志、人参、炒枣仁、薏苡仁、砂仁、夜交藤。

2. 神病之发迟、语迟

（1）证候表现：智力不健，神情呆滞，语言不利，头发稀疏萎黄，面色皖白，食欲不振，大便溏薄；舌淡、苔薄，指纹色淡。

（2）证候分析：心主神明，心气不足，神气不充，故智力不健，神情呆滞；心主声为言，心气不足，则神窍不利，故语言迟缓；脾为后天之本，气血生化之源，发为血之余，脾虚则化生无源，气血不足，血少则不能充养毛发，故发稀而黄；脾主运化，脾虚则运化失常，故食欲不振，大便溏薄；脾虚精微不布，气血不足，故面色晄白；舌淡、苔薄，指纹色淡乃心脾亏虚之象。

（3）治法：补益心脾，开窍宁神。

（4）方剂：徐氏茯神汤（验方）合归脾汤（《正体类要》）加减。

（5）药物：茯神、当归、黄芪、白术、木香、远志、人参、薏苡仁、砂仁、龙眼肉、益智仁、石菖蒲、何首乌。

3. 神病之心脾两虚多动

（1）证候表现：神思涣散，注意力不集中，小动作多而杂乱，无目的性，做事有头无尾；常自汗出，喜忘心悸，睡眠不熟，神疲乏力，偏食纳少，面色少华，舌淡红、苔薄白，脉虚弱。

（2）证候分析：中焦脾虚，气血化源不足，心失所养，故神思涣散，注意力不能集中，睡眠不实，记忆力差；脾虚失运，故面色少华，偏食纳少，神疲乏力；舌淡红、苔薄白，脉虚弱为心脾两虚、气血不足之象。

（3）治法：养心健脾，止动摄神。

（4）方剂：徐氏茯神汤（验方）合归脾汤（《正体类要》）加减。

（5）药物：茯神、当归、玉竹、鸡血藤、蕤仁、丹参、钩藤、夜交藤、人参、炒枣仁、黄芪、远志、益智仁、龙骨。

三、神魂兼病证（肝）

1. 神病之心肝阴虚瘿肿

（1）证候表现：病起较缓，瘿肿或大或小，质地较软，心烦少寐，手指颤抖；心悸不宁，易于出汗，两眼干涩，视物昏花，或胁痛隐隐；舌质红、舌体颤动、苔少。脉弦细数。

（2）证候分析：痰气郁结脉络而颈部瘿肿渐大；火郁伤阴，阴血不足，心失所养，故心悸不宁，心烦少寐；肝阴不足，目失所养，则两眼干涩，视物昏花，倦怠乏力；阴血不足，虚风内动，则手指、舌体颤动；肝阴不足，胁络失养，故胁痛隐隐，缠绵不已；舌质红、苔少。脉弦细数均为阴虚有热之象。

（3）治法：滋阴柔肝，养血宁神。

（4）处方：徐氏茯神汤（验方）合补心丹（《赤水玄珠》）加减。

（5）药物：茯神、当归、玉竹、鸡血藤、蕤仁、丹参、炒枣仁、茯苓、五味子、白芍、天花粉、地骨皮、太子参。

2. 神病之心肝血虚

（1）证候表现：心悸怔忡，失眠多梦，健忘，眩晕，视物模糊，雀盲，爪甲不荣，肢体麻木，甚则震颤、拘挛，面白无华，妇女月经量少色淡，甚则闭经，舌淡、苔白，脉细。

（2）证候分析：多因思虑过度，暗耗心血，肝无所藏；久病亏损，失血过多及气血化源不足，心肝失养所致。心血亏虚，心神失养，神不守舍，则心悸怔忡，失眠多梦，健忘；肝血亏虚，头目失养，则眩晕，视物模糊，雀盲；肝血虚，爪甲、筋脉失于濡养，则爪甲不荣；血虚生风，则肢体麻木，甚则震颤、拘挛；心肝血虚，血海空虚，冲任失养，则月经量少色淡，甚则闭经；面白无华，舌淡，脉细等，皆血虚常见之征。

（3）治法：养血柔肝，缓急宁神。

（4）方剂：徐氏茯神汤（验方）合阿胶鸡子黄汤（《通俗伤寒论》）加减。

（5）药物：茯神、阿胶、鸡子黄、钩藤、络石藤、当归、玉竹、鸡血藤、蕤仁、川芎、人参、炒枣仁。

3. 神病之血分实热

（1）证候表现：身热夜甚，躁扰不宁，甚者神昏谵语，或见斑疹显露，色紫或黑，吐血，便血，尿血；或兼抽搐，颈项强直，角弓反张，目睛上视，牙关紧闭；舌质深绛，脉弦数。

（2）证候分析：多因邪在营分不解，传入血分而成；或气分热炽，劫营伤血，径入血分而成；或素体阴亏，已有伏热内蕴，温热病邪直入血分而成；邪热深入血分，病情更加深重，除了身热夜甚、心烦不寐等营分证表现之外，还可见血热内扰心神之躁扰不宁，或神昏谵语；邪热迫血妄行，溢于脉外，则见斑疹显露，色紫黑，或吐血、衄血、便血、尿血等。邪热燔灼肝经，炽伤筋脉，则可引动肝风，导致四肢抽搐，颈项强直甚至角弓反张，目睛上视，牙关紧闭等。

（3）治法：清热凉血，清心宁神。

（4）方药：徐氏清神汤（验方）合犀角地黄汤（《外台秘要》）加减。

（5）药物：神曲、黄连、莲子心、淡竹叶、生地黄、犀角（水牛角代）、芍药、丹皮、钩藤、僵蚕、炒枣仁。可加用安宫牛黄丸。

4. 神病之风热发搐

（1）证候表现：发热骤起，头痛身痛，咳嗽流涕，咽红，神魂烦躁，四肢拘急，目睛上视，牙关紧闭；舌红、苔薄黄，脉浮数或弦数。

（2）证候分析：风热发搐多见于风热之邪郁于肌表，正邪相争则发热身痛；风热之邪上扰清空则头痛；风邪犯肺则咳嗽流涕；风热之邪扰于心包，则神魂烦躁；热盛扰动肝风则四肢拘急，则目睛上视，牙关紧急；风热在表，则舌红、苔薄黄，脉浮数；邪犯心肝则脉弦数。

（3）治法：疏风清热，息风清神。

（4）方剂：徐氏清神汤（验方）合银翘散（《温病条辨》）加减。

（5）药物：银花、连翘、防风、蝉衣、芦根、僵蚕、钩藤、神曲、黄连、莲子心、淡竹叶、生地黄。

5. 神病之暑热发搐

（1）证候表现：盛夏炎热季节，轻证者恶风发热无汗，头项强痛，烦躁神昏，抽搐，舌苔薄白，脉浮数。重证者壮热多汗，头痛项强，恶心呕吐，烦躁神昏，惊厥不已，舌苔黄腻，脉洪数。

（2）证候分析：病之初起，暑遏肌表，故恶风发热；表闭则无汗；上扰清空，经气壅滞不舒，故头痛项强；内扰心神，则烦躁神昏；暑热之邪熏灼筋脉，以致热极惊厥；舌苔薄白，脉浮数为暑犯肌表之征；如暑邪直入阳明，充斥表里，则壮热；热邪郁蒸，迫液外泄，则多汗；上扰清阳则头痛项强；蒸迫胃气，胃失和降，则恶心呕吐；暑热扰心，神明无主，则烦躁昏睡；热盛伤筋，脉失濡润，以致肝风内动，四肢抽搐，惊厥不已；舌苔黄腻，脉洪数乃暑热炽盛之象。

（3）治法：祛暑镇惊，息风清神。

（4）方剂：轻证，徐氏清神汤（验方）合新加香薷饮（《温病条辨》）加减；重证，徐氏清神汤（验方）合清瘟败毒饮（《疫疹一得》）加减。

（5）药物：轻证药用香薷、厚朴、白扁豆、金银花、连翘、神曲、黄连、生地黄、钩藤、蝉衣。重证药用生石膏、知母、连翘、黄芩、黄连、栀子、水牛角、玄参、赤芍、丹皮、莲子心、淡竹叶。

6. 神病之疫疠发搐

（1）证候表现：起病急骤，突然壮热，烦躁谵妄，神志昏迷，反复惊厥，呕吐腹痛，大便腥臭，或夹脓血，舌质红、苔黄腻，脉滑数。

（2）证候分析：饮食不洁，湿热疫毒蕴结肠腑，则见壮热烦躁，呕吐腹痛，大便腥臭，或夹脓血；邪毒深入营血，直犯心肝，则神明无主，肝风内动，可见谵妄神昏，反复惊厥；舌质红、苔黄腻，脉滑数为湿热疫毒炽盛之象。

（3）治法：解毒祛疫，息风清神。

（4）方剂：徐氏清神汤（验方）合黄连解毒汤（《肘后备急方》）加减。

（5）药物：黄芩、黄连、黄柏、栀子、白头翁、秦皮、钩藤、石决明、莲子心、淡竹叶、生地黄、神曲。

7. 神病之邪陷心肝

（1）证候表现：外感发热，数日壮热不退，神昏烦躁，手足躁动，反复抽搐，项背强直，四肢拘急，目睛上视。

（2）证候分析：邪热炽盛，故高热不退；热扰心神，则烦躁不安；邪热内陷心包则神识昏迷；邪陷肝经，肝风内动，则项背强直，四肢拘急，口眼相引；舌质红绛，脉弦滑为邪热内陷心肝之象。

（3）治法：平肝息风，镇惊清神。

（4）方剂：徐氏清神汤（验方）合羚角钩藤汤（《通俗伤寒论》）加减。

（5）药物：茯神、羚羊角、钩藤、菊花、白芍、甘草、黄连、川贝、竹茹、莲子心、淡竹叶、生地黄。

8. 神病之惊恐惊风

1）证候表现：暴受惊恐后出现惊惕不安，面色乍青咋白，甚至抽搐，神志不清，大便色青，脉律不整，指纹紫滞。

2）证候分析：小儿元气未充，心神怯弱，若暴受惊恐，神无所归，则惊惕不安，脉律不整；惊则气乱，恐则气逆，风痰上扰，蒙蔽清窍，肝风内动，故神志不清，抽搐；面色乍青咋白，大便色青均为惊恐之征象。

3）治法：平肝息风，养心安神。

4）方剂：徐氏伏神汤（验方）合琥珀抱龙丸（《小儿药证直诀》）加减。

5）药物：琥珀、胆南星、天竺黄、人参、茯苓、山药、甘草、石菖蒲、钩藤、茯神、夜交藤、炒枣仁。

9. 神病之惊痫

（1）证候表现：发作时惊叫，急啼，惊惕不安，神志恍惚，面色时红时白，四肢抽搐，神昏，平素胆小易惊，精神恐惧或烦躁易怒，夜寐不安，舌淡红、苔白，脉弦滑，指纹青。

（2）证候分析：小儿神气怯弱，若暴受惊恐，神气愦乱，神无所依，则惊叫，急啼，惊惕不安，神志恍惚，面色时红时白；小儿肝常有余，气机逆乱，肝风内动，则四肢抽搐；脉弦滑，指纹青为惊恐之象。

（3）治法：平肝息风，镇惊安神。

（4）方剂：镇惊丸（《证治准绳》）合徐氏清神汤（验方）加减。

（5）药物：茯神、酸枣仁、朱砂、石菖蒲、远志、钩藤、天麻、黄连、莲子心、淡竹叶、生地黄、琥珀。

四、神志兼病证（肾）

1. 神病之心肾不交证

（1）证候表现：心烦、心悸、失眠、多梦、头晕、耳鸣、腰膝酸软、梦遗、口燥咽干、五心烦热、潮热盗汗、便结尿黄；舌红、苔少，脉细数；或阳痿、腰膝冷痛，脉沉细无力等。

（2）证候分析：多因久病虚劳，房室不节，肾阴耗伤，不能上奉于心，心火偏亢；或劳神太过，或情志忧郁化火伤阴，心火内炽，不能下交于肾；或心火独亢，不能下温肾水，肾水独寒，皆可导致水火既济失调。肾阴亏损，不能上养心阴，心火偏亢，水不济火，扰动心神，心神不安，则见心烦，心悸，失眠，多梦；肾阴亏虚，脑髓、耳窍失养，则头晕，耳鸣；腰膝失养，则腰膝酸软；虚火内炽，扰动精室，精关不固，则梦遗；阴虚阳亢，虚热内生，津液亏耗，失其濡养，则口燥咽干，五心烦热，潮热盗汗；便结尿黄，舌红、少苔，脉细数，为阴虚火旺之征。心火不能下温肾水，肾水独寒，则见阳痿，腰膝冷痛，脉沉细无力。

（3）治法：滋阴祛火，清心安神。

（4）方剂：徐氏茯神汤（验方）合黄连阿胶汤（《伤寒论》）加减。

（5）药物：茯神、当归、玉竹、夜交藤、炒枣仁、黄连、黄芩、生地黄、白芍、阿胶、鸡子黄、熟地黄。

2. 神病之心肾阳虚

（1）证候表现：心悸怔忡，腰膝酸冷，肢体浮肿，小便不利，形寒肢冷，神疲乏力，精神萎靡或嗜睡，唇甲青紫，舌胖、淡暗或青紫，苔白滑，脉弱。

（2）证候分析：多因心阳虚衰，久病及肾，阴寒内盛，水气内停；或肾阳亏虚，气化无权，水气凌心所致。心肾阳虚，鼓动无力，故心悸怔忡；阳虚则寒，形体失于温养，脏腑功能衰退，则腰膝酸软，形寒肢冷；肾阳亏虚，蒸腾气化失司，三焦决渎不利，水湿内停，外溢肌肤，故肢体浮肿，小便不利；阳气不振，推动无力，机能衰退，则神疲乏力，精神萎靡或嗜睡；阳虚温运无力，血行不畅，故见唇甲青紫，舌淡暗或青紫、苔白滑，脉弱，为心肾阳虚，水湿内停之象。

（3）治法：温补心肾，行水安神。

（4）方剂：真武汤（《伤寒论》）合徐氏茯神汤（验方）加减。

（5）方药：附子、茯苓、白芍、白术、生姜、茯神、当归、鸡血藤、蕤仁、丹参、夜交藤、炒枣仁。

3. 神病之心肾阳衰

（1）证候表现：喘逆甚剧，张口抬肩，鼻扇气促，端坐不能平卧，稍动则喘脱欲绝；心慌心悸，烦躁不安，甚至神昏；肢厥，面青唇紫，汗出淋漓。舌质淡胖或紫暗，脉浮大无根，或见歇止。

（2）证候分析：本证多由肺肾虚极，累及心阳，阳气外脱而成。

肺肾衰竭，气失所主，气不归根，则喘逆较甚，张口抬肩，鼻煽气促，端坐不能平卧，稍动则喘脱欲绝；心阳虚脱，虚阳躁动，则心慌心悸，烦躁不安，甚至神昏；阳脱血脉失于温运，则肢厥，面青唇紫；阳脱阴液外泄则汗出淋漓；舌质淡胖或紫暗，脉浮大无根，或见歇止皆为阳气欲脱之征。

（3）治法：扶阳固脱，纳气摄神。

（4）方剂：参附汤（《正体类要》）合徐氏茯神汤加减。

（5）药物：人参、附子、五味子、沉香、紫石英、茯神、当归、丹参、龙骨、牡蛎、干姜。

五、神魂意魄志兼病证

1. 神病之上盛下虚

（1）证候表现：盛夏发热，日久不退，朝盛暮衰，口渴多饮，无汗或少汗。精神萎靡或虚烦不安，面色苍白，下肢清冷，小便清长，频数无度，大便稀薄，舌淡、苔薄，脉细数无力。

（2）证候分析：此证多见于病程迁延日久，或脾肾素亏者。久病气阳耗伤，真元亏虚，故见精神萎靡，面色苍白，食欲不振，大便稀溏，下肢清冷，小便澄清，频数无度；暑气未解，阴津继耗，心火偏亢，故身热不退，朝盛暮衰，虚烦不宁，口渴多饮。

（3）治法：温补脾肾，护阴清神。

（4）方剂：徐氏清神汤（验方）合温下清上汤（验方）加减。

（5）药物：附子、黄连、龙齿、磁石、补骨脂、菟丝子、覆盆子、桑螵蛸、益智仁、莲子心、淡竹叶、生地黄。

2. 神病之疳积

（1）证候表现：形体明显消瘦，面色萎黄，肚腹膨胀，甚则青筋暴露，毛发稀疏结穗，精神烦躁，夜卧不宁，或见动作异常，食欲不振，或嗜食异物；舌淡、苔腻，脉细数。

（2）证候分析：本证多由积滞发展而来，积滞内停，壅塞气机，阻滞肠胃，或夹有虫积，伤津耗气。病久脾胃虚弱，气血生化乏源，故食欲不振，发稀结穗，形瘦，面色无华；心肝之火内扰，故夜寐不安，易烦躁激动；积滞中阻，瘀阻脉络，故腹部膨隆如鼓，青筋暴露；舌淡苔腻，脉细数为夹积之征。

（3）治法：理脾祛积，消疳清神。

（4）方剂：徐氏清神汤（验方）合消疳理脾汤（《医宗金鉴》）加减。

（5）药物：麦芽、神曲、三棱、莪术、青皮、陈皮、槟榔、黄连、芦荟、胡黄连、莲子心、淡竹叶、生地黄。

3. 神病之干疳

（1）证候表现：形体极度消瘦，皮肤干瘪起皱，大肉已脱，皮包骨头，貌似老人，毛发干枯，精神萎靡，啼哭无力，腹凹如舟，杳不思食，大便稀薄或便秘；舌质红嫩、苔少，脉沉细弱。

（2）证候分析：干疳为疳证之重证，多进入疾病后期，为气血俱虚，脾胃衰败阶段。气阳衰竭，气血化源欲绝，无以滋养四肢百骸，故形体极度消瘦，大肉已脱，呈老人貌；脾气衰败，故精神萎靡，目无光彩；脾虚运化失司，故大便不调；舌质红嫩、苔少，脉沉细弱为气血衰败之象。

（3）治法：补益气血，消疳养神。

（4）方剂：八珍汤（《正体类要》）加减。

（5）药物：党参、黄芪、白术、茯苓、熟地黄、当归、白芍、川芎、附子、炮姜。

第十章 “魂病证”辨治

魂为中医五神之一，是中医藏象理论的重要组成部分。《左传·昭公七年》云：“人生始化曰魄，即生魄，阳曰魂。”魂本质为阳气，主外主动。《孝经说》曰：“魂，芸也。芸，芸动也。气唯嘘吸，取芸动为义。”《杂症会心录·魂魄论》曰：“气足则生魂，魂为阳神。”魂虽为阳气所生，却是阳气运动变化的高级形式，是神之初气，随神往来。魂构成人的思维才智，主思维、想象、评价、决断、情感、意志等，是人体先天知觉系统与后天高级心理活动的统一。魂舍于血藏于肝，统摄肝之疏泄，调摄气机，鼓动血脉，促进应激与肝之候外。

“魂”主导肝脏的生理功能。《灵枢·本神》：“随神往来者谓之魂。”肝主情志，与“神、魄、意、志”联系紧密，而对人体全身的生理功能产生影响。《素问·六节藏象论》：“肝者，罢极之本，魂之居也，其华在爪，其充在筋，以生血气，其味酸，其色苍，此为阳中之少阳，通于春气。”《素问·阴阳应象大论》曰：“东方生风，风生木，木生酸，酸生肝，肝生筋，筋生心，肝主目。”东方为阳气升腾之位，阳升风生；目为机体阳气之会，“清阳出上窍”，同气相求，故“肝主目”。《灵枢·本神》曰：“肝藏血，血舍魂。”肝具有贮藏血液和调节血量的生理功能，肝的藏血功能正常，则魂有所舍。肝主疏泄，与人的情志关系极为密切。一旦肝脏受扰，气机失调，人体就会出现情志方面的改变。若肝气虚损则发生恐惧。若肝气壅实，不得疏泄，就会大怒。如《灵枢·本神》所云：“肝藏血，血舍魂，肝气虚则恐，实则怒。”反之，人若悲哀过度亦会损伤于魂，而发生各种临床症状。亦如《灵枢·本神》云：“肝悲哀动中则伤魂，魂伤则狂妄不精，不精则不正当人，阴缩而挛筋，两胁骨不举，毛悴色夭死于秋。”肝为阳中之少阳，旺于春季。《育婴家秘·五脏证治部论》中云：“春乃少阳之气，万物之所以发生者也。小儿出生曰芽儿者，谓如草木之芽，受气初生，其气方盛，亦少阳之气方长未已。”小儿肝木少阳之气旺盛，则不断推动其生长发育，肝木之气受扰，则生长发育受到影响。肝属木，主动而主风，外邪传入厥阴，引动肝风；或肝火偏亢，热盛生风；或肝血不足，血不养筋，虚而生风，均会引起肝风妄动。肝主调节生殖，足厥阴肝经循小腹而绕阴器，冲任通条与肝脏疏泄密切相关，肝气偏亢常因气郁化火而容易性早熟、痤疮，男子遗精早，女子痛经、月经量多色鲜红、经前乳房胀痛。魂气统摄全身气机运动，具有随血而行全身的运动特点。魂气失养会引起人体局部与全身异常，在治疗时要把握以魂为纲、从肝论治的治则，辨证施治。

《素问·奇病论》谓：“夫肝者，中之将，取决于胆，咽为之使。”胆为肝之腑，肝胆相依，有勇有谋，有藏有泻，有升有降，阳木降而阴木升，阴升而阳降，阴阳相应，肝胆相互协调而主乎疏泄，为升降之枢，功上通下达，内外出入，旁调中州，且肝取决胆，胆的功能居于主导地位。

周学海《读医随笔》谓：“凡脏腑十二经之气化，皆必籍肝胆之气以鼓舞之，始能调畅而不病。”肝胆升降相因，主乎疏泄，为升降之枢，对气机的调畅、血运、水液代谢的调节、情志畅达、脾胃升降及饮食物的消化吸收、男子排精、女子周期性月经及排卵等诸环节，即人体的一切生命活动、身心健康，起着重大的调控作用。

张景岳认为：“少阳为枢，谓气在表里之间，可出可入，如枢机。”少阳在表里之间，为阴阳表里开合之门枢，抒发调节人体一身之阳气，不郁不结，外可以达阳于表，充卫抗邪，内可以调和气机。李东垣指出：“胆者，少阳春升之气。春气升则万化安，故胆气春升，则余脏从之。”枢机畅则人体的阳气能顺利地输达全身，才能保证气血津液在人体表里之出入正常。一旦少阳枢机不利，人体阳气生升不足则病作也。

《素问·六节藏象论》云：“凡十一脏取决于胆。”《素问·灵兰秘典论》云：“胆者，中正之官，决断出焉。”少阳胆与肝气相合调节人体气机运行，又有调节人体精神情绪的作用，使人体处于“形神一体”的平和体质状态。反之则胆气郁结，郁而化火，火炎于上，则心神被扰，出现烦躁不寐，神昏之症。《中藏经》云：“胆者，中正之腑也，号曰将军，决断出焉，言能喜怒刚柔，与肝为表里，足少阳是其经也……虚则伤寒，寒则恐畏，头眩不能独卧；实则伤热，精神不守，卧起不宁。”

第一节　魂病之标证（苗窍）

肝魂受损而病，容易导致苗窍受损。《育婴家秘·肝脏证治》曰：“肝者，足厥阴风木也。木生风，故主风……肝之窍在目，故有病常以目候之，如肝有风，则目连扎，肝有热，则目直视，肝疳则白膜遮睛之类是也。又肝主筋，肝病则筋急，为项强，为搐搦牵引。”肝应东方，主青，肝魂受损，肝之本脏色见，故面色泛青；肝亢、肝火上炎，故面见赤色，左颊属肝，故左颊红赤；肝之开窍于目，肝魂受损，容易出现目不适感或各种目疾。肝主筋，爪为筋之余，肝魂受损，可出现筋、爪甲异常的表现。肝魂扰动，肝气不舒，则爱啃指甲。

《素问·金匮真言论》曰：“东方青色，入通于肝，开窍于目，藏精于肝。”《灵枢·五阅五使》载：“目者，肝之官也。”肝魂开窍于目，目为肝魂之外候，肝脉连目系，肝气通于目，肝魂和则目能辨无色，肝藏血，肝受血而目能视，泪为肝之液。同时，肝魂发生病变，则可从眼部反映出来。

1. 魂病之目赤痒

（1）证候表现：烦躁不宁，眼痒势轻、眼干涩，时作时止，白睛微显污红；面色少华或萎黄；舌淡，脉细。

（2）证候分析：肝虚血少，虚风内动，肝魂不和，故烦躁不宁，上扰于目，故见眼痒干涩，时作时止；面色少华或萎黄，舌脉之象，均为肝血虚之候。

（3）治法：平肝息风，养血安神。

（4）方剂：徐氏顺意汤合四物汤加减。

（5）药物：合欢花、茜草、木香、龙眼肉、生地黄、当归、川芎、白芍、黄芪、蒺藜、防风、白术。

2. 魂病之目直视斜视

（1）证候表现：烦躁易怒，突然直视或斜视，眩晕耳鸣，头部胀痛，口干不欲食，舌质暗红，脉弦细。

（2）证候分析：肝肾阴虚，不得濡养，故眩晕耳鸣，口干不欲食，头部胀痛，烦躁易怒，结合舌脉，均为肝阳上亢之象。

（3）治法：育阴潜阳，养肝安魂。

（4）方剂：徐氏安魂汤合镇肝熄风汤加减。

（5）药物：玳瑁、生龙骨、生牡蛎、生石决明、青黛、清半夏、茯苓、菊花、柴胡、灯心草、牡丹皮、生杭芍。

3. 魂病之目频眨

（1）证候表现：烦躁不安，胞睑频频眨动，眼轻度痒涩不舒、畏光，揉眼，纳差形瘦，舌淡、苔薄，脉细数。

（2）证候分析：脾虚则气血津液化生不足，肝魂旺火灼则耗伤津液，故胞睑频频眨动，畏光，喜揉眼，脾虚则纳差形瘦，肝旺则烦躁不宁；舌脉为脾虚肝旺之候。

（3）治法：健脾益气，清肝安魂。

（4）方剂：徐氏安魂汤合六君子汤加减。

（5）药物：玳瑁、生龙骨、生牡蛎、生石决明、青黛、清半夏、茯苓、菊花、柴胡、陈皮、太子参、白术。

4. 魂病之白膜遮睛

（1）证候表现：烦躁不安，胞睑红肿，干涩疼痛，灼热畏光，热泪频流，视物模糊；白睛混赤，黑睛生翳（白膜），扩大加深，形如树枝或地图状；或兼头疼胁痛，口苦咽干，舌红、苔黄，脉弦数。

（2）证候分析：外热入里化火或内有伏火，至肝胆火热炽盛，循经上攻，灼伤黑睛，故见黑睛生翳、扩大加深；肝木反侮肺金，则白睛混赤；胁痛、口苦、烦躁及舌脉均为肝胆火炽之候。

（3）治法：退翳明目，清肝安魂。

（4）方剂：徐氏安魂汤合龙胆泻肝汤加减。

（5）药物：玳瑁、生龙骨、生牡蛎、生石决明、青黛、茯苓、木贼、生地黄、柴胡、龙胆草、黄芩、栀子。

5. 魂病之流泪

（1）证候表现：神情淡漠，流泪，迎风更甚，干涩不适；兼头晕目眩，面色少华；舌淡、苔薄，脉细无力。

（2）证候分析：肝血不足，故神情淡漠，泪窍虚损，风邪入侵，泪窍失密，故迎风流泪更甚；头晕目眩，面色少华，舌脉之象，均为肝血虚之候。

（3）治法：祛风止泪，养肝安魂。

（4）方剂：徐氏安魂汤加减。

（5）药物：玳瑁、生龙骨、生牡蛎、生石决明、茯神、青葙子、密蒙花、木贼、生地黄、当归、玉竹。

6. 魂病之啃指甲

（1）证候表现：面色泛青或口周发青，急躁易怒，或胆小易惊，或敏感易哭，容易紧张，性情执拗，冲动任性，夜寐欠安，常伴有多动、抽动，舌边尖红，脉弦或弦数。

（2）证候分析：素体肝亢质或怯弱质，加之情绪不安，肝魂受扰，肝之本脏色见，则面色泛青或口周发青；肝不藏魂或肝魂不入于舍，肝主筋，爪为筋之余，故啃指甲，夜寐欠安；肝胆互为表里，胆气郁结涉肝，导致肝失疏泄，肝亢风动，风痰内扰出现抽动诸症；肝阳偏亢，则可见多动，性情执拗，冲动任性。

（3）治法：温胆缓肝，理气安魂。

（4）方剂：徐氏安魂汤合温胆汤加减。

（5）药物：玳瑁、生牡蛎、柴胡、生石决明、钩藤、清半夏、茯神、灯心草、牡丹皮、枳实、竹茹、陈皮、生姜、甘草、大枣。

第二节　魂病之本证（本脏）

人有三魂，即胎光、爽灵、幽精。三魂是神的三个组成部分。宋代《云笈七签》载："夫人身有三魂：一名胎光，太清阳和之气也；一名爽灵，阴气之变也；一名幽精，阴气之杂也。"《云笈七签》还对三魂各自的性情做了逐一介绍，其中说道：第一魂胎光，属之于天，常欲得人清净，欲与生人，延益寿算，绝秽乱之想，久居人身中，则生道备矣；第二魂爽灵，属之于五行，常欲人机谋万物，劳役百神，多生祸福灾衰刑害之事；第三魂幽精，属之于地，常欲人好色、嗜欲、秽乱昏暗、耽著睡眠。由此可见，第一魂胎光，主神主生命，久居人身则可使人神清气爽，益寿延年，源于母体。第二魂爽灵主财禄，使人机谋万物，劳役百神，生祸若害；灵，就是人和天地沟通的本领，人机敏的反应程度，爽灵代表的是智力，反应能力，侦查力，判断力，逻辑能力，决定人的智慧、能力，源于父。第三魂幽精主灾衰，使人好色嗜欲，溺于秽乱之思，耗损精华，神气缺少，肾气不足，脾胃五脉不通，旦夕形若尸卧。控制人体性腺，性取向，决定着生育能力。因此，三魂各有生辰、居所、嗜好等，人要想“百邪不侵、疾病不萦”，需“不为三魂所制”，养生修道务在制御幽精，保养阳和之气。

魂与肝的关系，中医认为，魂藏于肝，以肝血为濡养。为什么“肝藏魂”?《黄帝内经》曰：“肝藏血，血舍魂。”其意有二：一方面，血是魂活动的物质基础；另一方面，血是魂之舍。何为“舍”? 舍者，居室也。换句话说，魂就像一个居客，以血为舍，以血为涵，以血为养。

肝血舍魂，肝血属阴，魂属阳。二者的关系，可以理解为，“阴在内，阳之守也；阳在外，阴之使也”。要想让魂安和，就要养足肝血，肝血充足，则魂有所舍、所涵、所镇而不妄行游离。尤其是睡眠时，人静则血归于肝，魂得血养自不妄动。反之，若肝阴血不足，魂失所涵、所镇，就易自浮而动，不受神的支配，不能随神往来而魂不守舍。又因魂属阳，故魂动之病，除肝阴血虚外，亦可因肝火、肝阳之热扰而动，此为同气相求。临床所见，凡虚衰或重病之人，若更兼有火热扰之，则有阳虚阳浮之虞。

1. 魂病之不寐

（1）证候表现：睡不踏实，梦扰纷纭或夜寐梦多，或呓语，甚至梦魇、梦游，白天注意力不集中，易怒烦躁，大便偏干，或前段偏干，或溏结不调，小便偏黄，舌边红、苔腻，脉弦数。

（2）证候分析：肝不藏血，魂失所涵、所镇，不能随神往来而见“梦寐恍惚、变幻游行”。《普济本事方》谓：“平人肝不受邪，故卧则魂归于肝，神静而得寐。今肝有邪，魂不得归，是以卧则魂扬，若离体也。”说明人的睡眠与肝魂有着密切关系。肝中有邪气，魂不得归，就会导致肝魂妄动，魂不能随神往来，不能与神相互呼应，出现梦扰纷纭或夜寐梦多，或呓语，甚至梦魇、梦游。神魂不得养，醒时则思维不能集中，易怒烦躁。神气不宁、魂不守舍导致的不寐，缘由肝经虚弱，邪气侵袭，而使魂不得归肝，卧即飞扬，出现睡不踏实，卧而不安，易惊醒。

（3）治法：清肝镇惊，潜阳安魂。

（4）方剂 ：徐氏安魂汤加减。

（5）药物：玳瑁、生龙骨、生牡蛎、生石决明、青黛、清半夏、茯苓、菊花 、柴胡、灯心草、牡丹皮。

2. 魂病之头晕目眩

（1）证候表现：面红目赤，头晕、头痛、目眩，或伴有耳鸣、急躁易怒，舌质稍红、苔少或苔黄，脉弦或弦细。

（2）证候分析：魂是伴随心神活动而作出较快反应的思维意识活动，情志是人的正常心理活动。情志之中郁、怒与魂最为密切，而郁与怒又与肝密切，因肝在志为怒，肝藏魂，则怒伤魂。肝的升发太过，肝气上逆，循经上攻头目，血随气而上溢，气血壅盛脉络，故见面红目赤、气逆，甚至头痛、眩晕。肝失条达柔和之性，则急躁易怒。甚至可以导致猝然昏不知人，成为气厥，亦即《素问·生气通天论》云 ：“大怒则形气绝，而血菀于上，使人薄厥。”

（3）治法：清热平肝，安魂。

（4）方剂：徐氏安魂汤合天麻钩藤饮加减。

（5）药物：玳瑁、生龙骨、生牡蛎、生石决明、天麻、钩藤、石决明、黄芩、栀子、牛膝、白芍、龙骨、牡蛎、珍珠母。

3. 魂病之惊风抽搐

（1）证候表现：惊厥、抽搐、目睛上吊、神昏谵语，可伴有发热，舌稍红、苔薄黄，脉数或指纹青紫。

（2）证候分析：小儿肝常有余，患病后易从阳化热，故易出现肝风内动；或因食滞肠胃，积而化热，生湿酿痰，蒙蔽心包，热极生风；亦因暴受惊恐，惊伤神魂，恐伤魄，所以卒然的惊恐，魂魄飞扬，故发为惊厥、抽搐神昏、目睛上吊，重者神昏谵语。正如《幼科发挥·急惊风有三因》中说：“如有惊恐，惊伤神，神伤则魂离，恐伤魄，小儿神志怯弱。猝有惊恐。所以精神溃乱。魂魄飞扬。气逆痰聚。乃发搐也。”或热病后期元气耗伤，阴津亏损，肝木失于柔和畅达，无以濡养筋脉，筋脉失养，则变生内风，此为虚风内动，可见筋挛肉跳、手足搐搦。

（3）治法：清热凉肝，定惊安魂。

（4）方剂：徐氏镇惊散加减。

（5）药物：羚羊角、钩藤、胆南星、僵蚕、蝉蜕、生地黄、龙骨、牡蛎、生石膏。

4. 魂病之焦虑抑郁

（1）证候表现：以闷闷不乐、精力减退、思考能力下降、神疲乏力、行为懒散为主要症状，可伴有腹胀纳呆，失眠早醒或睡眠过多，另一部分可伴有心烦急躁、坐卧不安、焦虑。

（2）证候分析：焦虑抑郁属中医郁证范畴，肝主疏泄，调畅气机，肝魂禀受条达之性，具备向外表达的能力，调控着情绪的表达。徐春甫在《古今医统》中言：“郁为七情不舒，遂成郁结，既病之久，变病多端。”当气机不利，肝失疏泄造成魂无居处，从而出现魂不守舍的症状，如闷闷不乐、精力减退、思考能力下降、神疲乏力、行为懒散，或出现急躁焦虑。正如《灵枢・本神》所言：“肝，悲哀动中则伤魂，魂伤则狂妄不精，不精则不正当人。”

（3）治法：养血柔肝，解郁安魂。

（4）方剂：逍遥散合酸枣仁汤加减。

（5）药物：柴胡、当归、白芍、茯神、龙骨、酸枣仁、磁石、赭石、川芎。

5. 魂病之抽动症

（1）证候表现：多有明显情志不畅的病因，面色泛青或眼周、鼻周发青，皱眉眨眼，摇头耸肩，伸臂踢腿等抽动症状幅度大而频繁有力，发声高亢，伴性情急躁、冲动易怒，注意力不集中，大便干，小便短赤，舌红、苔薄黄，脉弦数有力。

（2）证候分析：小儿具有肝常有余之生理病理特点。肝属木应春，其气主升，以升发条达为顺。小儿素体胆常不足，加之惊吓，或来自生活、学习压力大，则胆气郁结涉肝，导致肝失疏泄，肝亢风动，风痰内扰出现抽动诸症。《小儿药证直诀・肝有风甚》中就有：“凡病或新或久，皆引肝风，风动则上于头目，目属肝，肝风入于目，上下左右如风吹，不轻不重，儿不能任，故目连劄也。”故小儿抽动症可表现为不同形式的抽动，出现眼、鼻、头、颈项、手、臂、腹、腿、足等各处。此外，患儿另外有诸多表现与肝有关，如肝郁化火则性情急躁、冲动易怒；肝不藏魂，则出现注意力不集中、多动。肝与青相应，故该病患儿多见面色泛青或眼周、鼻周泛青。

（3）治法：疏肝镇惊，止动安魂。

（4）方剂：息愤汤加味（嵇康《养生论》）。

（5）药物：茜草、合欢花、柴胡、白芍、钩藤、桑叶、菊花、生龙齿、牡蛎、珍珠母、石决明。

6. 魂病之多动症

（1）证候表现：多动，注意力不集中，难以静坐，脾气暴躁，冲动任性，大便偏干，小便稍黄，舌尖红、苔黄腻，脉弦数。

（2）证候分析：万全在《育婴家秘·五脏证治总论》所言："肝属木，旺于春，春得少阳之气，万物之所以发生者也，儿之初生曰芽儿者，谓如草木之芽，受气初生，其气方盛，亦少阳之气方长而未已，故曰肝有余。有余者，乃阳自然有余也。"生理性的有余又是产生病理特点的基础。肝主疏泄，为风木之脏，体阴用阳，阳常有余，阴常不足，故肝阳、肝气相对有余，肝阴、肝血相对不足。《丹溪心法》有云："气有余，便是火。"加之小儿乃纯阳之体，一旦肝阳偏亢，则可见多动，性情执拗，冲动任性，难以静坐等"肝常有余"之象。《灵枢·本神》云"随神往来者，谓之魂"，又云"肝藏血，血舍魂"，若肝藏血不足，则魂不守舍，而见做事注意力不集中、丢三落四等表现。

（3）治法：清热除烦，潜阳安魂。

（4）方剂：黄连温胆汤加味。

（5）药物：黄连、清半夏、陈皮、甘草、枳实、竹茹、茯苓、天麻、钩藤、全蝎、磁石、白芍、蕤仁、酸枣仁。

7. 魂病之睡惊

（1）证候表现：小儿表现为入夜或啼哭，或闻声时作惊惕，神情不安或烦躁，面色乍青，紧偎母怀，舌苔正常，脉数，指纹色紫。

（2）证候分析：睡惊属于中医"客忤"范畴。唐宗海认为"魂不强者虚怯。"小儿稚阴稚阳之体，形体未充，故多半因禀赋不足而惊。如沈金鳌在《幼科释谜》中云："小儿脏腑脆弱，易于惊恐。"小儿魂不强，胆气未充，对于惊恐紧张等耐受能力低，胆气受损的概率远远大于成年人。若暴受惊恐，突然受到惊吓，势必胆气受损则疏泄失职，气机不利，卫阳运行受阻，不能潜入阴分即造成睡眠不安，夜中惊醒、啼哭等症。正如《太平圣惠方》中曰：“胆虚不得睡者，是五脏虚邪之气……伏气在胆，所以睡卧不安，心多惊悸，精神怯弱。”且胆气受损，津气不利，气不行津，津聚为痰，痰热上扰于心，可见烦躁不安；肝胆互为表里，胆病损及于肝，肝气不疏，郁而化火，则兼烦躁不安、面色乍青、指纹紫等。

（3）治法：温胆宁神，镇惊安魂。

（4）方剂：温胆汤加味。

（5）药物：清半夏，竹茹，炒枳实、远志、茯神、酸枣仁、煅牡蛎、磁石、蝉蜕、钩藤。

8. 魂病之自闭症

（1）证候表现：多表现为交流障碍，眼神暗淡，缺少对视，语言障碍，或语言发育落后，语言倒退，兴趣狭窄，有某些重复刻板的行为，部分患儿急躁易怒，或伴有智力发育落后，在某些方面具有较强能力。睡眠不实，易惊醒。

（2）证候分析：《素问·灵兰秘典论》云：“肝者将军之官，谋虑出焉。”肝主谋虑是魂用的体现，《朱子语类》言“人之能思虑计划者，魂之为也”“会思量肘度便是魂”。魂用失常，肝不生发，可见情绪低落，语迟行迟，沟通障碍，兴趣狭窄，思维迟钝；肝失疏泄，气机郁滞，则眼神暗淡、表情冷漠；若气郁化火则可伴有急躁易怒；魂不达目，目无所视，唐容川说：“魂游于目而能视。”故自闭症患儿眼神黯淡，缺少对视，回避眼神等是魂不达目所致；肝不藏血，魂失所涵，可见睡眠不实易惊，筋脉失养，可见一系列行为异常包括某些重复刻板的动作，多动、摇头晃手、脚尖走路等。

（3）治法：疏肝柔肝，定志安魂。

（4）方剂：温胆汤合徐氏定志汤加味。

（5）药物：清半夏、陈皮、茯神、竹茹、枳实、柴胡、白芍、远志、石菖蒲、郁金、龙骨、熟地黄、茯苓、山药、龟甲、牡丹皮、炙甘草。

9. 魂病之阳痿

（1）证候表现：阴茎举而不坚或临交不举，性欲下降，情绪低落，胸胁满闷，善太息，咽干口苦，夜寐不安，舌暗、苔薄白，脉弦细。

（2）证候分析：足厥阴肝经之脉绕于阴器，故有“肝司阴器”之说。

《灵枢·经脉》记载肝经“过阴器”“经胫上睾”，此外，肝藏魂，三魂之一幽精控制人体性腺，决定生育能力，这说明男性生殖器官与肝经密切相关。肝主藏血，主疏泄，可调节支配宗筋的正常勃起功能。若情志不遂、郁怒伤肝，或“思想无穷，所愿不得”，这些致病因素作用于肝，则气机郁结、肝失条达、疏泄不及，血行紊乱，引起肝的气机阻滞，失其调畅通达之性，导致“肝气弱”而达不到“肝气至”，气血不荣阴茎，导致阴茎举而不坚或临交不举，性欲下降，情绪低落，胸胁满闷，善太息，咽干口苦，夜寐不安。故《杂病源流犀烛》曰：“又有失志之人，抑郁伤肝，肝木不能疏达，亦致阴痿不起。”《景岳全书》曰：“凡思虑焦劳，忧郁太过者，多致阳痿；凡惊恐不释者，亦致阳痿。”

（3）治法：疏肝解郁，助阳安魂。

（4）方剂：徐氏达郁助阳汤。

（5）药物：香附、当归、柴胡、白芍、枳壳、代代花、九香虫、蜈蚣、淫羊藿。

第三节　魂病之腑证（表腑）

《说文·肉部》说：“胆，连肝之府，从肉詹声。”位于肝之短叶间，形若悬瓢，其经脉起于目内眦，绕耳前后，行身之侧，而与肝相连，构成表里络属关系，同主疏泄而应其筋，咽为其使，是化水谷、行津液的六腑之一。

胆为六腑之一，泻而不藏；又属奇恒之腑范畴，藏而不泻。故胆藏泻兼得。胆腑外联足少阳胆之经脉，居于“半表半里”之处，为沟通表里，融贯阴阳之桥梁，上下表里，内外出入之枢机。心为君主之官，主宰人的精神、思维活动。胆气通于心，脑为元神之府，发挥正常与否，全赖胆之决断。胆为清净之府，中正之官，决断出焉，主神志，精神情志非胆不断。

胆腑与肝是相表里脏腑，《素问·痿论》：“肝气热则胆泄口苦。”《素问·奇病论》曰：“有病口苦，病名为何……病名曰胆瘅。夫肝者，中之将也，取决于胆，咽为之使。此人者数谋虑不决，故胆虚，气上溢，而口为之苦。”如果情志失调，所愿不遂，郁怒不解或忧愁所伤，气机不和，肝魂受扰，影响胆汁的正常分泌和排泄，则胆失调达，枢机不运，郁久化火，可导致胆腑功能失调。

1. 魂病之胁肋疼痛

（1）证候表现：面色青黄，急躁易怒，胁肋疼痛或上腹疼痛，伴胀，忽轻忽重，反复发作，嗳气则舒，食欲不振，厌油腻，口苦、反酸、干呕，夜寐欠安，大便泛青，时有腹泻，或腹泻和便秘交替出现，舌边可带青紫，脉弦或弦滑。

（2）证候分析：肝魂受扰，肝之本脏色见，则面色青黄、大便泛青。肝主疏泄，分泌胆汁；胆附于肝，藏泄胆汁，肝魂受扰，肝胆协作失常，胆汁不能顺畅疏利肠道，脾胃运化失司，则时有腹泻，或腹泻便秘交替出现。肝藏魂，因肝气有余，肝魂受扰，胆气虚怯，胆腑气壅，则厌油腻；脾胃失合，则食欲不振；胆液不循常道而随胃气上逆而口苦、反酸、干呕。长期郁怒，肝气郁滞，久郁化热，肝魂不入于舍则夜寐欠安；移热于胆，致胆汁排泄不畅，不通则痛，故胁痛。“气为血之帅”，气滞日久，血行不畅，则血瘀而痛；病情反复发作，耗伤津液，肝胆失于濡养，不荣则痛。

（3）治法：行气止痛，理气安魂。

（4）方剂：徐氏安魂汤合四逆散加减。

（5）药物：玳瑁、生龙骨、生牡蛎、生石决明、青黛、清半夏、茯苓、菊花、醋柴胡、灯心草、牡丹皮、枳实、炒白芍、甘草、川楝子、玄胡。

2. 魂病之口苦

（1）证候表现：面色青黄、急躁易怒、烦躁、目赤、口苦、口干、口中腐臭、容易口腔溃疡，嗳气、反酸、时有干呕，胃脘胀痛不适，纳呆，夜寐欠安或入睡困难，小便涩痛，大便欠爽，舌红、苔黄腻，脉弦数。

（2）证候分析：长期郁怒，肝气郁滞，久郁化热，或曰炎上，故目赤，口苦，口干，口中腐臭，容易口腔溃疡；胆液不循常道降入肠道，而随胃气上逆而口苦、嗳气、反酸、时有干呕；痰火扰乱，心神不宁，思虑过伤，火炽痰郁，肝魂不入于舍则夜寐欠安或入睡困难，胆火下移则小便涩痛。

（3）治法：清肝利胆，理气安魂。

（4）方剂：徐氏安魂汤合龙胆泻肝汤加减。

（5）药物：玳瑁、生龙骨、生牡蛎、生石决明、青葙子、清半夏、茯苓、菊花、柴胡、灯心草、牡丹皮、龙胆草、生地黄、车前子、泽泻、枳实。

3. 魂病之身目黄染

（1）证候表现：皮肤黄染，黄色明亮或如烟熏，白睛黄染，急躁易怒或情绪低落，惊悸不安，胸闷善太息，肢体困重，或有恶寒发热、或但热不恶寒，右季肋下及胃脘满痛，阴囊湿疹，睾丸肿胀，带下黄臭，口苦、食欲不振、甚则恶心呕吐，小溲黄赤，粪色黄。舌边尖红、舌苔黄腻，脉象弦滑或滑数。

（2）证候分析：长期急躁易怒，或情绪低落，或肝魂受扰，肝失疏泄，胆液不循常道，随血泛溢。长期忧思，饥饱失常或嗜酒过度，损伤脾胃，致运化功能失职，湿浊内生，随脾胃阴阳盛衰或从热化或从寒化，随血泛溢，浸淫肌肤而发黄。火炽痰郁，热扰心神则惊悸不安，胸闷，善太息；湿热困阻，则肢体困重；影响少阳升发之气则恶寒发热、或但热不恶寒；湿热下注，则阴囊湿疹，睾丸肿胀，带下黄臭，小溲黄赤，粪色黄。

（3）治法：利胆退黄，理气安魂。

（4）方剂：徐氏安魂汤合茵陈蒿汤或茵陈术附汤加减。

（5）药物：①阳黄：玳瑁、生龙骨、生牡蛎、生石决明、青黛、清半夏、茯苓、菊花、柴胡、灯心草、牡丹皮、茵陈、栀子、玄明粉、龙胆草。②阴黄：玳瑁、生牡蛎、生石决明、清半夏、茯苓、菊花、柴胡、茵陈、白术、附子、干姜、甘草、肉桂。

4. 魂病之耳鸣耳聋

（1）证候表现：耳内蝉鸣，声音明亮，或耳鸣如潮，耳部胀闷不适，甚至耳聋，急躁易怒或情志抑郁，善太息，胸胁、少腹胀满疼痛，走窜不定，目眩，头晕，口苦咽干，夜寐不安，小便短赤，大便秘结，舌质红、苔黄或黄腻，脉弦数。

（2）证候分析：暴怒则火热炽盛，内扰于肝；肝气郁结日久，气机郁滞，胆附于肝，肝胆互为表里、经脉相互络属。而足少阳胆经“其支者，从耳后入耳中，出走耳前，至目锐眦后”，胆经的生理病理变化与耳部的疾病息息相关。气火上逆，耳窍失和，或气郁则血滞，脉络之血气无以上荣清窍，即出现耳鸣耳聋。肝胆失调，邪滞胆经，少阳经气不舒，经脉痞塞则耳胀耳闭，影响听觉，或是肝胆偏胜，为风热所遏，胆经有热，上逆于耳而为病。

（3）治法：清肝利胆，理气安魂。

（4）方剂：徐氏安魂汤合龙胆泻肝汤加减。

（5）药物：玳瑁、生龙骨、生牡蛎、生石决明、青黛、清半夏、茯苓、菊花、柴胡、灯心草、牡丹皮、龙胆草、生地黄、车前子、泽泻、黄芩、山栀、当归、甘草。

5. 魂病之身热

（1）证候表现：自觉身热不解，或发热而热势随情绪起伏，素体形瘦，急躁易怒，或精神抑郁，五心烦热，或有身目黄染，口苦口干，善太息，不思饮食，妇人月事不调，经来腹痛或乳房发胀，便秘、小溲短赤，舌红苔黄，脉弦数。

（2）证候分析：肝胆互为表里，肝为风木之脏，体阴用阳，主藏血，内寄相火，所愿不遂，情志抑郁，肝魂受扰，郁极生火，肝郁胆热循经上扰而发热；胆火上溢，故口苦咽干，胆火下移故便秘、小溲短赤；长期情志不舒，焦虑、抑郁，肝魂不安，肝之阴血生化乏源，故妇人月事不调。肝胆之气郁滞不同，不通则痛，故乳房胀痛；气滞日久，血行不畅，则血瘀而痛。

（3）治法：疏肝清胆，解郁安魂。

（4）方剂：徐氏安魂汤合丹栀逍遥散加减。

（5）药物：玳瑁、清半夏、生牡蛎、生石决明、青黛、茯苓、柴胡、白芍、牡丹皮、金钱草、栀子、当归。

6. 魂病之带下色黄

（1）证候表现：急躁易怒，或长期郁闷，口苦咽干，头晕心烦，带下色黄，质黏，秽浊不清，味腥臭，反复发作，伴外阴瘙痒，甚或外阴红肿，或有腹部包块，或有少腹疼痛，腰痛，月经失调，目赤口苦，小便艰涩而痛。舌红、苔黄，脉弦而数。

（2）证候分析：长期情志不舒畅，郁结中焦，郁久化火，肝胆煎熬，肝失所养，胆失清利，无权疏泄，湿热下迫奇经，热灼冲任，任带受损，湿热久蕴，蓄积腐败致黏膜受伤，因而黄浊带下绵绵。湿性黏腻，易阻滞气机，使气机升降失常，故患者易出现小便淋沥涩痛等症状。热邪偏胜，因热邪伤津且易致疮疡，故患者多表现为带下分泌物为黄色且气味臭秽，外阴瘙痒等症。

（3）治法：利湿止带，清热安魂。

（4）方剂：徐氏安魂汤合加味易黄汤。

（5）药物：玳瑁、生龙骨、生牡蛎、生石决明、青黛、清半夏、茯苓、柴胡、牡丹皮、生薏苡仁、茯苓、椿根白皮、黄柏。

7. 魂病之惊惕

（1）证候表现：急躁易怒或情绪低落，惊悸不安，胸闷善太息，胆小易惊，失眠心烦，寐中多梦，时易惊醒，精神恍惚，时作恐慌，口苦泛恶，四肢软弱乏力，舌质淡、苔薄白，脉弦细。

（2）证候分析：素体胆气不足，神气怯弱，若暴受惊恐或压力过大则胆气失舒，气郁生痰，痰与气搏，胆气壅塞；或长期忧思郁结，气机失于条达，肝失疏泄，胆失中正，而致气机逆乱，郁结生痰，痰邪内扰，痰热化火，出现惊悸不安。

（3）治法：温胆宁神，定惊安魂。

（4）方剂：徐氏安魂汤合温胆汤加减。

（5）药物：玳瑁、生牡蛎、柴胡、生石决明、青黛、清半夏、茯神、灯心草、牡丹皮、枳实、竹茹、陈皮、生姜、甘草、大枣。

8. 魂病之疝气

（1）证候表现：阴囊偏坠胀痛，连及少腹，痛处不定，每因恼怒过度而加剧，疲劳乏力，胸闷，腹胀，善太息，食少，夜寐欠安，腹痛便溏，或便后不爽，苔白，脉弦。

（2）证候分析：先天脏气薄弱，加之后天精神抑郁或性情急躁，肝失疏泄，气机不畅，经气不利，不能收摄，则生疝气。

（3）治法：疏肝行气，消肿安魂。

（4）方剂：徐氏安魂汤合柴胡疏肝散加减。

（5）药物：玳瑁、生龙骨、生牡蛎、生石决明、青黛、清半夏、茯神、菊花、柴胡、灯心草、牡丹皮、白芍、枳壳、玄胡、荔枝核、川楝子。

第四节　魂病之兼证

《灵枢·本神》曰："肝藏血，血舍魂……脾藏营，营舍意……心藏脉，脉舍神……肺藏气，气舍魄……肾藏精，精舍志。"指出五脏藏五神，五脏之精气充沛、生理功能正常为五神安居之基础。

惊恐、过思、忧虑等均可使肝魂受扰，肝藏血，血舍魂的功能失常，肝失疏泄，胆失中正，而致气机逆乱，痰邪内扰；思考过度，加之肝木乘脾，可使脾运失健，则影响脾藏营，营舍意，而致生化无力，气血乏源。

所欲未遂，忧虑过度，使肝失疏泄，导致气机郁滞，化火扰神，或情绪急躁，或忧郁日久，郁结中焦，郁久化火，热扰肝魂，使肝魂不安；而肝血不足，阴虚阳亢，肝阳浮动，则魂随阳升，失其所舍，飞扬于外；肝血亏虚亦可致心神失养，而血虚生热亦可扰乱心神，均可影响心藏脉，脉舍神。

“魂”与“魄”有着密切的联系，所以常并称“魂魄”，无魂则无以言魄，无魄则不足论魂。《灵枢·本神》谓：“生之来谓之精，两精相抟谓之神，随神往来者谓之魂，并精出入者谓之魄。”《朱子语类·鬼神》云：“魂神而魄灵，魂阳而魄阴，魂动而魄静，生则魂载于魄，而魄检其魂。死则魂游散而归于天，魄沦坠而归于地。”又曰：“阴主藏受，故魄能记忆在内，阳主运用，故魂能发用出来，二物不相离。”魂魄在生理功能上更是缺一不可，《抱朴子·内篇》曰：“人无贤愚，皆知己身有魂魄，魂魄分去则人病，尽去则人死。”

《素问·六节藏象论》曰：“肺者，气之本，魄之处也；肝者，罢极之本，魂之居也。”魄藏于肺，魄反应最敏感的部位在体表位于毛发和皮肤。魂居于肝，魂依血而生，血充则魂足，其体现在许多精神意识活动。肝魂受扰，则可影响肺藏气，气舍魄。

肝藏血，肾藏精，精聚为髓，精髓化生为血，精血相生，肝阴和肾阴互相滋养，肝肾同源相生；肝肾同居下焦，共寄相火，而相火源于命门，故肝肾同源；肝肾母子相生、肝肾精血互生、肝肾经络相交通并共同隶属于奇经和肝肾之阳气互相温煦。肝魂受扰，则可影响肾藏精，精舍志。

一、魂神兼病证

惊悸不安（心虚胆怯）

（1）证候表现：心悸不宁，善惊易恐，坐卧不安，少寐多梦易醒，恶闻声响，舌苔薄白或如常，脉数或虚弦。

（2）证候分析：惊则气乱，心神不能自主，故发为心悸，心不藏神，则心中惕惕，善惊易恐，坐卧不安，少寐多梦易醒，恶闻声，脉数或虚弦为心神不安，气血逆乱之象。

（3）治法：养血宁神，理气安魂。

（4）方剂：徐氏定魂汤加减。

（5）药物：远志、石菖蒲、郁金、煅龙骨、生决明、生牡蛎、玳瑁、茯苓、柴胡、钩藤、山萸肉、牡丹皮、太子参、酸枣仁、茯神、炙甘草。

二、魂意兼病证

1. 呃逆

（1）证候表现：呃逆连作，多因抑郁恼怒而发，脘胁胀满，嗳气频频，苔薄，脉弦。

（2）证候分析：肝气郁滞，横逆犯胃，胃气上冲扰膈，呃逆连作，肝喜条达而恶抑郁，胁为肝之分野，抑郁恼怒，肝失条达，肝气横逆，肝胃不和，故脘胁胀满，嗳气，舌苔，脉象均为肝气郁结之象。

（3）治法：理气止呃，降逆安魂。

（4）方剂：徐氏安魂汤合五磨饮子加减。

（5）药物：玳瑁、生龙骨、生牡蛎、生石决明、青黛、清半夏、茯苓、旋覆花、柴胡、槟榔、沉香、乌药、枳实、木香。

2. 肝泻

（1）证候表现：腹痛、肠鸣、泄泻、便色青，每因情志不畅而发，泻后痛减，胸闷胁胀，嗳气食少，舌质红、苔薄白，脉弦。

（2）证候分析：忧思恼怒，气机郁结，肝气横逆，乘脾犯胃，脾胃受制，气机失调，运化失常，清气不升，反而下降，而发生腹痛、肠鸣、泄泻；情志不畅则伤肝，肝郁加重，故每于情志不畅后而发，泻后气机稍畅，故泻后痛减；肝气郁结，气机郁闭，则胸闷胁胀，脾胃受制，则嗳气食少，舌苔、脉象皆为肝旺脾虚之象。

（3）治法：扶土抑木，和意安魂。

（4）方剂：徐氏安魂汤合痛泻要方加减。

（5）药物：玳瑁、生龙骨、生牡蛎、生石决明、青黛、清半夏、茯苓、旋覆花、柴胡、白术、白芍、陈皮、防风。

三、魂魄兼病证

1. 鼻渊

（1）证候表现：鼻流浊涕，鼻塞不知香臭，伴有头昏或头痛，鼻腔内红肿，鼻黏膜肿胀，鼻腔内可见较多脓性分泌物，身热，口渴，大便干燥。舌红、苔薄黄，脉滑数。

（2）证候分析：《灵枢·脉度》曰：“肺气通于鼻，肺和则鼻能知香臭矣。”《素问·气厥论》曰：“胆移热于脑，则辛頞鼻渊，鼻渊者，浊涕下不止也，传为衄衊瞑目。”《景岳全书》则进一步认识到“此症多由酒醴肥甘，或久用热物，或火由寒邪，以致湿热上熏，津汁溶溢而下，离经腐败而成”。肺开窍于鼻，肺气不和，而化热，热腐鼻中肌膜，遂为鼻渊。胆为中清之腑，与肝魂为表里，形于人身之侧，过颞部，绕耳，故鼻渊与胆腑郁热有密切关系。胆腑之郁热可循经上犯鼻窍，燔灼气血，熏腐黏膜，故鼻涕浓浊或黄绿，或有腥臭味，量多，嗅觉明显减退，鼻黏膜充血肿胀，鼻道见脓性分泌物；胆经火热上攻头目，清窍不利，故可见头痛头昏；胆热内郁，扰乱神明，故可兼有急躁易怒，舌质红、苔黄或腻。

（3）治法：疏风通窍，固魄安魂。

（4）方剂：徐氏固魄汤合苍耳子散加减。

（5）药物：黄芩、滑石、炙麻黄、杏仁、桂枝、生石膏、辛夷、苍耳子、桔梗、白芷、猫爪草、钩藤、龙胆草、川芎、冬瓜子、生薏苡仁、芦根、炙甘草。

2. 咳嗽肝疾

（1）证候表现：咳嗽，阵咳剧烈，呕吐痰涎，可见胸胁胀满引痛、面红目赤、头晕头痛、易怒，甚者咯血。

（2）证候分析：《素问·咳论》曰：“五脏六腑皆令人咳，非独肺也。”咳嗽初感在肺，肺失肃降，继而化热化燥，引动有余之肝火，肝火循经灼肺金，炼金成痰；肝热则生风，风痰相搏，痰阻气机，气机不利，则咳嗽剧烈，呕吐痰涎。肝火循经上行，灼伤肺络，则可出现胁痛、易怒、咳逆、咳血等肝火犯肺之证。故《素问·咳论》曰："肝咳之状，咳则两胁下痛，甚则不可以转，转则两胠下满。"

（3）治法：清肝止咳，固魄安魂。

（4）方剂：徐氏固魄汤合小柴胡汤加减。

（5）药物：黄芩、冬瓜子、赭石、柴胡、黄芩、青黛、代赭石、清半夏、厚朴、甘草、紫菀、百部。

四、魂志兼病证

1. 痴呆

（1）证候表现：智力减退、神情呆钝、动作迟缓、语不达意、沉默少语、喜怒无常、头晕目眩、耳鸣耳聋、腰膝酸软、形体消瘦、面红少泽、颧红盗汗，舌质红、苔少或无苔、脉弦细或弦细数。

（2）证候分析：痴呆为神志病，病位在脑，脑主神明，为精神、意识、思维、聪明之府。《类证治裁》指出："脑为元神之府，精髓之海，实记性之所凭也，老人健忘者，髓海渐空也。"王清任在《医林改错》中指出"灵机记性不在心在脑""小儿无记性者，髓海未满；高年无记性者，髓海渐空"。由此可见，肾中精气与脑髓、智力有着极其密切的关系。若肾精不足，髓海失充，元神失养或肾气日衰，温煦推动无力，则肾志衰，均可导致神情淡漠、寡言少语、善忘痴呆等症。故《本草通玄》"盖精与志皆肾所藏者，精不足则志衰，不能上交与心故善忘。"《素问·阴阳应象大论》曰"肾生骨髓，髓生肝"，肾通过生髓养肝而体现母子关系，李中梓在解释乙癸同源理论时就说"肾藏精，肝藏血，精聚为髓，精髓化生为血"。肾精亏损，肝血不足，无法濡养脑及清窍，髓海空虚，髓渐减、脑渐消，肝气伤，魂无所归，则出现记忆力减退、神情恍惚、精力不足等症状，故《中西汇通医经精义》提出"神恍乃肝魂不清，因而心神扰惑"及"肝气伤，则魂无所归"；《金匮玉函经》云："魂魄不清，昏动而然也。"痴呆者多表现为兴趣度降低、工作及各种执行力下降和喜怒无常等行的异常。

（3）治法：滋补肝肾，定志安魂。

（4）方剂：徐氏定志汤加减。

（5）药物：远志、石菖蒲、郁金、龙骨、熟地黄、茯苓、山药、龟甲、牡丹皮、人参、红景天。

2. 抖动、震颤

（1）证候表现：双手不自主抖动、震颤，摇头，动作笨拙缓慢，僵硬，记忆力下降，神情呆滞，眠浅。

（2）证候分析：肝肾同居下焦，肝肾乙癸同源，肝藏血主筋，为风木之脏，“诸风掉眩，皆属于肝”，肝风内动则手足动摇不定，筋失肝血濡养，则风动而颤、筋惕肉瞤，故常出现肢体震颤、摇头症状；肝藏魂，魂不守舍，则会出现睡眠变浅、记忆力下降，表情呆滞。《素问·灵兰秘典论》描述的“肾者，作强之官，伎巧出焉”“肾藏志，志定则足以御肾精……志定则足以收肝魂”，意指肾中精气的充盈、肾志的强弱，与意志的坚定及动作的调控有关，故肾精亏损，肾志弱，脑失所养，则动作笨拙缓慢，僵硬，反应迟钝、智力减退、表情呆滞。

（3）治法：息风止痉，定志安魂。

（4）方剂：徐氏安魂汤合左归丸加减。

（5）药物：玳瑁、生龙骨、生牡蛎、生石决明、熟地黄、山茱萸、白芍、枸杞、山药、天麻、巴戟天、钩藤、龙骨、牡蛎。

3. 脱发

（1）证候表现：头发稀疏脱落日久，或有多有遗传倾向，以体弱或脑力劳动过度者为主，脱发处头皮光滑或遗留少数稀疏细软短发，伴眩晕失眠，记忆力差，腰膝酸软，夜尿频多，舌质淡红、苔少，脉沉细。

（2）证候分析：肝藏血，发为血之余。如《诸病源候论》曰：“血盛则荣于头发，故须发美；若气血衰弱，经络虚竭，不能荣润，故须发脱落。”肾藏精，为先天之本，其华在发。肾气充盛，头发多茂密有光泽。肾精耗伤，无以滋润与营养则毛发焦黄脱落。如《黄帝内经》有“肾气弱则骨髓枯竭，故发白而脱落”；《金匮要略》曰：“失精家发落。”过度的思想紧张、忧虑等情绪，肝魂受扰，则可影响肾藏精，精舍志，肾志扰动。不能营养肌肤、毛发，头发易于脱落。

（3）治法：补血生发，定志安魂。

（4）方剂：徐氏安魂定志汤合补肾生发汤加减。

（5）药物：玳瑁、远志、生牡蛎、生石决明、茯苓、柴胡、熟地黄、菟丝子、山萸肉、黄精、丹参、女贞子、补骨脂、藁本。

4. 月经紊乱

（1）证候表现：情绪郁闷，容易焦虑、烦躁，或急躁易怒，月经先后不定期，或月经量少，色暗、有血块，或过早闭经，夜寐欠安，入睡困难，或多梦易醒，健忘，性欲减退，脱发或须发早白，口干口苦，手足心热，白带量少，腰痛，舌红、苔薄白，脉弦细。

（2）证候分析：肝藏血、主疏泄、司血海，为冲脉之本，性喜条达、恶抑郁，体阴而用阳；肾藏先后天之精，为生命之源，主生长发育生殖，为脏腑之本，先天之本。女性月经期量的规律，少腹气血的调畅都受肝的影响；月经潮止，生殖盛衰，生长壮老均由肾所主宰。肝肾同居下焦，共寄相火，肝藏血，肾藏精，精生血，血养精，精血互化；肝之疏泄功能正常，则血海蓄溢有常，肾精化生有序；肾之封藏功能正常，肾精充盛有度，则肝之阴血生化有源。长期情志不舒，焦虑、抑郁，或暴怒，肝魂受扰，肝肾同源，影响精舍志，肾精乏源，则月经紊乱。

（3）治法：调理冲任，定志安魂。

（4）方剂：徐氏安魂定志汤合逍遥四物汤加减。

（5）药物：玳瑁、远志、生牡蛎、生石决明、清半夏、茯苓、柴胡、当归、川芎、熟地黄、白芍、甘草、山萸肉、白术、石菖蒲、郁金。

五、魂病之神魂意魄志兼证

1. 神魂志兼证之气上冲胸

（1）证候表现：气上冲胸，惊悸不安，往来寒热，腹中痛或两胁隐痛，呃逆，恶心欲吐，反酸，容易焦虑，心烦易怒，手足震颤，口干口苦，纳眠差，舌质淡、苔腻，脉弦细。

（2）证候分析：因肝气郁结，郁而化火，肝魂受扰，又突受惊恐，神志不宁，气机逆乱，下焦肾间动气挟肝胆之相火上冲；肝魂受扰，神志不固，心神不足，阳虚阴乘，肾脏阴寒、水湿邪气随肾间动气循冲脉上逆，导致气上冲胸。肝胆互为表里，肝郁则少阳枢机不利而往来寒热；肝郁则气滞，气滞则血行不畅，故腹中疼痛或两胁隐痛；胃气不降而反升，胆液随胃气上逆而口苦、呃逆、恶心欲吐；肝魂受扰，肝风内动而手足震颤。

（3）治法：降逆平冲，理气安魂。

（4）方剂：徐氏安魂汤合奔豚汤加减。

（5）药物：玳瑁、生牡蛎、清半夏、生石决明、茯苓、柴胡、牡丹皮、李根皮、黄芩、葛根、白芍、甘草、当归、川芎、生姜。

2. 神魂意魄志兼证不寐

（1）证候表现：夜寐不安，入睡困难，或眠浅易醒，醒后再难入睡，或梦扰纷纭，甚则彻夜不寐，梦呓、梦魇、梦游。头昏胀痛，或耳鸣目胀，或暴躁易怒，口苦渴而喜冷饮，或胸胁胀痛，或小便黄赤，舌赤不润、苔薄黄燥，脉弦劲而数。

（2）证候分析：肝阳亢盛，或肝气横逆，每致肝火旺盛。肝阳亢盛，或肝火旺盛则必搅扰肝魂不安于舍。五脏藏五神，五脏之精气充沛、生理功能正常为五神安居之基础，而五神为五脏功能之外在表现。脏气平和则七情得调，五志安和，反之则会导致情志失调；情志失调，亦可致脏腑气血的运行失常，而使五神不安，出现睡眠异常。故睡眠障碍发生的直接原因为五神不安，其本质为五脏功能失调。若五脏精气亏损，神失所养；或有邪在五脏，扰神不安，则五神不能安于其所舍之脏，而有不寐诸证。

《续名医类案》曰：“人之安睡，神归心，魄归肺，魂归肝，意归脾，志藏肾，五脏各安其位而寝。”指出睡眠与五脏、五神有密切联系。唐容川云：“寐者，神返舍、息归根之谓也。”《景岳全书·不寐》载：“寐本乎阴，神其主也，神安则寐，神不安则不寐。”指出睡眠受五神支配，五神安居其所、舍五脏则睡眠正常，反之则睡眠异常。

不寐病其根本原因在于“神、魂、意、魄、志”五神不入于五脏。以多梦、梦呓、甚则梦魇、梦游为主者责之于肝，其病机为各种原因导致的肝魂不入于舍；以思虑纷纭而致迟寐或不寐为主者责之于脾，其病机为各种原因导致的脾意不入于舍；以易寤、频寤为主者责之于肺，其病机为各种原因导致的肺魄不入于舍；以夜寐早寤为主者责之于肾，其病机为各种原因导致的肾志不入于舍。

肝不藏魂则多梦，如《证治准绳·类方》曰：“人魂藏于肝，肝不藏血，……则魂失所养，故交睫则苦魇。”再如《普济本事方补遗・卷一》曰：“平人肝不受邪，故卧则魂归于肝，神静而得寐。今肝有邪，魂不得归，是以卧则魂扬若离体也。”

（3）治法：顺意安神，定魄安魂，佐以定志。

（4）方剂：徐氏安魂汤合柴胡疏肝散加减。

（5）药物：玳瑁、生龙骨、生牡蛎、生石决明、青黛、清半夏、茯神、酸枣仁、柴胡、灯心草、牡丹皮、白芍。

第十一章 “意病证”辨治

《说文解字》释“意”：“志也，从心。察言而知意也。”“意”是可以凭借声音、语言来表达的内心之意，因此习用“心意”。这样就可以通过分析人的语言、观察神态来揣摩其心意。可见，意之本身，还需用心、细心体察。

《周易·明夷》云：“象曰：入于左腹，获心意也。”这是《周易》唯一处“心意”合称的用法。庄子则多有谈论“意”，认为“意”是主观意识状态下的心理体验与感受，即心知。如“意以先言，意然后形，形然后思，思然后知。”（《管子》）庄子所谓“意”也多为心知之意，如“得意忘言”“言不尽意”等，庄子对“意”的认识影响极其深远，魏晋王弼以此发展出“夫象者，出意也”“得意而忘象”的理论。

意配合生理的作用叫作“意气”。比如习称“意气用事”，是指人在被情绪之“气”操控下往往伴随着“意”的生理活动，可见，自古以来人们就意识到人心起意作念的同时必然关联生理内部的七情之气，两者互相结合，所以叫作“意气”。如《管子·内业》云：“意气得而天下服，心意定而天下听。”“意气定，然后反正。”《管子·心术下》云：“专意一于心。”所谓“意”，就是一种心理的活动作用。“五藏能属于心而无离，则气意胜而行不僻，精神盛而气不散”。

综上所述，“意”包括两方面的含义：

一是主观意识状态下的心理体验与感受，即心知、心识。“意”是心神对“感乃谓之象”的意念反映，所形成初步意象。与注意、记忆、思维和推测等心理活动有关，为意念的初始阶段。

二是“意”通“思”，指的是清净状态下的精思，需静心能细心体察的又不伴有情绪欲念的心理活动。如“用意”“得意忘象”之“意”，强调的是清净状态下的心理活动。

意出于心，而宅于脾。《灵枢·本神》云：“心有所忆谓之意……脾藏营，营舍意。”又曰：“荣者，水谷之精气也。”（《素问·痹论》）这里，“荣”同“营”，即脾能化生水谷精微，进而化生营气，营气是水谷精微中精纯的部分，可营养全身。营是脾运化的水谷精微所化生，而《灵枢·平人绝谷》曰：“神者，水谷之精气也。”这是因为“营舍意”，脾胃所受承运化的水谷精微化生营气的功能活动正常与否，与“意”的这种思维活动有关。

意为脾所主，脾气的盛衰直接影响“意”的活动。水谷精微运化功能正常，五脏六腑才有所养，“意”神得到充养，此为营气充养意，即脾与意具有特殊的相关性。脾气健营充，则意能含蓄，脾病则意无所藏而出现异常。

“脾藏意”不但要完成意与思等功能，而且脾胃的摄纳、腐熟、运化、吸收、排泄等功能也依仗着“营”所藏的“意”统领来完成。故《灵枢·本神》云：“脾藏营，营舍意，脾气虚则四肢不用，五脏不安，实则腹胀，经溲不利。”若思虑过度伤“意”，则脾气不运，脾气闭塞不行，可出现一系列临床证候。故《灵枢·本神》云：“脾忧愁而不解则伤意，意伤则悗乱，四肢不举，毛悴色夭死于春。”《三因极一病证方论》亦云：“今脾受病，则意舍不清，心神不宁，使人健忘。”

第一节 意病之标证（苗窍）

脾之苗窍乃口，其华在唇四白，其充在肌，脾意受损，脾之苗窍首当其冲，而发生病变。

1. 意病标证之面色萎黄

（1）证候表现：面色萎黄无华，四肢乏力，口唇色淡，舌淡、苔腻，脉象无力。

（2）证候分析：脾意受损，气血不足，肌肉失养，则四肢乏力；不能上荣，则面色萎黄无华，口唇色淡；舌淡，脉象无力为脾虚之象。

（3）治法：益气充肌，健脾和意。

（4）方剂：徐氏和意汤加减。

（5）药物：合欢花、人参、炒枣仁、陈皮、半夏、茯苓、炒白术、黄芪、当归、木香、龙眼肉。

2. 意病标证之口气酸腐

（1）证候表现：口气酸腐，食欲不振，脘腹胀满，疼痛拒按，大便酸臭，夜寐不安，舌质淡红、苔白垢腻，脉象弦滑。

（2）证候分析：脾意受损，运化失职，宿食停聚，则口气酸腐、大便酸臭；脾为食困，则食欲不振；有形之食，阻滞于中，气机不畅，故脘腹胀满，疼痛拒按；食伤于内，故夜寐不安；苔白垢腻，脉弦滑为宿食内停之象。

（3）治法：消食导滞，和中清意。

（4）方剂：徐氏清意汤合保和丸加减。

（5）药物：连翘、枳实、炒栀子、淡豆豉、郁金、石菖蒲、厚朴、木香、陈皮、神曲。

3. 意病标证之口唇干裂证

（1）证候表现：口唇干燥起皮、裂口、脱屑、发胀、发痒，可有渗出、结痂，灼热疼痛，烦躁口渴，大便干，小便短黄，舌红、苔黄，脉沉滑。

（2）证候分析：忧思过度伤意，脾气闭塞，积热上熏口唇，故口唇干裂、痒、胀；火热熏灼则灼热疼痛；邪热伤津则烦躁口渴、便秘溲黄；舌红、苔黄，脉沉滑为里热内蕴之象。

（3）治法：宣上通下，泻火清意。

（4）方剂：徐氏清意汤合银翘散加减。

（5）药物：连翘、枳实、炒栀子、淡豆豉、郁金、金银花、薄荷、牛蒡子、荆芥、淡竹叶。

4. 意病标证之口疮

（1）证候表现：口腔溃疡较多，以口颊、上颚、齿龈、口角等处溃烂为主，甚则满口糜烂，亦可先见疱疹，继而破溃后形成溃疡，周围焮红，疼痛拒食，烦躁不安，口臭，涎多，小便短黄，大便秘结，舌红、苔黄，脉数。

（2）证候分析：脾意受损，热郁于内，循经上熏于口，发为口疮；火热熏灼，故疼痛拒食，烦躁，口臭，涎多；积热内劫津液，则小便短黄，大便秘结，舌红、苔黄，脉滑数。

（3）治法：祛火消疮，泻脾清意。

（4）方剂：徐氏清意汤合凉膈散加减。

（5）药物：连翘、枳实、炒栀子、淡豆豉、薄荷、黄芩、大黄、淡竹叶、甘草。

5. 意病标证之流涎

（1）证候表现：时常有口水流出，面色晄白，精神萎靡，纳差，小便清长，大便稀溏，舌淡、苔白，脉沉。

（2）证候分析：脾意受损，气虚不能摄津，故流涎；脾虚则纳差；气血不足则面色晄白，精神萎靡；脾气虚损，水液失于运化，直接下趋，故小便清长，大便稀溏；舌淡苔白，脉沉为脾虚之象。

（3）治法：温中燥湿，健脾顺意。

（4）方剂：徐氏和意汤加减。

（5）药物：人参、丁香、陈皮、半夏、茯苓、炒白术、白豆蔻、干姜、木香、龙眼肉、炒薏苡仁。

第二节 意病之本证（本脏）

思虑过度，饮食失常，或他脏影响，致脾意受损，气机内乱，当升不升，当降不降，郁而病作，既可出现意神受损的神志证候，又可见意损脾伤之运化、升清、降浊、统血失常的表现，临床证见虚实两端。

一、意病证之虚证

1. 意病虚证之多动

（1）证候表现：动作过多，时常发呆，神疲乏力，记忆力差，形体虚胖，纳少偏食，面色无华，舌质淡、苔薄白，脉虚弱。

（2）证候分析：脾意受损，意不能藏，静谧不足，故动作过多、发呆；意伤则神疲乏力，记忆力差；脾虚则纳少偏食，面色无华；运化失司，湿邪泛溢故形体虚胖；舌质淡、苔薄白，脉虚弱为脾虚之象。

（3）治法：健脾益气，缓急和意。

（4）方剂：徐氏和意汤合甘麦大枣汤加减。

（5）药物：人参、炒枣仁、陈皮、黄芪、茯神、炒白术、当归、远志、木香、龙眼肉、淮小麦、大枣、炙甘草。

2. 意病虚证之多寐

（1）证候表现：嗜睡多卧，倦怠乏力，饭后尤甚，纳少便溏，面色萎黄，舌淡、苔薄白，脉虚弱。

（2）证候分析：脾意受损，意不能充，故嗜睡多卧，倦怠乏力；食入困脾，故饭后尤甚；脾虚失运则纳少便溏；气血不足则面色萎黄；舌淡、苔薄白，脉虚弱为脾虚之象。

（3）治法：健脾益气，和中顺意。

（4）方剂：徐氏和意汤加减。

（5）药物：人参、黄芪、茯苓、炒白术、陈皮、半夏、木香、龙眼肉、砂仁、炙甘草。

3. 意病虚证之郁郁寡欢

（1）证候表现：情绪低落，思维迟缓，兴趣减低，遇事主动性下降，懒散倦怠，不思饮食，大便时硬时溏，苔白，脉缓弱。

（2）证候分析：脾主思而舍意，过思伤脾损意而气结，中焦气机郁滞，升降失调，而致情志之郁，故情绪低落、思维迟缓、兴趣减低、遇事主动性下降、懒散倦怠；脾气不升，运化失司则不思饮食、大便时硬时溏；舌淡、苔白，脉缓弱为脾虚失运之象。

（3）治法：理脾助运，开郁顺意。

（4）方剂：徐氏和意汤合越鞠丸加减。

（5）药物：合欢花、人参、茯苓、炒白术、陈皮、半夏、当归、香附、川芎、木香、砂仁、神曲。

4. 意病虚证之记忆力减退

（1）证候表现：记忆力差，遇事易忘，情绪不佳，常思前想后，忧虑尤多，疲劳乏力，纳谷不馨，夜寐易醒，大便溏，小便调，舌淡、边有齿痕，脉虚弱。

（2）证候分析：脾主意与思，思虑过度，意舍不清，意无所藏，故使人健忘、记忆力减退、夜寐易醒；脾虚失于运化则纳谷不馨、便溏；舌淡、边有齿痕，脉虚弱为脾虚痰湿内蕴之象。

（3）治法：健脾助运，豁痰顺意。

（4）方剂：徐氏和意汤合聪明汤加减。

（5）药物：人参、茯苓、炒白术、黄芪、当归、陈皮、石菖蒲、远志、半夏、木香、炒枣仁、龙眼肉。

5. 意病虚证之夜寐易醒

（1）证候表现：睡中易醒，醒后难以入睡，多梦，心悸神疲，乏力，不思饮食，食后腹胀，面黄，舌淡、苔薄白，脉缓弱。

（2）证候分析：思虑过度，脾意受损，意舍不清，睡后意不内守，故易醒、多梦；意伤则悗乱，故心悸神疲、乏力；脾虚则不思饮食、食后腹胀、面黄；舌淡、苔薄白，脉缓弱系脾虚之象。

（3）治法：健脾益气，养营顺意。

（4）方剂：徐氏和意汤加减。

（5）药物：人参、茯苓、炒白术、黄芪、茜草、当归、陈皮、半夏、远志、木香、炒枣仁、龙眼肉。

6. 意病虚证之老年痴呆

（1）证候表现：表情呆滞，沉默寡言，记忆减退，失认失算，失眠多梦，口齿含糊，词不达意，肌肉萎缩，食少纳呆，口涎外溢，气短懒言，四肢不温，大便溏薄，舌质淡白、舌体胖大、苔白，脉沉细弱。

（2）证候分析：脾主意与思，久思积虑，意舍不精，神机失用，故出现神志异常，轻则表情呆滞、沉默寡言、记忆减退、失眠多梦；重则失认失算、口齿含糊、词不达意；脾为后天之本，脾虚则纳化失司，故食少纳呆、大便溏薄；中焦化源不足，水谷精微不能充养肌体，故肌肉萎缩、四肢不温、气短懒言；涎为脾液，脾虚失于固摄，则口涎外溢；舌质淡白、舌体胖大、苔白，脉沉细弱为脾虚气弱之征。

（3）治法：健脾益气，增智顺意。

（4）方剂：徐氏和意汤合聪明汤加减。

（5）药物：合欢花、人参、炒枣仁、陈皮、半夏、茯苓、炒白术、黄芪、当归、木香、龙眼肉、远志、石菖蒲。

7. 意病虚证之食少

（1）证候表现：不思饮食，食则乏味，食而不化，或食后脘腹饱胀，大便偏稀夹不消化食物，面色少华，形体偏瘦，肢倦乏力，睡眠易醒，舌质淡、苔薄白，脉缓无力。

（2）证候分析：思虑过度，脾意受损，意伤则脾伤，脾气虚弱故不思饮食，食则乏味；运化失健则食而不化、食后脘腹饱胀、大便偏稀夹不消化食物；气血精微化生不足，不能滋养全身，故面色少华、形体偏瘦、肢倦乏力；脾虚意无所藏，故睡眠易醒；舌质淡、苔薄白，脉缓无力为脾虚之征。

（3）治法：健脾益气，开胃顺意。

（4）方剂：徐氏和意汤加减。

（5）药物：人参、茯苓、炒白术、炒枣仁、木香、砂仁、山药、炒薏苡仁、白扁豆、陈皮。

8. 意病虚证之久泻

（1）证候表现：大便时溏时泻，迁延反复，食欲不振，食后脘闷不舒，稍进油腻食物则大便次数增加，面色萎黄，神疲倦怠，睡眠易醒，舌质淡、苔白，脉细弱。

（2）证候分析：思虑过度，脾意受损，意伤则脾虚，脾胃虚弱，清阳不升，纳运无权，故大便溏泻、迁延反复；脾气虚弱，运化失职则食欲不振、食后脘闷不舒；脾虚不运，精微不布，生化无源，气血不足，神失所养，故见面色萎黄、神疲倦怠、睡眠易醒；舌质淡、苔白，脉细弱为脾虚之象。

（3）治法：健脾化湿，益气顺意。

（4）方剂：徐氏和意汤合参苓白术散加减。

（5）药物：人参、茯苓、炒白术、炒山药、炒枣仁、木香、莲子肉、砂仁、炒薏苡仁、白扁豆、陈皮、桔梗。

9. 意病虚证之腹痛绵绵

（1）证候表现：腹痛绵绵，时作时止，喜温喜按，形寒肢冷，神疲乏力，夜寐不安，面色无华，气短懒言，胃纳不佳，大便溏薄，舌质淡、苔薄白，脉沉细。

（2）证候分析：思虑过度，脾意受损，意伤则脾胃虚弱，中阳不足，气血不充，失于温养，脏腑拘急故腹痛；得温则寒气稍散，故腹痛绵绵、喜温喜按；脾阳不足，失于温煦则形寒肢冷；脾虚运化失司，则胃纳不佳、大便溏薄；气血亏虚，故神疲乏力、夜寐不安、面色无华、气短懒言；舌质淡、苔薄白，脉沉细亦为中阳不足，气血亏虚之象。

（3）治法：温中止痛，理气顺意。

（4）方剂：徐氏和意汤合小建中汤加减。

（5）药物：党参、茯苓、炒白术、炒枣仁、木香、桂枝、生姜、白芍、饴糖、大枣、炙甘草。

10. 意病虚证之紫癜

（1）证候表现：起病缓慢，病程迁延，紫癜反复出现，瘀斑、瘀点颜色淡红晦暗，常有鼻衄、齿衄，面色萎黄或苍白少华，食欲不振，神疲乏力，夜寐欠安，多梦易醒，舌淡、苔薄白，脉细无力。

（2）证候分析：久病不愈，意伤脾虚，脾气虚不能统摄，血溢脉外，而渐发紫癜，且病程迁延，紫癜反复出现，斑点颜色淡红，常有鼻衄、齿衄；脾虚不运，精微不布，生化无源，气血不足，则面色萎黄或苍白少华，食欲不振，神疲乏力；意舍不清，意无所藏，故夜寐欠安、多梦易醒；舌淡、苔薄白，脉细无力为脾虚、气血不足之象。

（3）治法：健脾摄血，消瘢顺意。

（4）方剂：徐氏和意汤合归脾汤加减。

（5）药物：茜草、人参、炒枣仁、黄芪、炒白术、茯苓、当归、木香、龙眼肉。

11. 意病虚证之倦怠乏力

（1）证候表现：倦怠乏力，肌肉酸软，多行或多动后乏力尤甚，食欲不振，食后胃脘不舒，夜寐易醒，面色萎黄，大便溏薄，舌淡、苔白，脉细弱。

（2）证候分析：思虑过度，意伤脾虚，脾失健运，气血生化不足，肢体肌肤失于濡养，故倦怠乏力、肌肉酸软、面色萎黄；动则耗气，故多行或多动后乏力尤甚；脾胃气虚，纳运乏力，故食欲不振、食后胃脘不舒、大便溏薄；脾意受损，意舍不清，则夜寐易醒；舌淡、苔白，脉细弱为脾虚之征。

（3）治法：健脾益气，充肌顺意。

（4）方剂：徐氏和意汤加减。

（5）药物：人参、炒枣仁、陈皮、半夏、茯苓、炒白术、黄芪、当归、木香、龙眼肉。

12. 意病虚证之脱发

（1）证候表现：头发脱落、稀疏，面色少华，纳谷不馨，食后脘闷不适，易打嗝，夜寐易醒，小便频，大便正常，舌淡、边有齿痕、苔白，脉沉、重按无力。

（2）证候分析：思虑过度，脾意受损，运化失司，湿浊内生，上犯侵袭发根而致头发脱落，同时，意伤脾虚，气血生化乏源，毛发失养，亦加重脱落；气血亏虚，不能上荣于面，故面色少华；意伤脾虚，纳运失司，受纳腐熟功能减退，故纳谷不馨、食后脘闷不适；胃气失于和降，则打嗝；久思意伤，意无所藏，故夜寐易醒；脾虚水湿运化失职，下趋小肠，故小便频；舌淡、边有齿痕、苔白，脉沉、重按无力为脾虚湿盛之象。

（3）治法：健脾化湿，生发顺意。

（4）方剂：徐氏和意汤合平胃散加减。

（5）药物：人参、炒枣仁、陈皮、半夏、茯苓、炒白术、苍术、厚朴、苦参、泽泻、蚕沙、石菖蒲。

13. 意病虚证之月经先期

（1）证候表现：月经周期提前，经量增多、色淡、质稀，神疲肢倦，面色少华，小腹空坠，食少便溏，夜寐易醒，舌淡、苔薄白，脉细弱。

（2）证候分析：思虑过度，脾意受损，中气虚弱，统摄无权，冲任不固，则经来先期、量多；脾虚化源不足，不能奉心化赤，则经色淡而质清稀；中气不足，失于旁达升举，则神疲肢倦、小腹空坠；气血亏虚，不能上荣于面，故面色少华；脾虚运化无力，则食少便溏；脾虚意无所藏，则夜寐易醒；舌淡、苔薄白，脉细弱为脾气虚衰中阳不振之候。

（3）治法：补脾益气，固冲顺意。

（4）方剂：徐氏和意汤合补中益气汤加减。

（5）药物：人参、茯苓、黄芪、炒白术、陈皮、当归、炒枣仁、茜草、木香、龙眼肉、升麻、柴胡、炙甘草。

14. 意病虚证之产后缺乳

（1）证候表现：产后乳少，甚或全无，乳汁清稀，乳房柔软，无胀感，面色少华，神疲食少，夜寐易醒，舌淡、苔薄白，脉虚细。

（2）证候分析：思虑过度，脾意受损，气虚血少，乳汁化源不足，故产后乳少、甚或全无；“妇人乳汁，乃冲任气血所化”。气血亏虚，则乳汁清稀；无乳可下，则乳房无胀感；气虚血少，不能上荣于面，故面色少华；脾失健运，则神疲食少；脾意受损，意舍不清，睡后意不内守，故夜寐易醒，舌淡、苔薄白，脉虚细为气虚血少之候。

（3）治法：补气养血，通乳顺意。

（4）方剂：徐氏和意汤合通乳丹加减。

（5）药物：合欢花、茜草、人参、炒枣仁、陈皮、半夏、茯苓、炒白术、黄芪、当归、木香、龙眼肉、麦冬、通草、桔梗。

15. 意病虚证之咽异感

（1）证候表现：自觉咽干咽痒，咽喉异物感，咯吐不出，吞咽不下，频频清嗓，口淡无味，面色萎黄，肢倦乏力，胸膈满闷，舌质淡红、苔白，脉细缓。

（2）证候分析：思虑过度，脾意受损，脾气虚弱，运化功能失常，津液衰少，不能上行濡润咽喉，故咽干咽痒；脾运失健，津液不布，聚而为痰，痰气相搏，结于咽喉，故咽喉异物感、咯吐不出、吞咽不下、频频清嗓；脾虚则口淡无味；脾运失健，纳化失司，气血生化乏源，不能充养肌体，故肢倦乏力；不能上荣于面，则面色萎黄；脾虚气滞，胸阳不展，则胸膈满闷；舌质淡红、苔白，脉细缓为脾虚气弱之象。

（3）治法：健脾生津，利咽顺意。

（4）方剂：徐氏和意汤合桔梗汤加减。

（5）药物：人参、黄芪、炒白术、山药、茯苓、陈皮、半夏、厚朴、桔梗、甘草。

16. 意病虚证之睡卧露睛

（1）证候表现：入睡后眼睑不能完全闭合，纳食欠佳，夜寐易醒，神疲肢倦，面色萎黄，或头晕，舌淡、苔薄白，脉细。

（2）证候分析：眼睑为肉轮，为脾所主，思虑过度，脾意受损，脾气虚弱，则睡后不能完全闭合，“卧后露睛，属脾虚”。意伤脾虚，失于健运，则纳食欠佳；脾意受损，意舍不清，睡后意不内守，故夜寐易醒；脾虚气血生化乏源，气血亏虚，不能充养肌体，则神疲肢倦；不能上荣于头面，则面色萎黄、头晕；舌淡、苔薄白，脉细为脾虚气弱之象。

（3）治法：益气健脾，和中顺意。

（4）方剂：徐氏和意汤加减。

（5）药物：人参、茯苓、炒白术、陈皮、半夏、炒枣仁、神曲、天麻、甘草。

17. 意病虚证之尿频

（1）证候表现：小便次数增多，数分钟或十多分钟即小便一次，甚则小便点滴而下，不能自控，尿少色清，面色无华，形体消瘦，神疲倦怠，不思饮食，舌淡、苔白，脉缓弱。

（2）证候分析：思虑过度，脾意受损，脾气虚弱，气化不利，闭藏失职，膀胱失约，故小便次数增多、甚则小便点滴而下、不能自控；非有形实邪所致，故小便色清；脾虚纳化失司，则不思饮食；脾虚气血生化乏源，气血亏虚，不能充养肌体，则形体消瘦、神疲倦怠；不能上荣于面，则面色无华；舌淡、苔白，脉缓弱为中气不足之象。

（3）治法：健脾益气，固脬顺意。

（4）方剂：徐氏和意汤合缩泉丸加减。

（5）药物：人参、黄芪、当归、炒白术、陈皮、山药、乌药、益智仁、升麻、柴胡。

18. 意病虚证之脱肛

（1）证候表现：排便或咳嗽、远行腹压增加时，肛门处有肿物脱出，常伴肛门坠胀和排便不尽感，食欲不振，疲乏无力，舌淡、苔白，脉弱。

（2）证候分析：思虑过度，脾意受损，中气下陷，直肠失于举托，故排便或咳嗽、远行腹压增加时，脱出肛门；脾气虚衰，升举无力，气坠于下，则有肛门坠胀和排便不尽感；脾气虚弱，健运失职，故食欲不振；脾虚气血生化乏源，气血亏虚，不能充养肌体，则疲乏无力；舌淡、苔白，脉弱为脾气虚衰之象。

（3）治法：健脾益气，固脱顺意。

（4）方剂：徐氏和意汤合补中益气汤加减。

（5）药物：人参、黄芪、当归、炒白术、陈皮、木香、升麻、柴胡、炙甘草。

19. 意病虚证之大便努挣难下

（1）证候表现：大便并不干硬，虽有便意，但排便困难，用力努挣则汗出气短，便后乏力，面白神疲，肢倦懒言，舌淡、苔白，脉弱。

（2）证候分析：思虑过度，脾意受损，传导失司，推动无力，故大便虽不硬，却努挣难出；气虚则便后乏力；脾虚气血生化乏源，气血亏虚，不能充养肌体，则神疲、肢倦懒言；脾气虚不能化生精微，则面色发白；舌淡、苔白，脉弱为脾气虚弱之象。

（3）治法：益气润肠，开秘顺意。

（4）方剂：徐氏和意汤合黄芪汤加减。

（5）药物：人参、白术、当归、黄芪、麻子仁、白蜜。

20. 意病虚证之低热不退

（1）证候表现：低热日久不退，常在劳累后发作或加剧，倦怠乏力，气短懒言，自汗，易于感冒，食少便溏，舌淡、苔薄白，脉细弱。

（2）证候分析：思虑过度，脾意受损，水谷精气不充，中气不足，阴火内生，而致低热不退；劳则气耗，故劳累后发作或加剧；脾虚气血生化乏源，气血亏虚，不能充养肌体，则倦怠乏力、气短懒言；脾虚土不生金，卫表不固，则自汗、易于感冒；脾虚纳化失司，则食少便溏；舌淡、苔薄白，脉细弱为中土虚弱之象。

（3）治法：甘温除热，健脾顺意。

（4）方剂：徐氏和意汤合补中益气汤加减。

（5）药物：人参、黄芪、白术、当归、陈皮、茯苓、升麻、柴胡。

21. 意病虚证之耳内流脓

（1）证候表现：耳内流脓，或听力下降，精神不振，纳呆，大便溏薄，舌淡、苔白腻，脉缓弱。

（2）证候分析：思虑过度，脾意受损，失于健运，湿浊内生；升降失司，清阳不升，浊阴不降，上犯于耳，故耳内流脓、听力下降；脾虚气血生化乏源，不能充精养神，则精神不振；脾虚纳化失司，则纳呆、大便溏薄；舌淡、苔白腻，脉缓弱为脾虚湿聚之象。

（3）治法：健脾渗湿，排脓顺意。

（4）方剂：徐氏和意汤合参苓白术散加减。

（5）药物：人参、茯苓、炒白术、山药、白扁豆、薏苡仁、泽泻、车前子、当归、川芎、桔梗、甘草。

二、意病之实证

1. 意病实证之躁狂

（1）证候表现：狂躁不安，喧扰不宁，骂詈号叫，不避亲疏，不食不寐，恶热，多汗，大便秘结，舌红、苔黄腻，脉滑数。

（2）证候分析：忧思过度伤意，脾气闭塞，郁而化火，炼液为痰，痰热内扰，神机错乱，故狂躁不安、喧扰不宁、骂詈号叫、不避亲疏、夜不能寐；中焦积热，则不食、便秘、恶热；积热上攻，故多汗；舌红、苔黄腻，脉滑数系痰热内积之象。

（3）治法：泻火涤痰，除躁清意。

（4）方剂：徐氏清意汤合生铁落饮加减。

（5）药物：连翘、炒栀子、枳实、郁金、石菖蒲、煅磁石、胆南星、橘红、浙贝母、远志、生龙骨、生牡蛎、丹参、玄参、天冬、麦冬、大黄。

2. 意病实证之弄舌

（1）证候表现：时时舒舌于口外，旋伸旋缩，左右吐弄，舌红胀满，烦热口渴，夜寐不安，大便秘结，小便短黄，舌质红、苔黄厚，脉滑数。

（2）证候分析：脾意受损，气郁化火，上熏口舌，故时时舒舌于口外、左右吐弄；"热盛则肿"，故舌红胀满；邪热内扰，热盛伤津，则烦热口渴、夜寐不安；积热于脾故便秘溲黄；舌质红、苔黄厚，脉滑数系里热内蕴之象。

（3）治法：理脾泻热，除烦清意。

（4）方剂：徐氏清意汤合泻黄散加减。

（5）药物：连翘、炒栀子、枳实、郁金、生石膏、藿香、防风、灯心草、甘草。

3. 意病实证之大便干结

（1）证候表现：大便干结，排出困难，腹胀腹痛，口干口臭，面红心烦，或身热，小便短黄，舌红、苔黄燥，脉滑数。

（2）证候分析：忧思过度伤意，脾气闭塞，郁而化火，津液耗伤，故口干、大便干结、排出困难；气滞便结于腹，则腹胀腹痛；燥热秽浊熏蒸于上，则口臭；郁热于内，意不清，故心烦；身热面红为里热之候；热移膀胱，则小便短黄；舌红、苔黄燥，脉滑数系燥热内结之象。

（3）治法：泻热导滞，通便清意。

（4）方剂：徐氏清意汤合麻子仁丸加减。

（5）药物：连翘、枳实、炒栀子、大黄、厚朴、麻子仁、杏仁、白芍、蜂蜜。

4. 意病实证之下利脓血

（1）证候表现：腹部疼痛，里急后重，下痢赤白脓血，黏稠如胶冻，腥臭，肛门灼热，神疲烦躁，舌红、苔黄腻，脉滑数。

（2）证候分析：脾意受损，气滞不行，湿热内生，蕴结于脾，传化失司，湿热、气血相抟结，腐化为脓血，故见下痢赤白脓血、黏稠如胶冻、腥臭；气机阻滞，腑气不通，闭塞滞下，故腹部疼痛、里急后重；湿热下注，故肛门灼热；湿热扰神，则神疲烦躁；舌红、苔黄腻，脉滑数为湿热内蕴之象。

（3）治法：调气和血，理脾清意。

（4）方剂：徐氏清意汤合芍药汤加减。

（5）药物：枳实、淡豆豉、黄芩、黄连、白芍、当归、木香、槟榔、大黄、肉桂、甘草。

5. 意病实证之腹痛拒按

（1）证候表现：腹部胀满，疼痛拒按，按之痛甚，嗳腐吞酸，厌食呕恶，痛而欲泻，泻后痛减，或大便秘结，夜寐不安，舌苔厚腻，脉滑。

（2）证候分析：脾意受损，气机郁滞，脾运失司，饮食停聚，故腹部胀满、疼痛拒按、按之痛甚；宿食腐化，浊气上逆，故嗳腐吞酸、厌食呕恶；得泻则积滞下行，气机稍畅，故痛而欲泻、泻后痛减；若无下泻之机，则大便秘结；食停中焦，故夜寐不安；舌苔厚腻，脉滑系饮食停聚之象。

（3）治法：消食理气，导滞清意。

（4）方剂：徐氏清意汤合枳实导滞丸加减。

（5）药物：枳实、连翘、炒栀子、神曲、黄芩、黄连、厚朴、泽泻、白术、茯苓。

6. 意病实证之头身困重

（1）证候表现：四肢沉重，头重如裹，昏沉不爽，怠惰嗜卧，胸闷不饥，身热不扬，汗出热不解，大便黏滞，小便短黄，舌质红、苔黄腻，脉滑数。

（2）证候分析：思虑过度，脾意受损，气滞不行，湿热内生，湿性重浊，碍郁清阳，故四肢沉重、头重如裹、昏沉不爽、怠惰嗜卧；湿热蕴于脾胃，运化失司，气机不畅，则胸闷不饥；湿遏热伏，郁蒸于内，故身热不扬；湿热之邪，黏滞缠绵，故汗出热不解；湿热下注，阻碍气机，大肠传导失司，故大便黏滞；湿热交结，热蒸于内，气化不利，故小便短黄；舌质红、苔黄腻，脉滑数系湿热内蕴之征。

（3）治法：宣畅气机，利湿清意。

（4）方剂：徐氏清意汤合三仁汤加减。

（5）药物：石菖蒲、枳实、郁金、连翘、炒栀子、淡豆豉、杏仁、白蔻仁、生薏苡仁、厚朴、半夏、通草、滑石。

7. 意病实证之黄汗

（1）证候表现：蒸蒸汗出，汗液黏腻粘手，汗色发黄，易使衣服黄染，肢体困重，头沉如裹，胸闷脘痞，腹胀，面赤烘热，口渴，大便黏滞，小便短黄，舌质红、苔黄腻，脉滑数。

（2）证候分析：思虑过度，脾意受损，气滞不行，湿热内生，蒸腾于外，故蒸蒸汗出；湿性黏腻，故汗液黏腻粘手；《素问·阴阳应象大论》：“在藏为脾，在色为黄。”湿热交蒸，迫津外溢，则汗色发黄、易使衣服黄染；湿性重浊，碍郁清阳，故肢体困重、头沉如裹；湿热蕴于脾胃，运化失司，气机不畅，故胸闷脘痞、腹胀；热蒸于上，则面赤烘热；邪热伤津，则口渴；湿热下注，阻碍气机，大肠传导失司，故大便黏滞；湿热交结，热蒸于内，气化不利，故小便短黄；舌质红、苔黄腻，脉滑数为湿热内蕴之象。

（3）治法：宣通气化，祛湿清意。

（4）方剂：徐氏清意汤合甘露消毒丹加减。

（5）药物：石菖蒲、枳实、郁金、连翘、炒栀子、黄芩、藿香、茵陈、滑石、白蔻仁、木通、厚朴、射干、薄荷。

8. 意病实证之湿疹

（1）证候表现：皮肤潮红、丘疱疹，局部破溃流水，瘙痒，可见黄色结痂及抓痕，纳差，夜寐不安，大便干结，小便短黄，舌红、苔黄腻，脉滑数。

（2）证候分析：意伤受损，脾失健运，运化无力，湿邪内生，蕴久化热，湿热淫于肌肤，故皮肤潮红、丘疱疹；湿盛则破溃流水、结痂；脾主肌肉，脾虚腠理开，易为风湿所乘，“风盛则痒”，故瘙痒、可见抓痕；脾虚则纳差；意伤意无所藏，则夜寐不安；湿热内盛，则便干溲黄；舌红、苔黄腻，脉滑数系湿热内盛之象。

（3）治法：凉血燥湿，祛风清意。

（4）方剂：徐氏清意汤合荆翘饮加减。

（5）药物：连翘、炒栀子、黄芩、茯苓、枳实、荆芥、蒺藜、赤芍、炒僵蚕、蝉蜕、淡竹叶。

9. 意病实证之痤疮

（1）证候表现：皮疹好发于颜面及胸背部，皮损以红色丘疹、脓疱为主，皮疹红、肿、疼痛，毛孔较粗大，皮肤油腻，口气酸臭，大便秘结，小便短黄，舌质红、苔黄腻，脉滑数。

（2）证候分析：思虑过度，脾意受损，脾失健运，湿邪内生，蕴久化热，上犯于面及胸背，湿热蕴阻肌肤，故发红色丘疹、脓疱；湿热交阻，则红、肿、疼痛；脾主肌肉，脾虚则腠理开，湿热蒸于汗孔，故毛孔粗大；湿热外溢，则皮肤油腻；湿热循经上犯于口，则口气酸臭；湿热内盛，则便干溲黄；舌红、苔黄腻，脉滑数系湿热内盛之象。

（3）治法：除湿解毒，运脾清意。

（4）方剂：徐氏清意汤合茵陈蒿汤加减。

（5）药物：连翘、枳实、炒栀子、淡豆豉、郁金、石菖蒲、茵陈、大黄。

10. 意症实证之带下

（1）证候表现：带下量多，色黄或黄白，质黏腻，有臭气，或带下色白质黏如豆腐渣状，阴痒，胸闷，口中黏腻，纳食较差，或小腹作痛，小便短黄，舌红、苔黄腻或厚，脉濡略数。

（2）证候分析：思虑过度，脾意受损，脾失健运，湿邪内生，蕴久化热，湿热流注下焦，损伤任、带二脉，故带下量多、色黄或黄白、质黏腻、有臭气；偏于湿重者，可见带多色白质黏如豆腐渣状、阴痒；湿热内阻，气机不畅，则胸闷、口中黏腻；脾虚失运，则纳食较差；湿热流注下焦，阻滞气机，则小腹作痛；湿热伤津，则小便短黄；舌红、苔黄腻或厚，脉濡略数为湿热之象。

（3）治法：利水止带，除湿清意。

（4）方剂：徐氏清意汤合止带方加减。

（5）药物：连翘、枳实、炒栀子、黄柏、猪苓、茯苓、泽泻、茵陈、牡丹皮、赤芍、川牛膝。

第三节 意病之腑证

《难经·四十四难》：“唇为飞门，齿为户门，会厌为吸门，胃为贲门，太仓下口为幽门，大肠、小肠会为阑门，下极为魄门，故曰七冲门也。”说明脾与胃、大肠、小肠等共同完成人体的摄纳、腐熟、运化、吸收、排泄等功能。正如《素问·灵兰秘典论》云：“脾胃者，仓廪之官，五味出焉。大肠者，传道之官，变化出焉。小肠者，受盛之官，化物出焉。”《素问·六节藏象论》亦云：“脾、胃、大肠、小肠、三焦、膀胱者，仓廪之本，营之居也，名曰器，能化糟粕，转味而入出者也，其华在唇四白，其充在肌，其味甘，其色黄，此至阴之类，通于土气。”

足阳明胃与足太阴脾系表里关系，脾主运化，胃主受纳、腐熟，共同完成人体对食物的消化、吸收。若脾意受损，则胃失和降，营卫之行失常，故夜卧不宁，即“胃不和，卧不安”。如《素问·逆调论》曰：“人有逆气不得卧，……足阳明之逆也。”同时，胃之受纳、腐熟失职，则可出现胃脘疼痛、呕吐、嘈杂、呃逆、消谷善饥等临床表现。

1. 意病腑证之夜卧不宁

（1）证候表现：烦躁不寐，夜卧不宁，胸闷脘痞，泛恶嗳气，不思进食，大便不爽，舌红、苔黄厚腻，脉滑。

（2）证候分析：脾意受损，气机郁滞，运化失司，湿热结于胃脘，“胃不和则卧不安”，故烦躁不寐、夜卧不宁；湿热内停，胃气郁而上逆，则胸闷脘痞、泛恶嗳气；宿食停滞，故不思进食；湿热下泻故大便黏腻不爽；舌红、苔黄厚腻，脉滑为湿热内蕴之象。

（3）治法：化湿降逆，和胃清意。

（4）方剂：徐氏清意汤合半夏泻心汤加减。

（5）药物：枳实、石菖蒲、半夏、黄芩、黄连、陈皮、茯苓、竹茹、炙甘草。

2. 意病腑证之牙龈肿痛

（1）证候表现：牙龈红肿疼痛，或出血溢脓，牙痛牵引头痛，面颊发热，烦渴喜冷饮，口气热臭，口干舌燥，大便秘结，小便短黄，舌红、苔黄，脉滑数。

（2）证候分析：思虑过度，脾意受损，郁热内生，移热于阳明胃经，足阳明胃经循鼻入上齿，胃中热盛，循经上攻，故牙龈红肿疼痛、牙痛牵引头痛、面颊发热；胃为多气多血之腑，胃热每致血分亦热，血络受伤，故牙龈出血溢脓；胃热上冲，热盛伤津，则口气热臭、口干舌燥、烦渴喜冷饮；热盛于里，故便秘溲黄；舌红、苔黄，脉滑数为胃热津伤之候。

（3）治法：消肿止痛，泻火清意。

（4）方剂：徐氏清意汤合清胃散加减。

（5）药物：连翘、炒栀子、黄连、枳实、淡豆豉、生地黄、当归、牡丹皮、升麻。

3. 意病腑证之胃痛隐隐

（1）证候表现：胃脘隐隐灼痛，似饥而不欲食，口燥咽干，口渴思饮，五心烦热，夜寐不安，消瘦乏力，大便干结，舌红少津，脉细数。

（2）证候分析：胃为阳土，性喜柔润，“脾藏营，营舍意”，意伤致胃阴不足，虚热内生，故胃脘隐痛而有灼热感；胃中虚热扰动，消食较快，则有饥饿感，而胃阴失滋，纳化迟滞，故饥而不欲食；胃阴亏虚，阴津不能上承，口燥咽干、口渴思饮；不能下润，则大便干结；脾意受损，意舍不清，意无所藏，故五心烦热、夜寐不安；脾胃虚弱，生化乏源，肌肉失养，则消瘦乏力；舌红少津，脉细数为阴液亏虚之象。

（3）治法：养胃止痛，和中清意。

（4）方剂：徐氏清意汤合益胃汤加减。

（5）药物：连翘、枳实、沙参、麦冬、生地黄、玉竹、白芍、甘草。

4. 意病腑证之呕吐时作

（1）证候表现：饮食稍有不慎，即易呕吐，吐物酸腐，食欲不振，食入难化，脘腹痞闷，心悸，倦怠乏力，大便不畅，舌淡、苔薄白，脉细滑。

（2）证候分析：脾意受损，健运失司，胃难腐熟，故饮食稍有不慎，即停滞于胃，致胃气上逆，而呕吐、吐物酸腐；脾胃虚弱，纳化失常，则食欲不振、食入难化、脘腹痞闷、倦怠乏力；意伤则神伤，故心悸；脾虚气滞，则大便不畅；舌淡、苔薄白，脉细滑为脾胃虚弱、宿食停滞之象。

（3）治法：和胃降逆，健脾顺意。

（4）方剂：徐氏和意汤加减。

（5）药物：人参、白术、茯苓、陈皮、半夏、黄芪、当归、炒枣仁、龙眼肉、竹茹、火麻仁。

5. 意病腑证之嘈杂

（1）证候表现：胃中空虚，似饥非饥，似痛非痛，时作时止，面白唇淡，头晕心悸，失眠多梦，舌淡、苔薄，脉细弱。

（2）证候分析：思虑过度，脾意受损，意伤则精微化生不充，血少中虚，故胃中空虚、似饥非饥、似痛非痛、时作时止；血虚则面白唇淡、头晕心悸；意伤神伤，故失眠多梦；舌淡、苔薄，脉细弱为脾虚血少之征。

（3）治法：健脾益胃，和中顺意。

（4）方剂：徐氏和意汤加减。

（5）药物：人参、黄芪、当归、龙眼肉、木香、茯神、远志、炒枣仁、生姜、大枣、甘草。

6. 意病腑证之呃逆

（1）证候表现：喉间呃呃连声，呃声低长无力，气不得续，泛吐清水，脘腹不舒，喜温喜按，面色㿠白，手足不温，食少乏力，大便溏薄，舌质淡、苔薄白，脉细弱。

（2）证候分析：思虑过度，脾意受损，中阳不足，胃失和降，膈间气机不利，虚气上冲于喉间，故喉间呃呃连声、呃声低长无力；胃中虚冷，胃气上逆则泛吐清水、脘腹不舒；得温、按压可使病情缓解，故喜温喜按；脾虚胃弱，受纳腐熟功能减退，水谷不化，故食少、大便溏薄；中阳不足，不能温养肌体，故乏力、手足不温；不能上荣，则面色㿠白；舌质淡、苔薄白，脉细弱为脾胃阳虚之象。

（3）治法：温补脾胃，止呃顺意。

（4）方剂：徐氏和意汤合丁香柿蒂汤加减。

（5）药物：人参、炒白术、茯苓、半夏、陈皮、木香、丁香、柿蒂、生姜。

7. 意病腑证之消谷善饥

（1）证候表现：多食易饥，乏困无力，口气酸腐，汗出较多，形体瘦削，大便不调，舌红、苔黄，脉滑。

（2）证候分析："五志过极，皆能化火"思虑过度，意伤化火，胃热炽盛，受纳腐熟功能亢进，故多食易饥；食聚胃腑，上熏于口，则口气酸腐；脾虚胃热，纳化失常，水谷精微不能濡养肌肉，故乏困无力、形体瘦削；邪热迫津外出，故汗出较多；意伤脾虚，运化传导失司，则大便不调；舌红、苔黄，脉滑系胃热炽盛之象。

（3）治法：养阴增液，泻火清意。

（4）方剂：徐氏清意汤合玉女煎加减。

（5）药物：连翘、炒栀子、生石膏、枳实、生地黄、玄参、麦冬、川牛膝。

8. 意病腑证之舌苔花剥

（1）证候表现：舌苔花剥如地图状，可呈多处剥脱，游走多变，反复发作，纳谷不馨，口渴形瘦，入夜盗汗，大便干燥，舌质偏红，脉细。

（2）证候分析：舌苔系胃气熏蒸而生，思虑过度，意伤脾虚，致胃之气阴不足，无以上熏，舌苔生成有碍，故舌苔花剥；胃气稍复则剥苔消失，胃气一虚则剥苔又现，故反复发作；脾胃虚弱，纳化失司，水谷精微不能濡养肌肉，则纳谷不馨、形体消瘦；胃阴不足，津不上承，故口渴；阴虚则入夜盗汗；阴亏燥结，故大便干燥；舌质偏红，脉细为胃之气阴不足之象。

（3）治法：益气养阴，和中清意。

（4）方剂：徐氏清意汤合生脉饮加减。

（5）药物：连翘、枳实、炒栀子、淡豆豉、人参、麦冬、五味子、煅牡蛎。

9. 意病腑证之鼻出血

（1）证候表现：鼻中出血，血色鲜红，量较大，不易止，口干口渴，喜凉饮，口气酸臭，大便秘结，小便短黄，舌红、苔黄厚而干，脉弦滑。

（2）证候分析："五志过极，皆能化火"思虑过度，意伤化火，胃热炽盛，循经上炎，血热迫血妄行，故鼻中出血、血色鲜红、量较大、不易止；

热盛伤津，则口干口渴、喜凉饮；胃腑郁热，上熏于口，故口气酸臭；津亏燥结，故大便秘结、小便短黄；舌红、苔黄厚而干，脉弦滑系胃热炽盛之征。

（3）治法：泻火降逆，凉血清意。

（4）方剂：徐氏清意汤合犀角地黄汤加减。

（5）药物：连翘、炒栀子、枳实、淡豆豉、水牛角、生地黄、赤芍、牡丹皮。

第四节 意病之兼证

“神、魂、意、魄、志”统称“五神”，是人体生命活动的最高调控体系，意属五神之一，宅于脾，脾胃为后天之本，气血生化之源，位居中州，是人体气机升降之枢纽。五神虽以心神为主导，但须脾意健充、枢转正常，方能心神得养，阳魂升阴魄降，心神肾志上下相交，从而维持人体各种精神心理活动及生命现象的正常。如《四圣心源·劳伤解·精神》提出：“阳升阴降，权在中气。中气衰败，升降失职，金水废其收藏，木火郁其生长，此精神所以分离而病作也。”强调了中气（脾意）的重要性，故意安则神志皆安，意伤则诸证频仍。“意”与“神、魂、魄、志”密切相关，相互影响。现择其要者述于下。

1. 意神兼病之孤独

（1）证候表现：少语或不语，语言重复，行为孤僻，动作刻板，神疲乏力，少气懒言，夜寐易醒，肢冷自汗，面色少华，纳差，舌淡、苔薄白，脉细弱。

（2）证候分析：“言为心声，音为心意”脾意受损，心神失养，故少语或不语、语言重复；意神受损，心脾两虚，故神疲乏力；意神虚损，气机闭塞，则行为孤僻、动作刻板；脾意受损，入睡意无所藏，故夜寐易醒；脾虚气血不充则面色少华、纳差；不能温养四肢，则肢冷；脾虚失于固摄，则自汗；舌淡、苔薄白，脉细弱为心脾两虚之候。

（3）治法：健脾养心，安神顺意。

（4）方剂：徐氏和意汤合归脾汤加减。

（5）药物：人参、茯苓、炒白术、橘红、石菖蒲、远志、郁金、炒枣仁、益智仁、龙眼肉。

2. 意魂兼病之抽动发声

（1）证候表现：肌肉抽动无力，时发时止，时轻时重，喉中声响，性情急躁，脾气乖戾，注意力不集中，健忘失眠，食欲不振，面黄乏力，舌淡、苔白或腻，脉细弦。

（2）证候分析：脾意受损，营血不充，肝魂被扰，肝木乘脾土，而致风动痰生，故出现挤眉眨眼、摇头耸肩等肌肉抽动之症，因系虚风扰动，故抽动无力、时发时止、时轻时重；脾虚痰滞、风动痰鸣，故喉中声响；脾虚肝亢，则性情急躁、脾气乖戾；脾意不藏、肝魂失养，故注意力不集中、健忘失眠；意伤脾虚，则食欲不振、面黄乏力；舌淡、苔白或腻，脉细弦为脾虚肝亢之征。

（3）治法：健脾缓肝，息风顺意。

（4）方剂：徐氏和意汤合天麻钩藤饮加减。

（5）药物：人参、茯苓、炒白术、陈皮、半夏、天麻、钩藤、龙骨、珍珠母、白芍、甘草。

3. 意魄兼病之反复感冒

（1）证候表现：反复感冒，面黄少华，形体消瘦，肌肉松软，动则多汗，少气懒言，食少纳呆，或大便溏薄，唇口色淡，舌淡、苔薄白，脉无力。

（2）证候分析：脾意受损，土不生金，肺魄不固，则反复感冒；脾虚生化乏源，不能充养肌体，故面黄少华、形体消瘦、肌肉松软、唇口色淡；动则耗气，腠理不固，故动则多汗；气血亏虚，则少气懒言；脾虚则食少纳呆、大便溏薄；舌淡、苔薄白，脉无力为肺脾两虚之象。

（3）治法：益肺固表，健脾顺意。

（4）方剂：徐氏和意汤合玉屏风散加减。

（5）药物：人参、黄芪、炒白术、山药、茯苓、陈皮、半夏、防风、煅牡蛎。

4. 意志兼病之五迟五软

（1）证候表现：肢体软弱无力，颈项及腰脊软，站立、行走迟于正常同龄小儿，反应迟钝，言语迟缓，头发稀疏，夜寐不安，口角流涎，纳食欠佳，大便溏薄，舌淡胖、苔薄白，脉细缓。

（2）证候分析：先天禀赋不足，肾志不充，加之后天调养失宜，脾意失健，脾主肌肉，肾主骨，脾肾亏虚，故肢体软弱无力、颈项及腰脊软、立行迟滞；肾志不充，髓海不足，则反应迟钝、言语迟缓；“发为血之余”，脾虚气血生化不足，血虚失养，故头发稀疏；脾意虚损，意舍不清，故夜寐不安；脾在液为涎，脾气虚弱则失于固摄，故口角流涎；脾虚纳化失司，则纳食欠佳、大便溏薄；舌淡胖、苔薄白、脉细缓为脾肾两虚之象。

（3）治法：健脾补肾，定志顺意。

（4）方剂：徐氏和意汤合徐氏定志汤加减。

（5）药物：人参、黄芪、炒白术、山药、茯苓、陈皮、半夏、远志、石菖蒲、郁金、煅龙骨、熟地黄、龟甲、山萸肉、金毛狗脊。

5. 意神志兼病之遗尿

（1）证候表现：夜间尿床，常梦中遗尿，不易唤醒，白天烦躁吵闹，多动少静，难以自制，腰膝酸软，口气酸腐，大便秘结，舌尖红、苔厚，脉沉细而数。

（2）证候分析：先天禀赋不足，肾志不充，肾气失固于下；忧思劳神太过，郁而化火，心火独亢于上；脾为后天之本，位居中州，是人体气机升降之枢纽，脾意健充、枢转正常，则肾志、心神上下相交，睡后若膀胱充盈，则心神有知而自醒；若脾意受损，枢转失常，肾志、心神上下不交，则神机失用，虽睡后膀胱充盈，亦不自醒，甚或难以唤醒；心火偏亢，心神被扰，则烦躁吵闹、多动少静、梦中遗尿；肾亏腰膝失养，则腰膝酸软；脾失健运，乳食积滞，则口气酸腐、大便秘结；舌尖红、苔厚，脉沉细而数为中气郁滞、心肾不交之象。

（3）治法：开窍醒神，补肾清意。

（4）方剂：徐氏定志汤合徐氏清意汤、徐氏清神汤加减。

（5）药物：石菖蒲、远志、郁金、煅龙骨、熟地黄、山药、制龟甲、山萸肉、牡丹皮、黄连、莲子心、淡竹叶、枳实、大黄。

第十二章 “魄病证”辨治

肺藏魄。“魄”是与生俱来的、本能性的、较低级的活动，如新生儿啼哭、吮吸、非条件反射动作和四肢运动，以及耳听、目视、冷热痛痒等感觉。魄的活动以精气为物质基础。

《素问·五脏生成》篇说，“诸气者，皆属于肺”，说明肺对气的生成起着很重要的作用。而肺与魄关系。《素问·六节藏象论》曰：“肺者，气之本，魄之处也。”说明肺是魄之舍，是魄的活动场所，其主要体现在以下几个方面：①肺气的充盛：肺气充盛，主气功能正常，则气血调和。魄神主要藏于肺气之中，肺气盛，则精足魄旺。《灵枢·本神》曰：“并精而出入者谓之魄。”②肺合皮毛、主一身之表：肺在五行属金，魄是形体中感知、运动本能，所谓形中有气，知觉存焉。《灵枢·本神》曰：“肺藏气，气舍魄。”说明肺主气，司呼吸功能正常，宗气推动血脉运行有力，气血旺盛，化生濡养精气，肺主气以养魄，魄藏于肺，精足则魄强。魄司痛痒等感觉，感觉由皮肤接受，是因肺主皮毛；魄司啼哭，声音由肺所发生；魄主本能反应与动作，运动由宗气所推动，均表明肺与魄在功能上的密切相关。③肺主汗：汗指肺经所出之汗。《素问注证发微》曰：“肺经内主藏魄，外主皮毛，故所出之汗，亦可谓之魄汗也。”表明肺藏魄，主魄汗，人之体汗与肺脏功能相关。

“魄”主导肺脏的生理功能。肺主一身之气，运营全身。“魄”通过与“神、魂、意、志”的联系，维系全身气的运行流畅。肺主一身之皮毛，其华在毛，其充在皮肤。而皮肤为人体第六感官，与全身经络相连通，联系五脏六腑。肺藏于气中，舍于玄腑。玄腑者，毛孔是也。故“魄”通过皮肤之“经络”可以联系“神、魂、意、志”，而影响及“五脏六腑”以及人体全身的生理功能。皮毛对外界的刺激极为敏感。肺金为太阴之气而居阳分，故为阳中之太阴，通于秋气。故《素问·六节藏象论》：“肺者，气之本，魄之处也，其华在毛，其充在皮，为阳中之太阴，通于秋气。”肺与心同居上焦，心为君主，肺为宰辅。肺乃一人之下万人之上。辅助心脏共同完成对身体其他脏腑的管理。因此，《素问·灵兰秘典论》云：“肺者，相傅之官，治节出焉。”魄除了主导肺辅助心脏完成“君主之官”的任务外，魄还要主导肺脏完成“主气，司呼吸，宣发与肃降”等的功能。如《灵枢·本神》亦云：“肺藏气，气舍魄，肺气虚，则鼻塞不利少气，实则喘喝胸盈仰息。”此外，“魄”还要完成肺主皮毛，抵御外邪，同时完成皮肤正常的主感觉与痛痒等生理功能。《类经·藏象》注曰：“盖精之为物，重浊有质，形体因之而成也。魄之为用，能动能作，痛痒由之而觉也。精生于气，故气聚则精盈；魄并于精，故形强则魄壮。”“魄壮”不但胜任“魄”本身主神志的生理功能，而且，“魄”还知道“肺”主气，司呼吸，外合皮毛等全部生理功能，若魄伤则神乱而为狂。因此，《灵枢·本神》：“肺，喜乐无极则伤魄，魄伤则狂，狂者意不存人，皮革焦，毛悴色夭死于夏。”肺主魄汗，《黄帝内经太素·调阴阳》云：“肺主皮毛，人之汗者，皆是肺之魄神所营，因名魄汗。”《素问注证发微》曰：“肺经内主藏魄，外主皮毛，故所出之汗，亦可谓之魄汗也。”表明肺藏魄，主魄汗，人之体汗与肺脏功能相关。魄门可谓是形体之门，使人体上下内外相通连，保证气机正常，这也是魄的重要作用。

肺魄受伤则会神乱发狂，行为失常，皮毛憔悴，《灵枢·本神》中论述道：“肺喜乐无极则伤魄，魄伤则狂，狂者意不存人，皮革焦，毛悴色夭，死于夏。”可以看出，魄神失常不仅造成精神病变，同样会造成形体病变。魄门启闭失常，会影响到魄的功能。《伤寒论》云：“夫实则谵语，虚则郑声。”“直视谵语，喘满者死。”阳明腑实，燥屎内结，里热炽盛，魄门启闭失常，使人发狂，应用大承气汤攻下热结，恢复魄门功能，燥湿祛除，气机升降恢复，神志便可正常。综上所述，肺藏魄是肺藏象理论的重要内涵，它既包括精神之魄，也包括形体之魄，肺藏魄，主本能活动，魄是低级本能，更是高级精神活动的基础；宗气是魄神的功能体现，人体呼吸、语言和肢体动作等本能反应均依赖于宗气；魄门可谓是形体之门，使人体上下内外相通连，保证气机运行正常，这也是魄的重要作用。

第一节 魄病之标证（苗窍）

肺魄受损而病，必先导致苗窍受损。肺之苗窍乃鼻。肺魄受损，肺窍首当其冲而发生病变。

1. 魄病之面色偏白少泽

（1）证候表现：面色偏白而欠泽，毛发枯燥，皮肤不温，手足凉，性格敏感脆弱，或喜悲伤或喜流泪，短气胸闷，交流障碍，不愿见人，易做噩梦，舌淡嫩、苔薄白，脉弱。

（2）证候分析：肺藏魄，主治节，魄伤则神乱而狂，肺为相傅之官，肺在志为悲或忧，魄伤则肺精肺气受损，肺气宣降失司。

（3）治法：益气补肺定魄。

（4）方剂：徐氏安魄汤合安神汤。

（5）药物：人参、琥珀、远志、茯神木、阿胶、酸枣仁、炙甘草。

2. 魄病之鼻塞

（1）证候表现：面色偏白，毛发无光少泽，倦怠乏力，鼻塞不利，短气自汗，以头及胸背部为多，声音低弱嘶哑，皮肤不温，易患感冒，舌淡嫩、苔薄白，脉象浮弱，指纹色淡。

（2）证候分析：肺为“娇脏”，外合皮毛，开窍于鼻，司呼吸、主气、主咽喉。《灵枢·本神》：“肺气虚则鼻塞不利，少气，实则喘喝胸盈仰息。”《素问·痿论》曰：“肺主身之皮毛。”《素问·经脉别论》曰：“肺朝百脉，输精于皮毛。”肺气虚，皮肤对体温的调节能力降低，人体对外界气候变化的适应能力减弱，难以发挥温养和滋润的作用，易出现皮肤发凉、憔悴枯槁。

（3）治法：益气固本，补肺定魄。

（4）方剂：徐氏安魄汤合牡蛎散《太平惠民和剂局方》。

（5）药物：人参、远志、琥珀、茯神、阿胶、黄芪、熟地黄、五味子、紫菀、桑白皮、龙骨、牡蛎。

3. 魄病之鼻流浊涕

（1）证候表现：鼻涕量多，色黄或白，鼻塞，失嗅，发热，恶寒，头痛，咳嗽，咯痰，苔薄白，脉浮数。

（2）证候分析：肺为“娇脏”，外合皮毛，开窍于鼻，司呼吸、主气、主咽喉。鼻渊初期，发热恶寒，鼻塞脉浮是肺经风热之证。

（3）治法：疏风清热，通窍安魂。

（4）方剂：苍耳子散加味。

（5）药物：苍耳子、白芷、辛夷、薄荷、菊花、葛根、连翘、黄芩、银花、甘草等。

4. 魄病之嗅觉不灵

（1）证候表现：鼻涕白黏、量多，鼻塞，遇风冷刺激后加重，嗅觉减退，鼻黏膜淡红、肿胀，鼻甲肥大，伴头昏，面白，形寒肢冷，表情淡漠，舌淡、苔薄白，脉缓弱。

（2）证候分析：肺为“娇脏”，外合皮毛，开窍于鼻，司呼吸、主气、主咽喉。涕白，形寒，舌淡，属肺气虚弱。

（3）治法：温肺散寒，通窍安魄。

（4）方剂：温肺止流丹加减。

（5）药物：细辛、荆芥、党参、鱼脑石、诃子、辛夷、白芷、藁本、桔梗、甘草等。虚寒甚者，加干姜、桂枝。

5. 魄病之声音嘶哑（金实不鸣）

（1）证候表现：干咳，如犬吠样，喉痒，声音轻度嘶哑，不发热或有低热，舌淡红、苔薄白，脉浮紧，指纹浮，位在风关。

（2）证候分析：外感风寒之邪，客于咽喉，致咽喉肿胀，气道不利，肺失宣畅，故干咳，如犬吠声，喉痒，声音轻度嘶哑，但症情较轻，舌淡红、苔薄白，指纹浮，皆为风寒在表之象。

（3）治法：解毒利咽，清肺安魄。

（4）方剂：荆防桔甘汤加减。

（5）药物：荆芥、防风、前胡、桔梗、甘草、蝉蜕、射干、款冬花、浙贝母。

6. 魄病之失音（金破不鸣）

（1）证候表现：高热，咳剧，呈犬吠样，咽痛，语声不能，水饮不下，喘促，喉中痰鸣，呼吸有妨，呼吸时胸肋凹陷，口周紫绀，甚则烦扰不安，口渴，便干溺赤，舌红、苔黄腻，脉滑数，指纹紫，位在气关，甚则可达命关。

（2）证候分析：温热邪毒外感，蕴而化火生痰，抟结咽喉，或素体肺胃热盛，痰热内蕴，复为外邪所引发，上攻咽喉，致咽喉部脉络瘀滞，咽喉肿胀，气道不利，肺失宣畅，故咳剧咽痛，语声不能，水饮不下，喉中痰鸣，喘促，甚则呼吸有妨，口周紫绀，呼吸时胸肋凹陷；热扰神明，故烦躁不安；热盛伤阴则口渴，便干溺赤，舌红、苔黄，指纹紫，脉滑数，皆为热盛之象；指纹在气关或达命关，为病情较重或危重。

（3）治法：泻火解毒，利咽畅魄。

（4）方剂：徐氏固魄汤合导痰汤。

（5）药物：炙麻黄、杏仁、桂枝、芦根、冬瓜子、黄连、黄芩、栀子、射干、生石膏、枳实、制南星、陈皮、半夏、郁金、赤芍、木通。

7. 魄病之咽痛

（1）证候表现：发热重，恶寒轻，有汗热不解，鼻流黄涕，咳嗽痰稠，咽红肿痛，口渴喜饮，躁扰不宁或困倦思睡，舌红、苔薄黄，脉浮数。

（2）证候分析：风热之邪外感或寒从热化，故发热重，恶寒轻；邪伤肺卫则流黄涕，咳稠痰，咽红肿痛；口渴喜饮为热邪伤津之象。

（3）治法：辛凉解表，清咽固魂。

（4）方剂：徐氏固魂汤合银翘散加减。

（5）药物：炙麻黄、杏仁、桂枝、生石膏、黄芩、金银花、连翘、薄荷、荆芥、豆豉、桔梗、牛蒡子、芦根、竹叶等。

8. 魄病之咽痒

（1）证候表现：猝然声音不扬，甚则嘶哑，咽痒咳嗽，或咽喉微痛，吞咽不利，舌苔薄白，脉浮。

（2）证候分析：风寒遏肺，肺气失宣，故猝然声音不扬，甚则喑哑，咽痒咳嗽；气血遇寒凝滞，经络运行不畅，则咽喉微痛，吞咽不利，风寒犯肺故舌苔薄白，脉浮。

（3）治法：疏风散寒，宣肺定魄。

（4）方剂：六味汤加减（《喉科秘旨》）。

（5）药物：荆芥、防风、桔梗、僵蚕、薄荷、甘草。

9. 魄病之皮毛憔悴

（1）证候表现：反复外感，神疲乏力，少气懒言，汗多，动则汗出，口唇色淡，面黄少华，舌质淡红、苔薄白，脉细无力或指纹淡。

（2）证候分析：肺在体合皮毛，《素问·五脏生成》曰：“肺之合皮也，其荣毛也。”《灵枢·决气》云：“肺朝百脉，输精于皮毛。”皮毛固密，则卫外正常，肺脏安宁，不受外邪侵袭。肺气虚弱，宗气不足，卫外不固，故反复外感，多汗。肺藏于气中，舍于玄府。玄府者，毛孔是也。肺在体合皮，其华在毛。皮毛包括皮肤、汗腺、汗毛等组织，是一身之表，它们依赖于卫气和津液的温养和防御外邪，调节津液代谢，调节体温和辅助呼吸的作用。肺气宣发，输精于皮毛，发挥卫气的温养功能，司腠理开阖和防御外邪侵袭的作用。皮毛受邪，可内合于肺。如寒邪客表，卫气被郁遏，伤及肺脏，可出现上述证候。

（3）治法：益气健补，肺固魄脾。

（4）方剂：徐氏安魄汤合玉屏风散

（5）药物：人参、远志、茯神、琥珀、阿胶、枣仁、黄芪、白术、防风、山药、茯苓、甘草。

10. 魄病之荨麻疹

（1）证候表现：疹块色淡或白，伴有瘙痒，风吹、着凉或浸涉冷水后加重，得暖则减，自觉畏寒恶风，口不渴，苔薄白，脉浮紧。

（2）证候分析：因风寒外袭，以致营卫失和，络脉结聚而成，故疹色淡或白，遇冷加重。

（3）治法：疏风散寒，止痒安魄。

（4）方剂：徐氏安魄汤合荆防败毒散加减。

（5）药物：人参、远志、茯神、琥珀、牛蒡子、荆芥、防风、桂枝、白芍、羌活、独活、麻黄、秦艽、白鲜皮、浮萍、生姜、红枣等。

11. 魄病之湿疹

（1）证候表现：皮损见红斑、水疱，滋水淋沥，味腥而黏，或有糜烂、结痂，瘙痒难忍，皮疹泛发四肢及躯干，以屈侧为主，伴口苦而腻，小便短赤，大便干结，舌红、苔黄腻，脉濡滑或滑数。

（2）证候分析：由于素体血热，外感风湿之邪，湿热俱盛，蕴结肌肤而成，故见红斑，痒甚，甚则糜烂，味腥且黏等。

（3）治法：清热利湿，祛风定魄。

（4）方剂：萆薢渗湿饮加减。

（5）药物：萆薢、薏苡仁、黄芩、黄柏、泽泻、茯苓、车前子、木通、丹皮、六一散等。

12. 魄病之神经性皮炎

（1）证候表现：皮疹瘙痒阵发，皮肤上有针头大小扁平丘疹，淡红，也见抓痕、血痂，苔薄黄，脉浮数。

（2）证候分析：风热之邪外袭肌肤、交阻凝聚而成。

（3）治法：清热祛风，止痒安魄。

（4）方剂：徐氏安魄汤合消风散加减。

（5）药物：人参、远志、茯神、琥珀、荆芥、防风、牛蒡子、蝉蜕、连翘、黄芩、苦参、金银花。

13. 魄病之汗出过多

（1）证候表现：以自汗为主，或伴盗汗，以头部胸部为多，或汗出遍身，动则亦甚，平时易感冒，神倦乏力，面色少华，肢末不温，舌淡红、苔薄嫩，脉浮无力，指纹淡。

（2）证候分析：肺主气属卫，外合皮毛，肺气虚则卫气亦弱，卫外不固，腠理疏松，津液外泄。小儿脏腑娇嫩，皮毛疏松，腠理不密，纯阳体热。若先天禀赋不足，气血虚弱，或后天失调，脾胃受损，气虚则不能摄津或气血虚弱，气虚不能敛阴，血虚致心失所养，心液失藏，而出现多汗。

（3）治法：敛汗止汗，益肺固魄。

（4）方剂：玉屏风散合牡蛎散。

（5）药物：黄芪、防风、炒白术、浮小麦、煅牡蛎、麻黄根。

14. 魄病之夜间汗出异常

（1）证候表现：盗汗为主，或兼自汗，汗较多，遍布周身，动则尤甚，神倦，嗜睡不易唤醒，口干，唇红，手足心热，或伴潮热，低热，气弱声微，形体消瘦，舌淡、苔少或剥，脉细弱，指纹淡。

（2）证候分析：多见于热病后气阴受损，或素体虚弱，气阴两虚者。由于脏腑失养，阴阳失衡，故分气虚和阴虚两大证。其病位在心与肺。心主血属营，肺主气属卫，气虚不能敛阴，营阴难以自守，血虚不能养心，心液失藏而汗出。

（3）治法：益气养阴，止汗固魄。

（4）方剂：黄芪生脉散加味。

（5）药物：人参（或用党参、太子参、西洋参、北沙参）、麦冬、五味子、生黄芪等。

第二节 魄病之本证

1. 实证之轻症

（1）证候表现：咳嗽，痰少而黄，气喘，鼻塞，流浊涕，咽喉肿痛，发热，微恶风寒，口微渴，舌尖红、苔薄黄，脉浮数。

（2）证候分析：外邪袭肺，肺失清肃，肺气上逆，故咳嗽。

（3）治法：宣肺清魄，止咳化痰。

（4）方剂：徐氏固魄汤合桑菊饮（《温病条辨》）。

（5）药物：百合、芦根、冬瓜子、生薏苡仁、茯苓、桂枝、杏仁、炙麻黄、桔梗、蝉蜕、蛇蜕、牛蒡子、桑叶、菊花、薄荷、连翘、芦根、甘草。

2. 实证之重症

（1）证候表现：发热，口渴，咳嗽，气粗而喘，甚则鼻翼扇动，鼻息灼热，胸痛，或有咽喉红肿疼痛，小便短黄，大便秘结，舌红苔黄，脉洪数。

（2）证候分析：肺热炽盛，肺失清肃，气逆于上，故见咳嗽，气喘，甚则鼻翼扇动，气粗息灼；邪气郁于胸中，阻碍气机，则胸痛；肺热上熏于咽喉，气血壅滞，故咽喉红肿疼痛；里热蒸腾，向外升散，则发热较甚；热盛伤津，则口渴欲饮，大便秘结，小便短黄；舌红、苔黄，脉洪数，为邪热内盛之征。

（3）治法：降逆平喘，清肺定魄。

（4）方剂：徐氏固魄汤。

（5）药物：百合、芦根、冬瓜子、生薏苡仁、茯苓、桂枝、杏仁、炙麻黄、桔梗、蝉蜕、蛇蜕、牛蒡子、石膏、甘草。

3. 虚证之轻症

（1）证候表现：咳嗽无力，气短而喘，动则尤甚，咯痰清稀，声低懒言，或有自汗、畏风，易于感冒，神疲体倦，面色淡白，舌淡、苔白，脉弱。

（2）证候分析：久病咳喘，耗伤肺气，由于肺气亏虚，呼吸功能减弱，气逆于上，所以咳嗽无力，气短而喘；动则耗气，肺气更虚，则咳喘加重；肺气虚，宗气衰少，发声无力，则声低懒言。肺虚，津液不得布散，聚而为痰，故吐痰清稀。肺气亏虚，不能宣发卫气于肤表，腠理失密，卫表不固，故见自汗、畏风，反复感冒。面色淡白，神疲体倦，舌淡、苔白，脉弱，均为肺气虚之象。

（3）治法：止咳平喘，益气固魄。

（4）方剂：徐氏安魄汤合玉屏风散（苏子降气汤合补肺汤）。

（5）药物：人参、琥珀、远志、茯神木、阿胶、酸枣仁、炙甘草、黄芪、白术、防风等。

4. 虚证之重症

（1）证候表现：胸闷，咳嗽，气短而喘，心悸，动则尤甚，吐痰清稀，神疲乏力，声低懒言，自汗，面色淡白，舌淡、苔白，或唇舌淡紫，脉弱或结或代。

（2）证候分析：本证多因久病咳喘，耗伤肺气，累及于心。心气虚弱，鼓动无力，则见心悸怔忡；肺气虚弱，呼吸功能减弱，失于宣降，则为咳嗽，气短而喘；宗气亏虚，气滞胸中，则胸闷；肺气虚卫外不固，则自汗；动则耗气，加重气虚程度，故活动后诸症加剧；肺气虚，不能输布津液，水液停聚为痰。则痰液清稀；气虚脏腑功能活动减弱，则见头晕，神疲，声低懒言，面色淡白，舌淡，脉弱或结或代。

（3）治法：养心安神，补肺固魄。

（4）方剂：徐氏固魄汤合生脉散合补肺汤（《备急千金要方》《永类钤方》）。

（5）药物：人参、琥珀、远志、茯神木、阿胶、酸枣仁、炙甘草、麦冬、五味子、黄芪、熟地黄、五味子等。

5. 魄病之咳嗽

（1）证候表现：咳嗽喉痒声重，痰稀或为白沫，喷嚏，鼻塞流涕，头身痛楚，恶寒无汗或发热，苔薄白，脉浮紧，指纹浮红。

（2）证候分析：风寒犯肺，肺气不得宣畅，故咳嗽流涕；风寒束表，腠理闭塞，故恶寒无汗，头身疼痛，发热；诸痒皆属于风，肺主声，故喉痒而咳声重浊。痰白稀薄，也为风寒闭肺，水液输化无权，留滞肺络，凝而为痰之象。苔薄白，脉浮紧，指纹浮红，均主邪在表分。

（3）治法：解表散寒，止咳固魄。

（4）方剂：杏苏散加减。

（5）药物：紫苏、杏仁、前胡、桔梗、甘草、荆芥、生姜、大枣。

6. 魄病之咳喘

（1）证候表现：面呈㿠白，舌淡、苔白或滑润，身热不扬，精神萎软，或汗出欠温，四肢不温，大便或溏稀。喉间常伴有痰鸣哮吼声。呼吸急促，鼻翼扇动，三凹症明显。

（2）证候分析：寒邪闭肺者，面呈㿠白，舌淡、苔白或滑润，身热不扬，精神萎软，或汗出欠温，四肢不温，大便或溏稀。痰多者，喉间常伴有痰鸣哮吼声。

（3）治法：泻肺豁痰，平喘固魄。

（4）方剂：固魄汤合葶苈大枣泻肺汤加味。

（5）药物：炙麻黄、杏仁、桂枝、生石膏、钩藤、苏子、芦根、葶苈子、大枣、桑白皮、旋覆花、代赭石、炙甘草。

7. 魄病之气短

（1）证候表现：咳唾涎沫，质稀量多，不渴，喘息气短，畏寒自汗，形倦乏力，少食懒言，目睛无神，或遗尿或少尿，舌质淡而舌苔白、舌体胖嫩、常有齿痕，脉沉弱。

（2）证候分析：病程较长，缠绵不愈，为肺脾气虚。

（3）治法：健脾益气，调肺固魄。

（4）方剂：二陈汤合玉屏风散。

（5）药物：半夏、橘红、茯苓、炙甘草、生姜、乌梅、黄芪、白术、防风。

8. 魄病之乏力

（1）证候表现：食欲不振，食少，腹胀，便溏，久咳不止，气短而喘，咯痰清稀，面部虚浮，下肢微肿，声低懒言，神疲乏力，面白无华，舌淡、苔白滑，脉弱。

（2）证候分析：多因久病咳喘，耗伤肺气，子病及母，影响脾气；或饮食不节，脾胃受损，土不生金，累及于肺所致。

久病咳喘，肺气虚损，呼吸功能减弱，宣降失职，则咳嗽不已，气短而喘；肺气虚，不能输布水津，聚湿生痰，故咯痰清稀；脾气虚，运化失职，则食欲不振而食少，腹胀，便溏；脾虚不能运化水液、水气泛溢肌肤，则面部虚浮，下肢微肿；气虚全身脏腑功能活动减退，故少气懒言，神疲乏力；气虚运血无力，面部失养，则面白无华；舌淡、苔白滑，脉弱，为气虚之征。

（3）治法：益气健脾，补肺固魄。

（4）方剂：徐氏安魄汤合参苓白术散。

（5）药物：人参、远志、黄芪、熟地黄、五味子、紫菀、桑白皮、茯神、白术、扁豆、陈皮、山药、砂仁、薏苡仁、桔梗、莲子、琥珀、阿胶、枣仁、大枣。

9. 魄病之脱肛

（1）证候表现：便后直肠脱出，肛门松弛，常有遗尿或小便频数，久泻不止，精神萎靡，畏寒怕冷，夜啼，舌淡胖嫩，或舌红少津，脉沉细或细数。

（2）证候分析：肾司二便，肾虚则二便失司；或遗尿、多尿，或久泻不止，固摄无权，则直肠脱出。肺司升降，肺虚则升降失常，肺与大肠相表里，肺虚大肠失于固摄，则肛门松弛。

（3）治法：益肾升提，调肺固魄。

（4）方剂：六味地黄丸加减。

（5）药物：熟地黄、山药、山茱萸、肉桂、附子、芡实、煅龙骨、金樱子、覆盆子。

10. 魄病之夜惊

（1）证候表现：焦虑善惊，坐卧不安，善悲欲哭，神思恍惚，梦中惊悸，紧张则自汗出，舌淡、苔白腻或黄腻，脉象弦细或弦滑。

（2）证候分析：小儿脏腑初成，神气怯弱，不耐惊扰，胆怯则善恐易惊。小儿肺气虚弱，风痰内扰，致魄不安于其舍，惕惕然如惊，常令人夜寐轻浅而易惊扰。

（3）治法：温胆养心，镇惊固魄。

（4）方剂：安神定志丸（《医学心悟》）合十味温胆汤（《六因条辨》）加减。

（5）药物：人参、熟地黄、五味子、石菖蒲、远志、青龙齿、制半夏、枳实、茯苓、陈皮、炙甘草、生姜、大枣。

11. 魄病之不寐证

（1）证候表现：以易寤、频寤为主，伴憋气、气急、鼾声、咳嗽、咯痰，白天思睡、倦怠。

（2）证候分析：因肺阴不足，或肺气虚弱，或风痰内扰，致魄不安于其舍，惕惕然如惊，常令人夜寐轻浅，易寤，频寤。外邪扰肺，聚而成痰，痰浊阻肺，导致不寐。其入睡较易，呈间歇性睡眠，以易寤、频寤为主。

（3）治法：滋阴养心，调肺固魄。

（4）方剂：徐氏安魄汤合酸枣仁汤。

（5）药物：人参、远志、琥珀、阿胶、石菖蒲、茯苓、茯神、龙齿、酸枣仁、知母、川芎、甘草。

第三节 魄病之腑证（表腑）

《灵枢·本神》曰：“肺合大肠，大肠者，传导之府。”《素问．灵兰秘典论》曰：“肺者，相傅之官，治节出焉；……大肠者，传导之官，变化出焉。”一脏一腑，通过经脉相互络属，彼此之间构成阴阳、表里、脏腑之间的密切关系。

1. 魄病之排便不畅

（1）证候表现：精神疲惫，乏力，面色苍白，大便不干硬、便时易汗出气短，便后疲劳加重，舌淡、苔薄。

（2）证候分析：肺主气具有宣发肃降之职，并通过经脉络于大肠构成表里关系。魄门为肛门，是排泄糟粕的门户，因肺与大肠相表里，大肠通过经络内通于肺，故名魄门。大肠的传导气化与魄门的启闭排便，依赖于肺气的推动及宣降作用。肺气充足，宣降协调，津液得布，则大肠气化有力，魄门启闭正常；若肺气亏虚，肃降无力，则大肠传导缓慢，魄门开启无力，而致便秘；若肺气壅滞，易使大肠气滞，魄门启闭失常，亦见便秘。阳明腑实，燥屎内结，里热炽盛，魄门启闭失常，使人发狂，应用攻下热结，恢复魄门功能，燥湿祛除，气机升降恢复，神志便可正常。

（3）治法：益气润肠、通便安魄。

（4）方剂：补中益气汤《内外伤辨惑论》。

（5）药物：黄芪、白术、陈皮、升麻、柴胡、人参、甘草、当归。

2. 魄病之便秘

（1）证候表现：大便干结难出，甚至便秘不通，腹胀不适，严重兼呕吐，口臭口疮，面赤身热，小便短黄，舌苔黄燥，脉象滑实，若小儿则平素易于外感流涕，阵作咳嗽等。

（2）证候分析：肺藏属金，津亏燥胜为魄病便秘证之本。大肠失于濡润，肃降不及，舟停不运，大便干结难解。阳明病变由手及足，胃气上逆则呕吐，浊阴不降则口臭，火热乘胜，阳明气蒸则面赤身热，火化腐肉则为口疮。大肠热胜及小肠，泌尿短黄。舌象为津亏不及、火热有余，脉象示腑实有积。

（3）治法：养阴清热、通腑固魄。

（4）方剂：四顺清凉饮（《幼科发挥》）加减，合并肺病可宣白承气汤（《温病条辨》）加减。

（5）药物：白芍、当归、生地黄、柴胡、甘草等，或瓜蒌、杏仁、大黄、石膏等。

小儿则可选择徐氏小儿按摩：清大肠、退六腑、揉二人上马、双侧膊阳池、推下七节骨、揉龟尾等。

3. 魄病之大肠泻（轮状病毒肠炎、时疫泻）

（1）证候表现：大便水样，泻势急迫，量多次频，气味秽臭，腹痛阵作，或大便夹有黏液、肛门红赤、发热，烦躁口渴，恶心呕吐，小便短黄，舌质红、苔黄腻，脉滑数，指纹紫。

（2）证候分析：肺与大肠相表里，大肠通过经络内通于肺，故名魄门。湿热之邪，蕴结脾胃，下注大肠，传化失司，则肺通调水道的功能失司，故泻下稀如水样，气味秽臭；热性急迫，则泻下急迫如注，量多次频。湿热交蒸，壅遏肠胃气机，则腹痛腹胀，阵发哭闹。

（3）治法：清热利湿，宣肺定魄。

（4）方剂：葛根黄芩黄连汤加味（《伤寒论》）。

（5）药物：葛根、黄芩、黄连、马齿苋、地锦草、甘草。

4. 魄病之泄泻

（1）证候表现：外感风寒或咳嗽、哮喘等肺病，应用泻药或久用抗生素后出现腹泻，大便数行，不成形，甚至咳则失气或便出难控，严重者出现黎明泻，腹痛肠鸣即泻，气短、乏力，动则加重，可伴胃脘痞硬，或恶心，嗳气，舌偏淡、苔白，脉沉细。

（2）证候分析：本风寒表证或肺脏病，因肺宣降不及，大便不畅，而用寒凉药物，引邪深入，经太阴脾而直入下焦阳明大肠，阴寒有余而腹泻。咳则耗气，腹泻难控；素体肾阳不及，大肠失温则变生黎明泻；脾虚不化，土金气亏则气短、乏力。阳明胃气不降则恶心、嗳气，上下气机不相交通则胃脘痞硬。舌淡、苔白，脉沉细是阳气不及、病邪深入之象。

（3）治法：补土生金、暖肠固魄。

（4）方剂：参苓白术散（《太平惠民和剂局方》）合泻心汤，或合四神丸加减。

（5）药物：人参、白术、茯苓、山药、桔梗、扁豆、莲子肉、薏苡仁、砂仁、甘草、黄芩炭、黄连、补骨脂、吴茱萸、肉豆蔻、五味子、赤石脂、诃子等。

5. 魄病之大肠咳

（1）证候表现：大便干结，排出困难，甚则秘结不通，面红身热，胸闷咳喘，舌质红、苔黄厚，脉滑数，指纹紫滞。

（2）证候分析：肺与大肠相表里，肺气清肃下降，气机调畅，并布散津液，能促进大肠的传导，利于糟粕的排除；大肠传导正常，糟粕下行，亦利于肺气的肃降，二者互相为用。肺与大肠在病变时也相互影响。肺气壅盛，失于肃降，气不下行，津不下达，引起腑气不通，肠燥便秘；大肠实热，传导不畅，腑气阻滞，也可影响肺的宣降，出现胸闷咳喘。

（3）治法：润肠通便，泻肺清魄。

（4）方剂：泻白散和麻子仁丸加减（《小儿药证直诀》《伤寒论》）。

（5）药物：桑白皮、地骨皮、麻子仁、大黄、枳实、苦杏仁、厚朴、槟榔。

第四节　魄病之兼证

五神之间的生理病理关系，可以用五行环周的生克乘侮关系来体现。如志生魂、魂生神、神生意、意生魄、魄生志。《素问·六微旨大论》云：“亢则害，承乃制。制则生化，外列盛衰。害则败乱，生化大病。”生理上，五行承制，生德化用，外列盛衰，病理上亢害为乱，变邪为病，《素问·五运行大论》云：“气有余，则制己所胜，其不及，则己所不胜侮而乘之，己所胜轻而侮之。侮反受邪，侮而受邪，寡于畏也。”五神归属五脏，类属五行，《素问·六微旨大论》云：“气有胜复，胜复之作，有德有化，有用有变，变则邪气居之。”

1. 魂魄兼证之易怒

（1）证候表现：肺魄不宁，面色偏白而欠泽，落魄表现，不愿见人，一惊一咤，魄不宁易发生紧张状态，夜眠不安，闻声易醒。咳嗽声嘶，自觉委屈，心烦易怒，眩晕耳鸣，舌红、苔黄，脉数。

（2）证候分析：情志致病，气机失调，肺气耗损，魄精不足，阴气衰，而阳气盛，即魄弱魂盛，又有肝上逆侮肺，引起肝火犯肺。

（3）治法：清肺平合肝，顺气安魄。

（4）方剂：泻白散合黛蛤散加减（《小儿药证直诀》《医说》）。

（5）药物：桑白皮、地骨皮、粳米、甘草、青黛、蛤壳等。

2. 魂魄兼证之梅核气

（1）证候表现：咽中不适，如有物梗阻，咯之不出，咽之不下，胸中窒闷，或兼胁痛，妇人多见易于悲伤和郁闷，苔白腻，脉弦滑。

（2）证候分析：金收有余，宣发不及，乘木伤肝，肝气不疏，气机不畅，易悲伤郁闷；脾土运化不及，津聚成痰，肺气肃清不能，痰聚气滞咽喉而如物梗阻；肺气不宣，胸中气机不畅，伴现胸中窒闷；肝气不适，经脉不通则兼胁痛；舌苔白腻，脉弦滑，为气滞痰阻之象。

（3）治法：化痰固魄解郁。

（4）方剂：半夏厚朴汤加减。（《金匮要略》）

（5）药物：半夏、厚朴、干苏叶、茯苓、生姜等。

3. 神魄兼证之心悸

（1）证候表现：面色偏白，形体偏瘦，头发稀疏，肌肉不坚，活动后气短多汗，不耐久行，反复外感，性格软弱，优柔寡断，意志不坚，精神紧张，缺乏自信，敏感多疑，学习成绩欠佳，易心悸、怔忡、惊恐，神乱发狂，舌质淡、苔白，脉细无力。

（2）证候分析：心藏神，肺藏魄。小儿心神怯弱，容易受到精神刺激、暴受惊恐、忧郁思虑、悲伤过度等情志损伤。《素问・举痛论》云：“悲则心系急，肺布叶举，而上焦不通。”情志失调，容易影响上焦心肺之气机升降。过劳或休息不足，劳则气耗，肺气虚则心血不行；心气虚弱，血行不畅，影响肺的宣发肃降，损伤心肺之气，形成神倦乏力、声低懒言、多汗、惊惕不安。

肺魄受伤则会神乱发狂，行为失常，皮毛憔悴。《灵枢・本神》云：“肺喜乐无极则伤魄，魄伤则狂，狂者意不存人，皮革焦，毛悴色夭，死于夏。”可以看出，魄神失常不仅造成精神病变，同样会造成形体病变。

（3）治法：养心益气，补肺定魄。

（4）方剂：徐氏安魄汤合定志安神丸加减（《医学心悟》）。

（5）药物：人参、琥珀、远志、石菖蒲、茯神、龙齿、茯苓、酸枣仁、柏子仁等。

4. 神魄兼证之胸闷

（1）证候表现：胸闷不畅，如有气结，胸满，胁下上逆不适；或胸中如有气塞，短气，喜深吸气为舒，形体偏胖，痰多，易于情绪低落，舌偏淡、苔白或腻。

（2）证候分析：胸阳不展，心阳不足，气机闭塞于胸中，水停津聚，酿蕴为痰，痰气凝则如有气结、胸满。肝气郁滞不升，阻于经脉而胁下气逆冲心感。肺气不宣，心阳不振，则情绪低落。舌淡、苔白腻，为心胸阳气不足，内有痰湿的表现。

（3）治法：通阳开痹，调肺固魄。

（4）方剂：枳实薤白桂枝汤（《伤寒论》），或合茯苓杏仁甘草汤，或橘枳姜汤加减。

（5）药物：枳实、薤白、桂枝、厚朴、瓜蒌、茯苓、杏仁、甘草、橘皮、生姜等。

5. 意魄兼证之焦虑

（1）证候表现：哭笑不休，骂詈歌唱，不避亲疏；或忧怕恐惧，紧张失控；或自感自身有异物；精神紧张，自言自语；或喃喃自语，独坐独蹲；若有所思，哭笑失常；形容憔悴，精神恍惚，多寐易惊；怔忡健忘，敏感多疑，乏少纳呆，舌质淡、舌体胖大有齿痕，脉沉滑而无力。

（2）证候分析：肺司呼吸而摄纳清气，脾主运化而化生谷气。脾化生的谷精、谷气和津液，有赖于肺气的宣降运动以输布全身，而肺维持其生理活动所需要的谷精、谷气与津液，又依靠脾气运化水谷的作用以生成。“脾藏营，营合意……肺藏气，气舍魄。”肺气虚累及脾，脾失健运，脾虚至极，致意无所藏，脾气虚亦影响肺，肺气逆乱，魄失所主，故出现上述诸症。

（3）治法：益气健脾，调肺定魄。

（4）方剂：六君子汤合补肺汤（《医学正传》《永类钤方》）。

（5）药物：人参、白术、茯苓、甘草、陈皮、半夏、人参、黄芪、熟地黄、五味子。

6. 意魄兼证之脱肛

（1）证候表现：初期大便时直肠黏膜脱出，便后能自行回纳，长期反复脱出，日久失治，可以因咳嗽、下蹲、行走或哭闹等时而出现脱肛，且不易复位，需要用手送回或卧床休息方能回纳，可见见形体偏瘦，面色少华，气短乏力，口唇淡白，大便不成形伴不尽感或不畅，时有腹胀，有时会因臀部受凉而使症状加重或反复，严重可下腹坠痛，腰部或腹股沟及两侧下肢有酸胀和沉重感。舌淡、苔薄白，脉弱。

（2）证候分析：脾气亏虚，中气不足，不能升提固摄；土生金不及，肺气不足，宣发无力，大肠不得升提，魄门不能固摄，导致直肠脱出。肺脾气虚，运化乏力，气血不足，故而形瘦、面色少华、唇淡、便稀。舌淡、苔薄，脉弱为气血不足之象。

（3）治法：补中益气，升提固魄。

（4）方剂：补中益气汤（《脾胃论》）或合附子理中汤加减。

（5）药物：人参、黄芪、白术、甘草、当归、陈皮、升麻、柴胡、干姜、附子等。

儿童可选用徐氏小儿按摩法：补脾经、点揉百会穴、拿肩井、揉外劳宫、揉关元、按揉龟尾穴、推上七节骨等。

7. 意魄兼证之腹胀

（1）证候表现：大腹部胀满反复发作，受凉或午后可加重，排气后可减轻，大便不成形，或排便不畅，可伴有食欲欠佳，纳食减少，耐力不佳，活动后易气短乏力，舌偏淡、苔白。

（2）证候分析：脾属土，肺属金，母子相生。脾虚则金气弱，肠道传导不及，气机阻滞，大腹胀满，运化不及，食欲不佳，纳食减少，大便不成形；湿浊阻滞，魄门开合失司，大便不畅。

（3）治法：行气消胀、调肺固魄。

（4）方剂：厚朴生姜半夏甘草人参汤（《伤寒论》）或厚朴温中汤加减（《内外伤辨惑论》）。

（5）药物：人参、干姜、厚朴、生姜、半夏、甘草、陈皮、茯苓、草豆蔻、木香等。

8. 意魄兼证之咳喘痰多

（1）证候表现：多有慢性胃肠功能不佳，如易于脘腹不适，或早饱，或空腹脘痞，易肠鸣腹泻，平素可大便不成形，食欲欠佳，活动耐力不佳，易气短乏力，发作咳嗽则反复，咳声重浊，痰多，因痰而嗽，痰出咳减，痰或稀或黏腻或稠厚，痰色白或带灰色，晨起或进食后咳甚痰多，进食甘甜油腻肉食更为明显，胸闷不畅，每易忧愁多虑，情绪不佳，舌偏淡、苔白或腻，脉濡滑。

（2）证候分析：脾为生痰之源，肺为储痰之器。脾气虚弱，化运不及，痰湿内生，移存于肺。肺为清肃之藏，咳嗽反复，咯痰量多，痰出咳减。甘甜油腻肉食易于生痰，故而咳喘痰多加重。脘腹不适，食欲欠佳，大便不成形，皆为脾胃虚弱、运化乏力的表现。活动耐力不佳，移气短乏力，是土金母子皆虚的表现。舌淡、苔白或腻，脉濡滑是痰湿内盛的表现。

（3）治法：化痰止咳，平喘固魄。

（4）方剂：二陈汤（《太平惠民和剂局方》）、三子养亲汤（《韩氏医通》）或苓甘五味姜辛夏杏汤（《伤寒论》）加减。

（5）药物：陈皮、半夏、茯苓、苏子、莱菔子、白芥子、干姜、细辛、五味子、杏仁、甘草等。

9. 魄志兼证之孤独

（1）证候表现：性格软弱，寡言沉默，不喜活动，动则腰膝酸软而痛，记忆力差，心神不宁，舌质淡红、苔薄白，脉细无力。

（2）证候分析：肾藏精，精合志……肺藏魄。悲则气消，是指过度悲忧伤肺 导致肺失宣降、肺气耗伤。正如《素问·举痛论》中所说："悲则心系急 肺布叶举，而上焦不通，荣卫不散，执气在中，故气消矣。"同理，恐则气下，是指过度恐惧伤肾，致使肾气失固，气陷于下。儿童学业负担过重 或受家长情绪的影响引起精神长期处于紧张、恐惧状态中，肺肾气机失调，影响脏腑气化。

（3）治法：益肾定志，补肺固魄。

（4）方剂：六味地黄丸合补肺汤（《小儿药证直诀》《永类钤方》）。

（5）药物：人参、黄芪、熟地黄、五味子、茯苓、山药、山茱萸、泽泻、丹皮等。

10. 魄志兼证之肛裂

（1）证候表现：大便秘结，排便怒责，过程中肛门周围皮肤黏膜裂伤，反复发作者周期性排便时局部灼痛或刀割样疼痛，伴随便时出血鲜红色，多颜色鲜红，有时染红便纸，或黏附在干结的粪便表面，有时滴血，便后反射性肛门括约肌痉挛而疼痛，甚至可持续数小时，严重时咳嗽、喷嚏都可引起疼痛，患者常坐卧不安，痛苦异常。此类患者常有慢性病程，反复的痛苦，使患者恐惧而不愿意排便，形成恶性循环。易于毛干皮燥，舌红、苔燥干、少津，脉细或数。

（2）证候分析：肺与大肠相表里，大肠主津，肾主水。肺津不足，肾水不及，大肠失润，舟行不畅，故而便干难解。金燥则火热为复，灼伤出血；木气为侮，则筋急而挛，疼痛阵作。肾阴不足，肾志不司，恐惧异常，坐卧不安，病情反复。

（3）治法：养阴润燥，凉血固魄。

（4）方剂：润肠汤（《证治准绳》）合凉血地黄汤（《外科大成》）加减，或合麻子仁丸（《伤寒论》）。

（5）药物：生地、当归、火麻仁、桃仁、甘草、地榆、槐角、赤芍、黄芩、枳壳、荆芥、升麻、厚朴、白芍、大黄、杏仁等。

11. 魄志兼证之水肿

（1）证候表现：多有慢性肺病史，迁延失治，日久喘息加重，动则喘甚，呼多吸少，呼吸困难，气不得续，畏寒怕冷，腰膝无力，久则口唇紫绀，病情进展，活动则症状加重，出现下肢水肿，逐渐加重，甚至肿过膝及腰腹。患者因为慢性肺病逐渐加重及肾，往往生活艰难，活动耐力极差，所志不得，被动生活需要照顾，情绪低落，舌淡暗，脉沉弱。

（2）证候分析：肺属金藏魄，肾属水藏志。慢性肺病，久则及肾。水“本在肾，其末在肺”。“饮入于胃……上归于肺，通调水道，下输膀胱，水精四布，五经并行”。肺失宣降，通调水道失职，三焦不畅，水寒伤肾，初见肾不纳气、肾水不温，表现呼多吸少，动则气短，腰膝无力怕冷；久则肾气亏虚，水气凌心，形成肺肾心同病的水肿证，病重渐进。肾志不藏，被动生活，肺不藏魄，情绪低落。舌淡暗，脉沉弱是肺肾不足、心脉不畅之征。

（3）治法：温肾利水、调肺固魄。

（4）方剂：真武汤（《伤寒论》）或济生肾气丸合参蛤散加减。

（5）药物：附子、芍药、白术、生姜、肉桂、牛膝、车前子、熟地黄、山茱萸、山药、茯苓、泽泻、丹皮、人参、蛤蚧等。

12. 魄志兼证之干咳音哑

（1）证候表现：干咳，咳声短促，咳声不扬，痰少黏白，或痰中带血，逐渐声音嘶哑或失音，口干咽燥，或伴午后潮热颧红，手足心热，夜寐盗汗，病程迁延，逐渐消瘦，神疲气短，皮毛干枯，舌红、少苔，脉细数。

（2）证候分析：阴虚肺燥，肺体失润，干咳痰少，咽干口燥；肺络损伤，痰中带血；肺病及肾，肾阴亏耗，虚火内灼，咳声短促，咳声不扬；虚火内蒸，潮热颧红，手足心热，夜寐盗汗；阴损及气，神疲气短；肺体失养，皮毛干枯。舌红、少苔，脉细数为阴虚火旺之象。

（3）治法：滋阴清热、调肺固魄。

（4）方剂：沙参麦冬汤（《温病条辨》）、清燥救肺汤（《医门法律》）或百合固金汤（《医方集解》），或合秦艽鳖甲散（《卫生宝鉴》）加减。

（5）药物：沙参、麦冬、桑叶、扁豆、玉竹、天花粉、百合、生地、熟地黄、玄参、贝母、桔梗、芍药、当归、生石膏、火麻仁、阿胶、枇杷叶、杏仁，秦艽、鳖甲、知母、地骨皮、银柴胡等。酌加诃子、凤凰衣、胡桃肉、白蜜等。

第十三章 “志病证”辨治

肾藏志，为志之居所，广义之“志”指各种神志活动，包括人的意识、神志、意志、情志、心情、意念、记忆等；狭义之“志”指记忆。“肾藏志”反映了肾－脑与人的神志活动的密切关系。《素问·宝命全形论》云：“慎守勿失，深浅在志。”认为“志”具有调节人的行为活动的作用，是维持人体正常心理活动的基础，《医方集解》也曾提及：“人之精与志皆藏于肾。”肾藏志依赖于肾藏精，肾中精气的盛衰与肾藏志密切相关。不仅主导肾脏的生理功能，而且还主导肾脏主持的精神活动。同时肾所藏之精与后天水谷之气和自然清气结合，成为人体组织和器官的物质基础与活动能力，即元气，推动着五脏六腑的各种功能活动。“肾”尤其与“心”关系更胜于肺、肝、脾。故“肾志”在心，主导心神，谓之“神志”；“志”在肺，主导肺魄，则为“魄志”；“志”在肝，主导肝魂，则为“魂志”；“志”在脾，主导脾意，则为“意志”。因此，“志”通过“神、魂、魄、意”主导人体全身“五脏六腑”的生理功能。肾主封藏，为先天之本，主藏精，主骨生髓，肾主水，受五脏六腑之精而藏之，故为精之处。发为血之余，精血同源，精足则血足，则毛发润泽。因此称之为“其华在发，其充在骨。”肾属水，属阴，为阴中之少阴，通于冬气，具有滋润、下行、闭藏的特性。故《素问·六节藏象论》：“肾者，主蛰，封藏之本，精之处也；其华在发，其充在骨，为阴中之少阴，通于冬气。”肾脏，属阴，为人体生命之根本，真阴真阳之所宅。在五行属水，方位主北方，为阴中之阴，主生长发育。故《素问·灵兰秘典论》亦云：“肾者，作强之官，伎巧出焉。”做强和伎巧是肾藏精、肾藏志功能在生命活动（包括神志活动）中的具体体现。因此，《灵枢·本神》云：“肾藏精，精舍志。”“肾藏精，主骨生髓”，“脑为髓之海”。脑为元神之府，肾之精华只有上升于脑，也就是生髓充脑，达到精能生气，气能生神，神定气清，神志活动才能正常。肾中所藏精气是人体大脑活动所必需的物质来源，也是构成机体生长、发育、生殖及各种情志活动的物质基础，精气的盛衰关系到脑髓的盈亏及大脑活动是否正常运转，是人的神志活动产生之根本。人的一部分精神情志活动与肾精关系密切，肾藏精，而精为“志”的居所，肾中之精可舍志，肾中之精对人的意志和记忆起了重要的充养作用。如《医方集解》云：“人之精与志皆藏于肾，肾精不足则志气衰。”“肾藏志，志定则足以御肾精，御心神，则足以收肝魂，收肺魄，使不得妄越”，肾中所藏精气是构成机体生理发育及各种情志活动的基础，肾中精气的盛衰与人体生理活动起着至关重要的作用。肾精充足则志坚，反之肾精不足，精不能化气，阳气化生无根，影响五脏之阳之生发，五脏之阴之滋养，出现五脏功能受累，即：心不藏神，喜悲无常；肝不藏魂，易怒易惊；脾不藏意，健忘易畏；肺不藏魄，悲忧难解；肾不藏志，虚易惊恐。五志不宁，从而导致五脏虚损加剧，更易发生情志疾患。如《灵枢·本神》云：“肾气虚则厥，实则胀，五脏不安。”“志安”则神、魂、意、魄皆安，“志不安”则可导致神、魂、意、魄皆不安宁，出现各种神志异常类疾病。《素问·阴阳应象大论》曰：“肾在志为恐。”《素问·举痛论》云：“恐则气下。”故恐志藏于肾，并具有调节肾脏的特性，可助肾气保持封藏之性，助肾发挥藏精、主水功能，以及肾之气精水上行的功能。恐志有余与不足的本质是肾气、肾精的异常。气机紊乱是一切情志疾病发生的根源。《灵枢·本神》云：“肾盛怒而不止则伤志，志伤则喜忘其前言。”

第一节　志病之标证（苗窍）

苗窍与脏腑有着密切关系，肾之苗窍乃耳及前后二阴。肾志受损，苗窍首当其冲而发生病变。

1. 志病之耳鸣

（1）证候表现：耳鸣，响如蝉鸣，健忘，毛发少泽，小便频或失禁，舌红、少苔，脉沉细。

（2）证候分析：肾藏精，主骨生髓，精为“志”的居所，肾开窍于耳，肾精虚衰，肾志受损，髓海失养，即出现健忘，清阳不升则耳鸣如蝉鸣。发为血之余，精血同源，精衰则血不足，毛发失养，故少泽。肾在志为恐，恐则气下，伤肾，下元虚冷不固，气化不利，开阖失司，小便频或失禁。舌红、少苔，脉沉细为肾虚之象。

（3）治法：滋阴填髓，益肾定志。

（4）方剂：徐氏定志汤加减。

（5）药物：远志、石菖蒲、郁金、煅龙骨、熟地黄、茯苓、山药、制龟甲、山萸肉、金毛狗脊、蔓荆子。

2. 志病之失聪

（1）证候表现：久病失聪、有声不闻，或闻而不真，伴耳鸣时作时止，操劳时加剧，头昏，健忘，舌红、少苔，脉沉细无力。

（2）证候分析：《灵枢·脉度》云："肾气通于耳，肾和则耳能闻五音一。"肾开窍于耳，久病肾虚不能藏精，肾志受损，肾精不能上达于耳，则失聪，闻不真或无听闻。肾志受损，髓海失养，则头昏、健忘。舌红、少苔，脉沉细无力为肾虚之象。

（3）治法：滋阴益髓，补肾定志。

（4）方剂：徐氏定志汤合磁石丸加减。

（5）药物：远志、石菖蒲、郁金、煅龙骨、熟地黄、茯苓、山药、制龟甲、山萸肉、磁石。

3. 志病之耵聍

（1）证候表现：偶尔活动引起耳内响声；甚者耳内闷塞感，听力减退，头晕，形体消瘦，腰膝酸软，舌红、少苔，脉细数。

（2）证候分析：肾虚精亏，外邪持于经络，上实下虚，耳中津液结聚，久则丸结不消，成核塞耳致气窍不通，则耳内响声、耳塞感、听力减退。肾精不足致脑髓空虚则头晕，肾精亏虚，经脉失养则形体消瘦，腰膝酸软。舌红、少苔，脉细数为肾虚之象。

（3）治法：扶正祛邪，补肾定志。

（4）方剂：徐氏定志汤加减。

（5）药物：远志、石菖蒲、煅龙骨、熟地黄、茯苓、山药、山萸肉、磁石。

4. 志病之幻听

（1）证候表现：幻听，失眠，难以入睡而易醒，记忆减退，口干便难，舌尖红无苔有剥裂，脉细数。

（2）证候分析：肾阴亏损，虚热内生，上扰清灵，神志不宁，久则幻听，失眠，肾志受损，髓海失养则记忆减退。肾精不足，肠道失润则口干便难。舌尖红无苔有剥裂，脉细数为肾虚之象。

（3）治法：潜阳填髓，补肾定志。

（4）方剂：徐氏定志汤合黄连阿胶汤加减。

（5）药物：远志、石菖蒲、郁金、煅龙骨、熟地黄、茯苓、山药、制龟甲、山萸肉、金毛狗脊、黄连、阿胶、鸡子黄。

5. 志病之面色发黑

（1）证候表现：面色发黑，或灰黑暗滞、形体瘦弱，筋骨不坚，四肢冷而不暖，舌苔白，脉沉细。

（2）证候分析：肾精虚衰，阳气虚衰，水湿不化，气血凝滞则面色发黑，或灰黑暗滞。肾精亏虚，经脉失养则形体瘦弱，筋骨不坚，四肢冷而不暖，舌苔白、脉沉细为肾虚之象。

（3）治法：温阳益精，补肾定志。

（4）方剂：徐氏定志汤加减。

（5）药物：远志、石菖蒲、熟地黄、茯苓、山药、鹿角胶、山萸肉、金毛狗脊、附子。

6. 志病之毛发不固

（1）证候表现：毛发稀疏，枯黄、易断，前额脱发或头顶脱发，齿松，腰酸，健忘，舌质淡，脉细无力。

（2）证候分析：肾藏精，其华在发。肾精亏乏，无以生化，故毛发稀疏，易脱发。肾在体为骨，肾精不足则齿松，腰酸；肾精亏损，脑海失充，则健忘。舌质淡，脉细无力，均为肾虚之象。

（3）治法：养血益精，补肾定志。

（4）方剂：徐氏定志汤合首乌丸加减。

（5）药物：远志、石菖蒲、熟地黄、茯苓、山药、鹿角胶、山萸肉、何首乌、墨旱莲、菟丝子、补骨脂。

7. 志病之失音

（1）证候表现：热病后喑哑不畅，口干，咽红，舌苔薄白，脉沉数。

（2）证候分析：肾主水，热病伤阴，肾水枯竭，不能上承于肺，肺主声，故生嘶而不扬。如万密斋所云："病后失音者肾怯。"

（3）治法：益肾养阴，安魄定志。

（4）方剂：徐氏定志汤加减。

（5）药物：远志、煅龙骨、熟地黄、茯苓、制龟甲、山萸肉、牡丹皮、桔梗、蝉衣、凤凰衣、天花粉、麦冬。

8. 志病之会阴部胀痛

（1）证候表现：失眠，会阴部胀痛，有灼热感，小便黄，舌质红、苔薄黄，脉细数。

（2）证候分析：会阴部中间为督脉、任脉所主，而督、任与肾相通，会阴部灼热而见脉细数，乃肾阴虚而火旺之象。

（3）治法：滋阴降火，补肾定志。

（4）方剂：徐氏定志汤加减。

（5）药物：远志、石菖蒲、郁金、煅龙骨、熟地黄、茯苓、制龟甲、山萸肉、牡丹皮、萆薢、车前子、滑石。

9. 志病之阴囊肿大

（1）证候表现：阴囊肿大，透亮，小便清长，舌淡、苔白，指纹淡红。

（2）证候分析：先天不足，肾志不稳，气化无力，导致水液下注。

（3）治法：利水消肿，温肾定志。

（4）方剂：徐氏定志汤合五苓散加减。

（5）药物：远志、石菖蒲、郁金、煅龙骨、熟地黄、茯苓、山药、金毛狗脊、桂枝、泽泻、小茴香。

10. 志病之小便不利

（1）证候表现：小便不利，点滴不爽，小便排出不顺畅、伴有排尿费力，神祛畏寒，腰膝酸软，舌淡、苔白，脉沉弱。

（2）证候分析：肾阳亏虚，阴寒内阻，膀胱气化无力，气不运水，故小便量少，点滴不爽，排尿不利，肾阳虚衰，肾阳虚，不足以温养髓海，故神祛畏寒，腰膝酸软；舌淡、苔白，脉沉弱为肾虚之象。

（3）治法：化气利尿，温肾定志。

（4）方剂：徐氏定志汤加减。

（5）药物：远志、石菖蒲、熟地黄、茯苓、山药、金毛狗脊、泽泻、丹皮、肉桂、炮附子、牛膝、车前子。

第二节　志病之本证（本脏）

《小儿药证直诀·上卷·脉证治法》：“肾主虚，无实也。惟疮疹，肾实则变黑陷，更当辨虚实证……”

1. 志病之善忘前言

（1）证候表现：善忘前言，善恐易惊，腰膝酸软，小便不利，舌淡、苔薄白，脉沉细。

（2）证候分析：《灵枢·本神》云：“肾盛怒而不止则伤志，志伤则喜忘前言。”“肾藏精，精舍志”，志必须藏于肾精之中，受其涵养，否则志无所藏必转瞬即逝故喜忘前言，善恐易惊。腰为肾之府，肾志不足，筋骨失养不利，故腰膝酸软，肾与膀胱相表里，肾虚，膀胱气化无力，则小便不利。

（3）治法：益精填髓，补肾益志。

（4）方剂：徐氏定志汤加减。

（5）药物：远志、石菖蒲、郁金、煅龙骨、熟地黄、茯苓、山药、制龟甲、山萸肉、金毛狗脊。

2. 志病之腰背转动不灵

（1）证候表现：腰背酸楚，转动不灵，健忘，恐惧惊慌，夜寐早寤，大便溏薄，尿频而清，脉象沉迟。

（2）证候分析：“肾盛怒而不止则伤志，志伤则喜忘其前言，腰脊不可以俯仰屈伸”。腰为肾之府，主骨，肾受伤，肾精不足，肾气虚，志无以化生，肾志不安，可见腰背酸楚，转动不灵，脑髓失养则健忘，夜寐早寤。志不足不能制恐，恐志异常，使肾气下行不及，则封藏动力不足，故恐惧惊慌。肾阳不足则大便溏薄，尿频而清。

（3）治法：益精填髓，补肾定志。

（4）方剂：徐氏定志汤合右归丸加减。

（5）药物：远志、石菖蒲、郁金、煅龙骨、熟地黄、茯苓、山药、制龟甲、山萸肉、金毛狗脊、杜仲、当归、附子（炮附片）、肉桂、菟丝子、鹿角胶、枸杞子。

3. 志病之水肿

（1）证候表现：周身浮肿，腰以下为甚，小便量少，夜寐早寤，腰膝酸软，舌淡胖边有齿痕、苔白水滑，脉象沉滑。

（2）证候分析：肾阳亏虚不能制水，水气泛滥，使志不安于舍而出现以上诸症。

（3）治法：温阳利水，补肾定志。

（4）方剂：徐氏定志汤合真武汤加减。

（5）药物：远志、石菖蒲、郁金、熟地黄、茯苓、山药、山萸肉、泽泻、川牛膝、车前子、白术、干姜、附子、肉桂。

4. 志病之腹胀

（1）证候表现：腹胀，健忘，腰背转动不灵，大便完谷不化，舌淡，脉沉细。

（2）证候分析：《素问·调经论》云："志有余则腹胀飧泄，不足则厥。"肾为水脏，其性寒，易受寒邪侵袭，水寒之气充斥，因而出现腹胀。腰为肾之府，主骨，肾受伤，肾精不足，肾气虚，志无以化生，肾志不安，可见腰背酸楚，转动不灵，脑髓失养则健忘，肾志受损，不能温阳脾意，脾土的运化功能失调，则出现完谷不化。

（3）治法：调脾健意，补肾定志。

（4）方剂：徐氏定志汤合痛泻药方加减。

（5）药物：远志、石菖蒲、郁金、煅龙骨、熟地黄、茯苓、山药、制龟甲、山萸肉、金毛狗脊、炒白术、白芍、陈皮、防风。

5. 志病之遗精

（1）证候表现：滑精，全身疲乏无力，性功能下降，腰酸背痛，二便失禁，舌淡、红苔薄，脉滑大无力。

（2）证候分析：《素问·六节藏象论》云："肾者主蛰，封藏之本，精之处也。"《景岳全书·遗精》云："因梦而出精者，谓之梦遗；不因梦而精自出者，谓之滑精……滑精者无非肾气不守而然。"肾藏精，精舍志，肾精受损，惊恐不释，过恐则肾气不固，气泄于下，出现二便失禁、遗精。肾精受损而出现腰酸，疲乏，舌淡，脉滑、大、无力。

（3）治法：固涩止遗，补肾定志。

（4）方剂：徐氏定志汤加减合五子衍宗丸。

（5）药物：远志、石菖蒲、郁金、煅龙骨、熟地黄、茯苓、山药、制龟甲、山萸肉、金毛狗脊、芡实、金樱子、枸杞子、覆盆子、菟丝子。

6. 志病之阳痿

（1）证候表现：突受惊恐而阳痿，疲乏，腰酸，尿黄，舌淡红、苔薄，脉细。

（2）证候分析：《灵枢·本神》云“恐惧而不解则伤精”“恐为肾志”，肾藏精，精舍志，肾精受损，惊恐不释，过度则超过了肾的调节能力，便会损伤肾气、肾精或肾阴，而致阳痿。肾精受损而出现腰酸，疲乏，舌淡，脉细。

（3）治法：益精填髓，补肾定志。

（4）方剂：徐氏定志汤加减。

（5）药物：远志、石菖蒲、郁金、煅龙骨、熟地黄、茯苓、山药、制龟甲、山萸肉、金毛狗脊。

7. 志病之不孕不育

（1）证候表现：婚后多年未孕或未育，腰酸，疲乏，舌淡、苔薄白，脉细。

（2）证候分析：《素问·灵兰秘典论》云：“肾者，作强之官，伎巧出焉。”“作强”“伎巧”的含义包括男性和女性的性功能及生殖功能。是肾藏精、肾藏志功能在生命活动中的具体体现。不恰当的房事劳损及强烈的外界刺激作用下，可以导致肾志之损伤，肾失封藏，肾中精气无故流失，肾元亏虚，故无子。

（3）治法：益精填髓，补肾壮志。

（4）方剂：徐氏定志汤加减合五子衍宗丸。

（5）药物：远志、石菖蒲、郁金、煅龙骨、熟地黄、茯苓、山药、制龟甲、山萸肉、金毛狗脊、菟丝子、枸杞子、覆盆子、车前子、五味子。

8. 志病之月经不调

（1）证候表现：月经前后不定，量少，体寒，疲乏，腰酸痛，舌淡红、苔薄，脉细。

（2）证候分析：肾为先天之本，肾精不足导致志伤，精血同源，精亏则血亦不足，出现月经量少，经期不定，气血不足，肢体失于濡养、温煦，故体寒，乏力。肾精受损而出现腰酸，疲乏，舌淡，脉细。

（3）治法：疏肝解郁，补肾定志。

（4）方剂：徐氏定志汤合定经汤加减。

（5）药物：远志、煅龙骨、熟地黄、茯苓、山药、山萸肉、菟丝子、白芍、当归、柴胡、香附、杜仲。

9. 志病之项软

（1）证候表现：颈项软而无力，头不能正常竖立，面色㿠白，肢厥，舌淡、纹淡紫。

（2）证候分析：此属于小儿五软证，皆因先天禀赋不足，气血不充，故骨脉不强、肌肉萎弱所致。

（3）治法：醒脑开窍，补肾壮志。

（4）方剂：徐氏定志汤加减合补肾地黄丸。

（5）药物：远志、石菖蒲、郁金、煅龙骨、熟地黄、茯苓、山药、制龟甲、山萸肉、丹皮、金毛狗脊、鹿茸、川牛膝、黄精、野兔脑。

10. 志病之骨痿

（1）证候表现：双下肢痿软无力，腰、腿痛，舌红、苔薄黄，脉细。

（2）证候分析："肾主骨"为"作强之官"，肾志受损，精无居所，精血同源，衰则四肢筋骨失养，痿软无力，故有腰、腿痛。

（3）治法：强筋健骨，补肾定志。

（4）方剂：徐氏定志汤合虎潜丸加减。

（5）药物：远志、石菖蒲、郁金、煅龙骨、熟地黄、茯苓、山药、制龟甲、山萸肉、牡丹皮、金毛狗脊、川牛膝、当归、锁阳。

11. 志病之惊恐不安

（1）证候表现：惊恐不安，甚或狂言嬉笑，妄行不休，骨酸痪厥，二便失禁，舌淡、苔薄白，脉沉细。

（2）证候分析："肾藏精主志"，肾虚不能主志，志弱不能制恐，故惊恐不安，肾志损伤严重，精气亏损过度，则出现狂言嬉笑，妄行不休，肾主骨生髓，肾志损，筋骨失养，骨酸痪厥，肾主前后二阴，司开阖，肾志损伤，出现二便失禁。

（3）治法：益精温阳，补肾定志。

（4）方剂：徐氏定志汤加减。

（5）药物：远志、石菖蒲、郁金、煅龙骨、熟地黄、茯苓、山药、制龟甲、山萸肉、金毛狗脊、炒枣仁、远志、龙齿。

12. 志病之夜寐不安

（1）证候表现：夜寐早寤，容易惊醒，恐惧不安，大汗出，晨起醒后意识如常人，时有乏力，对前一晚发生的事情无记忆，舌淡、苔薄黄，脉象沉迟。

（2）证候分析：《续名医类案》中指出：“人之安睡，神归心，魄归肺，魂归肝，意归脾，志藏肾，五脏各安其位而寝。”五神脏的虚实总关乎肾。肾可通过调控五神脏而对五神、五志、七情等神志活动发生影响。肾为先天之本，作为志的媒介，有滋养、承载和收纳志的作用，如果先天禀赋不足，后天又失于濡养，肾脏的易损会直接表现在肾不藏志，继而累及到志病。肾藏志的功能体现依赖于肾藏精，肾精亏损，则神失所养，引发夜寐早寤，恐志不安则出现惊醒，恐惧。肾志受损，肾精不足，脑髓失养，易忘。

（3）治法：降火定惊，补肾壮志。

（4）方剂：徐氏定志汤合知柏地黄汤加减。

（5）药物：远志、石菖蒲、煅龙骨、熟地黄、茯苓、山药、制龟甲、山萸肉、金毛狗脊、知母、黄柏。

13. 志病之肾咳

（1）证候表现：咳嗽，腰背痛，甚则咳涎，舌淡、苔白，脉沉细。

（2）证候分析：五脏六腑皆能令人咳，非独肺也。肾主水，肾志受损，恐则气下，气机紊乱，水气上泛，故咳甚则多涎。腰为肾之府，肾志受损，筋骨失养，故出现腰痛。

（3）治法：纳气化饮，补肾定志。

（4）方剂：徐氏定志汤合苓甘五味姜辛汤加减。

（5）药物：远志、石菖蒲、郁金、煅龙骨、熟地黄、茯苓、山药、制龟甲、山萸肉、金毛狗脊、干姜、细辛、五味子。

14. 志病之抽动症

（1）证候表现：面部肌肉不自主抽动，如挤眉眨眼，吸鼻子，喉中异常发声，面色㿠白，睡眠差，舌质淡红，脉弦细。

（2）证候分析：先天禀赋不足，后因调摄适当而发病，“肾藏精舍志”，“志不足”者，则自制力差，表现为挤眉眨眼，喉中异常发声，肾气不足，心肾失交则睡眠差。

（3）治法：安魂止痉，补肾定志。

（4）方剂：徐氏定志汤加减。

（5）药物：远志、石菖蒲、郁金、煅龙牡、熟地黄、茯苓、山药、菊花、鹿角霜、蝉蜕、僵蚕、山豆根、辛夷、苍耳子、玄参。

第三节　志病之腑证（表腑）

1. 志病之泄泻

（1）证候表现：体质较弱，面色乍青乍白，大便色清，完谷不化，次数不多，有泡沫，或伴腹痛，舌淡、苔白滑，脉弦数，或快慢不一，指纹淡青而滞。

（2）证候分析：小儿先天脾肾常不足，惊恐之后，伤及肾志，肾气不固，气泄于下，火不生土，脾阳亏虚，可致久泻久痢、五更泻等。

（3）治法：健脾利湿，安神定志。

（4）方剂：徐氏定志汤合痛泻药方加减。

（5）药物：远志、石菖蒲、郁金、煅龙骨、熟地黄、茯苓、山药、制龟甲、山萸肉、金毛狗脊、炒白术、白芍、陈皮、防风。

2. 志病之便秘

（1）证候表现：大便干硬或不干硬，但努挣乏力，用力则汗出短气，便后疲乏，肢倦懒言，善恐易惊，舌淡、苔薄，脉虚，指纹淡。

（2）证候分析：肾常虚，主五液而司二便，肾气不足，则开阖失司，津液匮乏，肾阳不足，则大肠失于温煦，肾阴不足，则肠道失润，大便不通。

（3）治法：增液通便，补肾定志。

（4）方剂：徐氏定志汤合增液汤加减。

（5）药物：远志、煅龙骨、熟地黄、茯苓、制龟甲、山萸肉、牡丹皮、生地、玄参、麦冬、杏仁、郁李仁、火麻仁、柏子仁。

3. 志病之尿床

（1）证候表现：面色发白，记忆力差，善恐易惊，失眠，头晕耳鸣，骨酸痿软，夜间排尿不自觉，每周大于三次，每夜次数不固定，四肢不温，舌质淡，脉沉、细、无力。

（2）证候分析：肾为先天之本，肾藏精，主骨生髓，主司二便，精为“志”的居所，肾精虚衰，肾志受损，肾在志为恐，恐则气下，伤肾，肾与膀胱相表里，肾气不足，下元虚冷不固，气化不利，开阖失司，膀胱闭藏尿液功能差，不能约束水道而出现尿床。

（3）治法：温阳固涩，补肾定志。

（4）方剂：徐氏定志汤合缩泉丸加减。

（5）药物：远志、石菖蒲、郁金、煅龙骨、熟地黄、茯苓、山药、制龟甲、山萸肉、牡丹皮、金毛狗脊、桑螵蛸、补骨脂、益智仁、乌药、五味子、鸡内金。

4. 志病之癃闭

（1）证候表现：多见于新生儿，生后小便不畅，排尿困难，面色苍白，手足发凉，腹胀，大便可正常，舌质淡，指纹青紫。

（2）证候分析：小儿先天禀赋不足，肾气不固，加之胎中受寒，寒邪侵袭膀胱，膀胱气化功能减弱，肾与膀胱相表里，下焦气化不行，小便不出，则为蓄水。

（3）治法：温阳利水，补肾定志。

（4）方剂：徐氏定志汤合五苓散加减。

（5）药物：远志、石菖蒲、郁金、煅龙骨、熟地黄、茯苓、山药、制龟甲、山萸肉、牡丹皮、金毛狗脊、猪苓、茯苓、炒白术、泽泻、桂枝。

5. 志病之小便淋沥涩痛

（1）证候表现：小便频数短涩，滴沥刺痛，欲出未尽，小腹拘急或痛引腰腹等，舌质红、苔薄黄，脉细数。

（2）证候分析：隋代巢元方明确指出：“诸淋者，由肾虚而膀胱热也。”“肾虚则小便数，膀胱热则水下涩。数而且涩，则淋沥不宜，故谓之淋。”肾主水，肾志受损，水道通调不利，肾与膀胱相表里，肾气虚，膀胱气化无力，水湿蕴结膀胱，湿从热化，下注膀胱，遂出现小便淋沥，涩痛。

（3）治法：清热利湿，补肾定志。

（4）方剂：徐氏定志汤合八正散加减

（5）药物：远志、石菖蒲、郁金、煅龙骨、熟地黄、茯苓、山药、制龟甲、山萸肉、牡丹皮、竹叶、木通、生地、萹蓄、瞿麦、车前子、滑石。

6. 志病之尿频

（1）证候表现：面色㿠白，形寒肢冷，精神萎靡，小便频数，无尿痛，往往专心于某事及睡后尿频消失，反复发作，舌淡、苔白，脉沉细而弱。

（2）证候分析：肾主封藏，为先天之本，肾藏志，志具备“存”的功能，与肾主藏精，主水，纳气功能一样，志借助下藏、封存之性，保持肾气的封存之性。肾志受损，闭藏失职，膀胱失约，而引起尿频数而短少不利。

（3）治法：升提固摄，补肾定志。

（4）方剂：徐氏定志汤合缩泉丸加减。

（5）药物：远志、石菖蒲、郁金、煅龙骨、熟地黄、茯苓、山药、制龟甲、山萸肉、牡丹皮、金毛狗脊、益智仁、乌药、升麻。

7. 志病之尿血

（1）证候表现：小便中混有血液或伴有血块，尿色鲜红，小便频数短涩，排尿无疼痛，尿道有灼热感，大便黏腻或干结，舌红，脉数。

（2）证候分析：肾为先天之本，肾藏精，精生髓，精髓是化生血液的基本物质。其主司二便，精为“志”的居所，肾与膀胱相表里，热蕴下焦，膀胱气化不利，开阖失司，故小便频数短涩、尿道有灼热感；热邪客于肾与膀胱，热甚灼络，肾与膀胱血络受损，则血随尿出，则尿中带血、尿血鲜红，出现尿血。

（3）治法：凉血止血，补肾定志。

（4）方剂：徐氏定志汤合小蓟饮子加减。

（5）药物：远志、石菖蒲、郁金、煅龙骨、熟地黄、茯苓、山药、制龟甲、山萸肉、牡丹皮、小蓟、生地、蒲黄、藕节、淡竹叶、滑石、木通、当归。

8. 志病之尿浊

（1）证候表现：小便浑浊，白如泔浆，或夹凝块，上有浮油，或伴血块，尿道有灼热感，尿时无涩痛不利；舌质红、苔黄腻，脉濡数。

（2）证候分析：脾失健运，酿湿生热，或某些疾病（如血丝虫病）病后，湿热蕴结下焦，清浊相混，而肾主水，肾志受损，膀胱气化失司，则水道通调不利，分清祛浊之力不足，而成尿浊。或热盛伤及肾与膀胱血络，络损血溢，则尿浊伴血。

（3）治法：分清泄浊，补肾定志。

（4）方剂：徐氏定志汤合程氏萆薢分清饮加减。

（5）药物：远志、石菖蒲、郁金、煅龙骨、熟地黄、茯苓、山药、制龟甲、山萸肉、牡丹皮、萆薢、黄柏、车前子、石菖蒲、白术、丹参。

9. 志病之膀胱蓄水

（1）证候表现：小便短少、不利，少腹胀满，头痛微热，烦渴欲饮，饮不解渴，甚则水入即吐；或脐下动悸，吐涎沫而头晕目眩；或短气而咳；或水肿、泄泻，舌苔白，脉浮。

（2）证候分析：《伤寒论》载：“太阳病，发汗后，大汗出……若脉浮，小便不利，微热烦渴者，五苓散主之。”即太阳表邪不解，循经入腑，导致膀胱气化功能异常，水蓄下焦。“膀胱者，州都之官，津液藏焉，气化则能出矣”，肾与膀胱相表里，肾藏志，“志”受损则影响肾主水的生理功能。肾输布津液失常、膀胱气化失司，致水滞内停，故小便不利，多兼少腹胀满；下焦蓄水，津不上承，则口渴欲饮。故治疗上用五苓散化气利水，双解表里。

（3）治法：解表利水，补肾定志。

（4）方剂：徐氏定志汤合五苓散加减。

（5）药物：远志、石菖蒲、郁金、煅龙骨、熟地黄、山药、制龟甲、山萸肉、金毛狗脊、猪苓、茯苓、泽泻、白术、桂枝。

10. 志病之腹痛

（1）证候表现：下腹部胀满、疼痛，拘急不舒，甚至硬痛拒按，小便自利，或发热，以午后或夜间为甚，甚则烦躁谵语，神志如狂，或血瘀闭经、痛经，舌红、苔黄，或有瘀斑，脉沉实或沉涩。

（2）证候分析：太阳病不解，邪气化热入里，与血互结于膀胱，气血凝滞不通，则下腹拘急硬痛；“志”的居所为肾精，肾与膀胱相表里，瘀热下结膀胱，则上扰心神而见躁动不安、神志如狂。

（3）治法：逐瘀泻热，补肾定志。

（4）方剂：徐氏定志汤合桃核承气汤加减。

（5）药物：远志、石菖蒲、郁金、煅龙骨、熟地黄、制龟甲、山萸肉、牡丹皮、金毛狗脊、桃仁、大黄、桂枝、甘草、芒硝。

第四节　志病之兼证

1. 神志不交之遗尿

（1）证候表现：睡中遗尿，时作是休，白天多动少静，性情急躁，神恍健忘，注意力不集中，夜寐则睡眠深沉，不易唤醒，或唤醒亦神识朦胧不清，梦中遗尿，舌质红或淡红，脉细数。

（2）证候分析：心气不足虚热内扰，心火不能下达于肾，肾失闭藏而致遗尿。

（3）治法：养心安神，补肾定志。

（4）方剂：徐氏定志汤合桑螵蛸散加减。

（5）药物：远志、石菖蒲、郁金、煅龙骨、熟地黄、茯苓、山药、制龟甲、山萸肉、牡丹皮、桑螵蛸、党参、茯神、当归、灯心草、酸枣仁、夜交藤、柏子仁。

2. 魂志不足之不寐

（1）证候表现：夜不能寐，寐而不酣，醒后难以再次入睡，多梦，健忘，手足心热，舌红、少苔，脉细。

（2）证候分析：肝藏血，血舍魂；肾藏精，精舍志；肝肾同源，肝主疏泄，肾主闭藏，肝肾之间阴液互相滋养，使精血相生，肾藏精生髓而充养元神，为卫气从阳入阴之门户，若肾精亏损，则神失所养，引发夜不寐、多梦、健忘等。《医宗必读》中提道：“东方之木，无虚不可补，补肾即所以补肝；北方之水，无实不可泻，泻肝即所以泻肾。”肝肾密切相关，互相制约。

（3）治法：养心安魂，补肾定志。

（4）方剂：徐氏定志汤合逍遥散加减。

（5）药物：远志、石菖蒲、郁金、煅龙骨、熟地黄、茯苓、山药、制龟甲、山萸肉、牡丹皮、柴胡、白芍、当归、酸枣仁、薤仁、夜交藤。

3. 魄志不足之咽痛

（1）证候表现：咽干咽痛，声音嘶哑，伴夜寐不宁多梦，五心烦热，大便秘，舌红、苔薄黄，脉数。

（2）证候分析：足少阴肾经从肺上循咽，挟舌根，肾之阴精循经上行以养于咽。咽为肺所主，咽干咽痛，夜寐梦扰不宁，五心烦热，大便秘，舌红，脉细数哦，均为阴虚火旺之象。

（3）治法：滋阴清热，补肾定志。

（4）方剂：徐氏定志汤合玄麦甘桔汤加减。

（5）药物：远志、石菖蒲、郁金、煅龙骨、熟地黄、茯苓、山药、制龟甲、山萸肉、牡丹皮、玄参、麦冬、桔梗、甘草。

4. 意志不足之水肿

（1）证候表现：反复发作的水肿多见，全身水肿，胸、腹水及下肢为著，小便短少甚或无尿，大便溏，面色㿠白，形寒肢冷，精神萎靡，嗜睡倦卧，舌淡、苔白滑，或舌有齿痕，脉象沉细而弱。

（2）证候分析：肾中所藏之精，包括受之于父母的先天之精及后天脾胃所化生的水谷之精，精气充足，志有所藏及所化生，若脾失健运、肾不主水，脾肾功能失常，志失其调肾的功能，则致水液停滞，泛溢肌肤，发为水肿。肾志受损，开阖失司，小便出现异常，脾意受损，运化功能失常，则出现便溏。面色㿠白，形寒肢冷，精神萎靡，嗜睡倦卧等皆为脾肾阳虚之象。

（3）治法：健脾利水，补肾定志。

（4）方剂：徐氏定志汤合真武汤加减。

（5）药物：远志、石菖蒲、郁金、煅龙骨、熟地黄、茯苓、山药、制龟甲、山萸肉、牡丹皮、芍药、生姜、白术、附子。

5. “神魂意魄志”兼“胆”虚之睡惊

（1）证候表现：夜间睡眠状态下，无缘由的突然的惊醒，或者睡后易醒，醒后大声哭闹，时哭时止，不易安抚，较大的孩子甚会有汗出以及有害怕的描述，个别合有夜游等。神不安宁面色红赤少泽，夜眠不宁，梦惊或睡梦时啼哭不休；魄不安宁面色泛白而少泽夜眠不安，多汗或无汗，手足抖动；意不安宁面色萎黄少泽，睡时露睛，喜面墙睡或趴着睡；魂不安宁面色泛青而少泽，则睡眠时叫扰不安，手足抽动甚则抽搐；志不安宁面色泛黑而少泽，则睡眠不稳，睡中龂齿而尿床。

（2）证候分析：小儿稚阴稚阳之体，脏腑、脑髓等发育不成熟，易被外邪侵袭，比如特殊的声响、陌生人的面孔、新的环境等，遇到刺激，特别容易出现：心神不宁、肝魂不稳、脾意不收、肺魄不安、肾志扰动等五脏功能失调，“情志刺激，首先伤肝，刚者及心，柔及脾肺，终必及肾”。气机紊乱，导致惊惕不安，发为夜惊。其发生与五脏六腑皆有关系，非一脏所独有。心藏神，主血脉。肺藏魄，主皮肤。脾藏意，主肌肉。肝藏魂，主筋。肾藏志，主骨。因此，心神受扰，往往脉率失常。肺魄受扰，则皮肤感觉异常。脾藏意受到侵扰，则肌肉异常，或瘦或肥，肌肉酸软乏力。肝藏魂受扰，则筋的功能失常。或抽动挛急，或迟缓无力。肾藏志受扰，则骨受其害，或个矮或骨细瘦弱，或骨骼畸形等。同时，胆主十一脏，“胆”通过“神、魂、意、魄、志”来主导十一脏的生理功能。胆气受损，可波及“神、魂、意、魄、志”。

（3）治法：定魄安魂，宁神和意，温胆定志。

（4）方剂：柴芩温胆汤加减（涉及心神，合用安神散；涉及肺魄，合用定魄丸；涉及肝魂，合用安魂汤波及脾意，合用如意丸；涉及肾志，合用定志丸。）

（5）药物：柴胡、黄芩、陈皮、清半夏、茯苓、枳实、竹茹、炙甘草。波及心神，加用当归、神曲；波及肺魄，加用人参、琥珀、天冬；波及肝魂，加生龙牡；波及脾意，加龙眼肉、炒枣仁；波及肾志，加用远志、石菖蒲。

下　篇

“神魂意魄志辨证”之其他疗法

第十四章 “神魂意魄志辨证”之针灸疗法

针灸治病，同中医各科治病所依据的“阴阳五行”“四诊八纲”“脏腑经络”等中医学理论完全一致，其中与“经络学说”的关系更为密切。《针灸甲乙经·精神五脏论》中开篇即强调“神”的重要性，指出“凡刺之法，必先本于神”。《素问·血气形志》曰：“形乐志苦，病生于脉，治之以灸刺。”这是对针灸通过刺激体表穴位，舒畅全身经络的传导，从而调整气血和脏腑的功能所作的较早论述。

第一节 针灸神魂意魄志辨证概述

将广义之“神”分为神、魂、意、魄、志“五神”，并使其分别归属于五脏，为中医理论所独有、独创。神魂意魄志辨证，是依据中医基础理论，根据五神的致病特点外感内伤对五神的影响，将四诊所收集的各种病情资料进行分析、归纳，辨别疾病当前病理本质是否存在五神病证的辨证方法。针灸神魂意魄志辨证则是结合针灸特点进行的神魂意魄志辨证。

一、“神”与疾病

中医学将广义之“神”分为神、魂、意、魄、志“五神”，并使其分别归属于五脏，“神”通过统率这些分属于五脏的“五神”，而使五脏六腑各司其职。“神”可因外感或内伤而伤，“神”伤的病位，也可分别归为五脏。如就情志内伤而言，正如《素问·阴阳应象大论》言：“怒伤肝、喜伤心、思伤脾、忧伤肺、恐伤肾。”

从病机方面看，“神”伤致病有如下特点：“心藏神”为“五脏六腑之大主”，“神”伤则“主不明”，“主不明”则“使道闭塞而不通”，故可见脏腑功能失调诸证，重者可见“窍闭神昏”。“神”宜内守而不宜妄动，若“神”伤而惮散不藏不收，则可见多梦不寐、精时自下、泣泪不收等证，重者可见癫狂、失志。“神转不回，回则不转”，“神”是以气的形式在体内运转不息，若“神”伤则气机逆乱，而出现“怒则气上，喜则气缓，悲则气消，恐则气下，寒则气收，炅则气泄，惊则气乱，劳则气耗，思则气结”等《素问·举痛论》所述之气机逆乱诸证。

从临床病证看，“神”伤者多见精神活动方面的特点，诸如善怒、抑郁、惊惕、恐惧、自悲、失眠、多梦、善忘、神昏、狂躁、谵语、郑声等。同时，由于精、气、血、津液是“神”的物质基础，而“神”又主导着这些物质的化生和运行，“神”藏于五脏之中，又主使着脏腑的功能活动；所以出现在精神症状之先，或是之后，“神”伤也必然可见精、气、血、津液或脏腑功能失常的全身表现。如《灵枢·本神》云：“心，怵惕思虑则伤神，神伤则恐惧自失，破䐃脱肉，毛悴色夭，死于冬。脾，愁忧而不解则伤意，意伤则悗乱，四肢不举，毛悴色夭，死于春。肝，悲哀动中则伤魂，魂伤则狂忘不精，不精则不正当人，阴缩而挛筋，两胁骨不举，毛悴色夭，死于秋。肺，喜乐无极则伤魄，魄伤则狂，狂者意不存人，皮革焦，毛悴色夭，死于夏。肾，盛怒而不止则伤志，志伤则喜忘其前言，腰脊不可以俯仰屈伸，毛悴色夭，死于季夏。”

中医对疾病的认识，从“正邪论”的角度来说，疾病的本质是“正邪相搏”；从“阴阳”理论来看，疾病就是机体“阴阳失调”的病理状态。因此，在疾病的治疗上，可以归纳为“扶正祛邪”“协调阴阳”两大基本原则。“神者，正气也”，“神”不仅在卫外抗邪方面有重要作用，而且又有维持机体阴阳协调的作用，所以“神”在疾病的治疗中，占有相当重要的地位。一切治疗手段都是“外因”，是否发挥作用产生疗效，以及疗效的大小，则取决于“神”这一“内因”，“神不使”则“病不可愈也”。故《黄帝内经》特别重视“治神”。只有充分调动了“神”的作用，才能达到“扶正祛邪”“协调阴阳”的目的。神志病的治疗尤应重视精神调养的作用。

二、气街、四海理论对于针灸“神魂意魄志辨证”具有指导意义

标本、根结、气街、四海理论是《黄帝内经》中医经络学说的组成部分，也是针灸辨证施治的重要理论基础。《灵枢·卫气》说：“知六腑之气街者，能知解结契绍于门户……能知六经标本者，可以无惑于天下。”标本主要指经脉腧穴分布部位的上下对应关系。标意为上部，与人体头面胸背的位置相应；本意为下部，与人体四肢下端相应；十二经脉均有标部与本部。根结指经气的所起与所归，反映出经气上下两极间的关系。根指根本、开始，即四肢末端的井穴；结指结聚、归结，即头、胸、腹部。元代窦汉卿在《标幽赋》中指出“更穷四根三结，依标本而刺无不痊”，意为十二经脉以四肢为根，以头、胸、腹三部为结。十二经脉的根与本，结与标位置相近或相同，意义也相似。根有本意，结有标意。根与本部位在下，皆经气始生始发之地，为经气之所出；结与标部位在上，皆为经气所结、所聚之处，为经气之所归。但它们在具体内容上又有所区别，即“根之上有本”“结之外有标”，说明标本的范围较根结为广。标本理论强调经脉分布上下部位的相应关系，即经气的集中和扩散；而根结理论则强调经气两极间的联系，反映出根与结之间经气流注较为集中。标本根结理论补充说明了经气的流注运行状况，即经气循行的多样性和弥散作用，强调了人体四肢与头身的密切联系，说明四肢肘膝以下的特定穴治疗远离腧穴部位的脏腑及头面五官疾病，头身部穴位治疗四肢疾病有其生理基础，为临床治疗“上病下取”“下病上取”等提供了理论依据。

气街、四海理论则是针灸“神魂意魄志辨证”的重要指导。

（一）气街与四海

气街论述的是经脉之气运行中的四大要道和集散之处。《灵枢·卫气》曰：“胸气有街，腹气有街，头气有街，胫气有街。”因此气街具有横向为主、上下分部、紧邻脏腑、前后相连的特点，横贯脏腑经络，纵分头、胸、腹、胫。《灵枢·动输》曰：“夫四末阴阳之会者，此气之大络也；四街者，气之径路也。故络绝则径通，四末解则气从合，相输如环。”可见，气街具有调节

气血、疏通经脉的作用。当经脉被邪气所壅遏，气血不通，阴阳不相续接的时候，气街可以调节气血，使“络绝而径通”。即气街从横行的路径使气血相续、阴阳相接，使机体维持正常的生命活动。气街理论从另一角度阐述了经气的运行规律，为临床配穴提供理论依据。当头、胸、腹、胫部的脏腑或筋脉有病而气血失常时，针灸与之相应气街所止之部位，则可以激发气街开通，从而促进内部脏腑或筋脉的气血运行，起到滋养或行气活血的作用，达到治疗疾病的目的。

四海论述的是经脉之气的化生来源、输布渠道、运行动力、支配主宰所在的组织器官及其相互之间的关系。《灵枢·海论》曰：“人有髓海，有血海，有气海，有水谷之海，凡此四者，以应四海也。”即以气、血、髓、水谷聚会的一定部位而成四海：“脑为髓之海”，髓海是神气之本源，为脏腑经气功能活动的主宰；“冲脉为十二经之海”（又称“血海”），血海起于肾下胞中，动而上下行，渗灌气血于全身，又有五脏六腑之海之称；“膻中者为气之海”，气海是宗气所聚会之处，有推动肺的呼吸和心血的运动之功能；“胃为水谷之海”，水谷之海是气血生化之源泉，为人体生命活动提供物质基础。四海部位与气街的划分相似，髓海在头部，气海在胸部，水谷之海在上腹部，血海在下腹部。《灵枢·官能》说：“用针之理，必知形气之所在，左右上下，阴阳表里……上下气门，明通于四海，审其所在。”《灵枢·海论》又说：“得顺者生，得逆者败，知调者利，不知调者害。”故知四海理论对于针灸临床具有很强的指导意义。

气街是经气聚集运行的共同通路，《灵枢·卫气》对气街有较详细的记载：“故气在头者，止之于脑；气在胸者，止之膺与背腧；气在腹者，止之背腧，与冲脉于脐左右之动脉者；气在胫者，止之于气街，与承山踝上以下。”四海的划分与气街相似，二者的部位基本一致。当经络运行的气血精微汇集在一起时，就形成了四海，而它们在头、胸、腹、胫的通行径路就是气街。

（二）气街与四海的病理表现及针灸诊治

气街四海的病理表现，主要表现为有余和不足；有余者邪气有余，不足者真气不足。治疗宜泻其有余，补其不足，以平为期。所以《灵枢·海论》

说："审守其输，而调其虚实，无犯其害。"这是调治气街四海病变的总则。

1. 头气街与髓海

头气街，分布于头与脑之间，指头面与脑之间的内外通路。脑为髓海，其位在头部。《素问·脉要精微论》云："头者，精明之府。"李时珍曾指出"脑为元神之府"。因此，可以认为头（脑）为元神化生之地，元神产生神气，神气调控三焦以及全身气机的升降出入。神气统摄气血周流于十二经脉、奇经八脉以及别络、浮络、孙络，而全身各腧穴是神气游行出入之处，通过对穴位施以恰当的针灸治疗，可以调整人体的神气，又通过神气来调节五脏六腑功能，故针刺治病，在于调气治神。头为脑之府，脑为髓之海，是人体精髓之气汇聚之所在；人体气血精华，补益脑髓而濡养空窍。《灵枢·卫气》曰："气在头者，止之于脑。"可见人的精神情志变化与脑的关系极其密切。头气街则是头部腧穴与脑之间相互联系的经气通道，这样就把脑髓与经络系统的气血密切联系起来。《灵枢·海论》曰："脑为髓之海，其输上在于其盖，下在风府。"脑为髓海，其气机转输部位，上在头之巅顶百会穴，下在项后风府穴。

以气街及四海理论指导针刺头部穴位治疗疾病，可使针感直指病所，以增加疗效。针对病在脑髓的神志疾病可以气街四海输止的腧穴作为主穴，结合辨证风、火、痰、瘀等进行针刺。《素问·调经论》曰："神有余则笑不休，神不足则悲。"《灵枢·海论》说："髓海有余，则轻劲多力，自过其度；髓海不足，则脑转耳鸣，胫酸眩冒，目无所见，懈怠安卧。"故髓海有余，其实质是邪气有余，"轻劲多力，自过其度"并不是人体的正常状态，而是说明了脑神功能活动异常。临床表现为头重而痛，易发狂躁，如中风、惊风、癫、狂、痫、昏厥、产后风疾、颈项强急不得回顾、暴喑不语等自过其度，元神失守之症。治宜醒脑开窍，镇痉安神。针泻百会、风府、天柱、四神聪、风池、神庭、人中、承浆。百会开窍宁神，风府醒神开窍，天柱通经活络，三者乃髓海之输，醒脑开窍，益髓调神；四神聪理头风目眩，狂乱疯痫；风池疏风解表、平肝息风、清利头目，神庭镇惊安神，二者息风调神；人中开窍醒神、宣通督脉，承浆疏通经脉，二者能协调阴阳，醒脑苏厥。髓海不足，临床表现为脑转耳鸣，肢体软弱无力，视物昏花，头倾视深，嗜卧等症。治宜滋补精血，填髓益神。针补百会、风府、四神聪、肝俞、肾俞、悬钟、太溪。百会升阳益气、开窍宁神，风府醒神开窍，二者为髓海之输，醒脑开窍，益髓调神；四神聪健脑、醒脑、安神、调神；肝俞补养肝血、养肝益目，肾俞补益肾精、强壮腰脊，二者补肝血益肾精；悬钟补髓壮骨，太溪补肾气、益肾阴、健脑髓，二者壮骨填髓。

2. 胸气街与气海

胸气街，分布于胸膺部脏腑与背部腧穴之间，指的是膈以上各脏（心、肺）与背部之间的内外通路。膻中为气海，位于胸部正中，实际反映的是心与肺的功能（心主神明，肺主气）。中医神志病以五志过极、七情所伤、气机失畅为因，这也是整个神志病的核心病机。膻中为气海，与肺主气而主导气机的功能相合，故《针灸资生经》言：“气海，治脏气虚惫，真气不足，一切气疾久不瘥者，皆灸之。”胸气街横向沟通处在前胸的募穴与处于后背的背俞穴，而背俞穴正是各个脏腑神志游行出入之处。气街与四海理论为俞募相配，为一前一后的针灸配穴法提供了理论基础。《灵枢・卫气》云：“气在胸者，止之膺与背俞。”气在胸部的，聚于胸两旁的膺部和背腧。《灵枢・海论》曰：“膻中者，为气之海，其输上在于柱骨之上下，前在于人迎。”膻中为气海，其气机转输的部位，上在柱骨之上下（颈部）的穴位哑门、大椎，在前是人迎穴。

以气街四海理论指导治疗一切气疾与五脏神志失调之疾，皆可取膻中和各脏的背俞穴，也可结合募穴。《素问・调经论》曰：“气有余则咳喘上气，不足则息利少气。”《灵枢・海论》云：“气海有余者，气满胸中，悗息面赤；气海不足，则气少不足以言。”故气海有余，多为恼怒气郁，郁积胸中之象，临床表现为发热面赤、胸中满闷、喘促不安等症。治宜宽胸理气，宁神清魄。针泻大椎、人迎、膻中、内关、心俞、魄户、神堂、尺泽、肺俞。大椎解表退热、通督解痉，人迎调气血、通经络，二者为气海之输；膻中为气之会，可调气降逆，内关通心胸胃，理气宽胸和胃，二者有理气宽胸作用；心俞疏通心络，化瘀定志；魄户养阴清肺，平喘止咳；神堂宣通肺气、宁心通络；尺泽清热宣肺，肺俞宣肺定喘，二者有清泻肺热之功。气海不足，多为忧愁悲苦，生气不足之象，临床主要表现为体虚神衰、少气懒言之症。治宜补肺益气，安神定魄。针补大椎、肺俞、中府、膻中、太渊、神堂、心俞、魄户、足三里。大椎为诸阳之会，为气海之输，有补益气海的作用；肺俞补益肺气，中府补益肺气，二者为俞募相配，可恢复宗气的功能；气会膻中补益宗气，脉会太渊补肺益气，二者可补气充脉；神堂理气宽胸、宁心通络，心俞补心气、宁心神、养心血，二者有宁心安神之功；魄户宣肺止咳、舒肺定魄；足三里为足阳明胃经之合穴，用之以资气血生化之源，共奏补益肺气之功。

3. 腹气街与水谷之海

腹气街，分布于腹部脏腑与背腰部腧穴，脐旁冲脉之间；指的是膈以下各脏腑（主要是肝、脾、肾）与背部之间的内外通路。胃为水谷之海，是气血化生的基础，也是人体营气、卫气的化源之地；脾胃又谓“后天之本”，因气血不足不能滋养五脏六腑而致虚损者，则使神志疾病对人体的伤害加剧。腹气街起到横向贯通各脏腑所对应的腹部募穴和背腰部腧穴的作用，这样在为治疗神志病时应用脏腑背俞穴及俞募相配提供理论依据。如《标幽赋》所言：“岂不闻脏腑病，而求门海俞募之微。”俞募相配，二者一前一后，一阴一阳，相互协同，对脏腑病证疗效显著，被广泛地应用于临床。故通过各脏之俞、募穴治疗各脏之气机、神志等功能失常从而治疗神志疾患而效佳。《灵枢·卫气》曰：“气在腹者，止之背俞，与冲脉于脐左右之动脉者。”气在腹部的，聚于背腧与腹前冲脉及脐左右经脉处的穴位。《灵枢·海论》曰：“胃者，水谷之海，其输上在气街，下至三里。”胃为水谷之海，其气机转输的部位，上在少腹气冲穴，下至足三里穴。

以气街四海理论指导，治疗一切腹疾与五脏神志失调之疾，皆宜结合水谷之海与腹气街的输止腧穴，取其气机转输部位的足三里与气冲穴进行治疗。《素问·调经论》曰：“形有余则腹胀，泾溲不利；不足则四肢不用。”“志有余则腹胀飧泄；不足则厥。”《灵枢·海论》云：“水谷之海有余，则腹满；水谷之海不足，则饥不受谷食。”水谷之海有余，脾胃气滞，可见腹满，临床表现为腹胀而痛，伴有恶心呕吐，腹泻或便秘。治宜和胃降逆，通腑清意。针泻气冲、足三里、中脘、天枢、内关、公孙。气冲平冲降逆、理气活血，足三里和胃通肠、祛痰导滞，二者为水谷之海之输，能调节胃气；中脘为胃募和胃导滞、祛痰消积，天枢为大肠募通肠导滞，二者能调整胃肠功能；内关理气散滞、和胃止呕、通畅心络安心神，公孙通肠调胃、理气降逆，二者通调中焦脏腑之气，使脾气升、胃气降，升降正常而邪气自消。水谷之海不足，脾胃虚弱、不能运化水谷精微，饥不受谷食，临床表现为体虚神衰、纳差、身体消瘦、疲乏无力等症。治宜健脾补胃，强体顺意。针补气冲、足三里、脾俞、胃俞、章门、中脘，灸法较好。气冲行气活血、调肝补肾，足三里健脾养胃、补中益气，二者为水谷之海之输，可通调胃气；脾俞、胃俞为脾胃之气输注于背部的背俞穴，脾俞补脾益气养血，胃俞益胃气养胃阴；章门健脾和胃、调气和血，中脘调理肠胃、行气活血，二者为脾胃之募穴，俞募相配，能助脾胃功能的恢复。脾胃健运，气血来源充足，则身强体健。

4. 胫气街与血海

胫气街，分布于气冲、承山穴及踝部上下之间，指下肢部气冲穴以下的一些通路。其络布联系的部位为少腹与下肢，使足部六经与脏腑的联系更加紧密，尤其是少腹的冲任之脉与三阴经的联系。冲脉为十二经之海（血海），起于胞中，伴足少阴肾经上行，为十二经之根本，三焦原气之所在，是人体生命的原动力。《灵枢·海论》曰：“冲脉者，为十二经之海，其输上在于大杼，下出于巨虚之上下廉。”临床上对于一些精神障碍疾患，可依据“冲脉为血海”之义，取冲脉输注的穴位大杼和上、下巨虚进行调治。《针灸甲乙经·阳厥大惊发狂》说：“狂，妄走善欠，巨虚上廉主之。”《针灸甲乙经·五脏传病发寒热》又说：“暴惊，狂言非常，巨虚下廉主之。”说明用大杼、上巨虚、下巨虚调治血海失常所致的神志病古人已用于临床。故血海无论其有余还是不足，都有精神障碍的神志疾病，这是由于冲脉不能“渗诸阳，灌诸精”，气血不能养神所致。血海气机转输的部位，上在膀胱经之大杼穴，下出于胃经之上巨虚、下巨虚穴。

依据气街四海理论，针对神志病日久以致海有所损伤者，可结合胫气街的联系下肢与脏腑选穴治疗。《素问·调经论》曰：“血有余则怒，不足则恐。”《灵枢·海论》则指：“血海有余，则常想其身大，怫然不知其所病；血海不足，亦常想其身小，狭然不知其所病。”故血海有余，多为气滞血瘀之实证，临床表现为幻觉、妄目自大、狂躁、角弓反张、登高而歌等症，多以血瘀失神所致。治宜行气活血，祛瘀定神。针泻跗阳、三阴交、大杼、上巨虚、下巨虚、膻中、膈俞、太冲。跗阳清利头目、疏筋活络，并可治疗下肢病证；三阴交调和气血、通经利湿；大杼通畅经气、疏筋活络，上巨虚清热利湿、通腑化滞、调理肠胃，下巨虚清热利湿、调理肠胃，三者通调血海；膻中宽胸利膈、理气通络，膈俞理血化瘀，二者行气活血；太冲为肝经之输原穴，能调节全身的血液。血海不足，多为气虚血虚之虚证，临床常表现为身体矮瘦，经脉缩短，面容憔悴，经脉拘挛，瘛疭等症，治宜补气养血，舒经益神。针补跗阳、大杼、上巨虚、下巨虚、胆俞、膈俞、血海、三阴交。跗阳舒筋活络，并可治疗下肢病证；大杼壮骨强筋，上巨虚益胃健脾，下巨虚调理肠胃，三者补益血海；胆俞疏调肝胆气机，膈俞养血和血，二者能治血海空虚所致的虚劳羸弱；血海穴有补益血海之功；三阴交为足三阴之交会穴，有健脾补肾调肝之功能。

综上所述，气街与四海的病理表现及针灸诊治提示我们，其病症表现、治则与选穴等都与神志及相关疾病密切相关，因此可以说气街四海理论对于针灸神魂意魄志辨证具有指导意义。

三、当代针家在针灸辨治方面的研究

当代针家在针灸辨证论治方面，多所探究，对于针灸神魂意魄志辨证颇有启发。

（一）杨介宾教授经络病机说及意守感传法

1. 强调辨证，创经络病机说

杨氏认为，针灸治病如量体裁衣，必须先辨证而后施治。他从人体脏腑经络、脏腑与经络相关的生理功能推测和疾病的病理机制与转归的阐释，创立了经络病机学说。其主要内容有经络病机的病因分析、病位分析、病性分析及病势分析。其病位分析中常用的经络辨证包括正经辨证、奇经辨证、络脉辨证、经别辨证、经筋辨证。

2. 擅调神气，重意守感传法

对于“治神”，杨氏有自己的观点：一是指医者聚精会神；二是指病人静心意守病所。并据此创立了意守传感法：①医患专心致志。针灸时，医者应“必一其神，令志在针”，同时令病人专心致志。②患者意守病所。针灸时，嘱病人将注意力有意识地移向病所，守定不移，医者严肃地加以诱导，配合适当手法，当针灸感应传导且达病所时，病症常常立即减轻，某些久治不愈的症状也可能霍然而愈。③患者守气勿失。若已出现感传直达病所，病人应牢牢抓住，守定不移；如半途放弃意守，则感应往往消失。只有当气至病所，病人感到病症减轻或消失时，方可停止施术。④接气通经。若因患者个体差异或精力分散一时未能获得经气循经感传时，除医患双方要进一步强化诱导外，可采用“接气通经法”，即在同一经脉距离病所的近端，选 2 ~ 3 穴依次针灸，或在其经脉上循切扪按，使其产生感传，直抵病所。

3. 崇尚泻血，倡邪去正安观

杨氏认为，刺血疗法有解表发汗、泻热解毒、消瘀祛滞、通经活络、调和气血、养血活血等作用，能直接祛除局部瘀阻，恢复经脉畅通。杨氏临床常将刺血疗法用于中风、中暑、高血压、癫狂、食物中毒等疾病治疗。

4. 讲究配方，选穴精巧制宜

杨氏素以配方严谨、选穴精专、运巧制宜著称，强调针灸治病是“以巧拨千斤”。杨氏善用特定穴，如交经八穴和天星十二穴等。在配穴方面，杨氏善用担截配穴法和同名经配穴法。

（二）石学敏院士“醒脑开窍”法

1. 学术思想丰富，创立颇丰

石氏破译了“是动”“所生病”的内涵，认为“是动病”多为实证、急性病，“所生病”为病已发展为里证虚证。石氏首创了“针刺手法量学”理论，对针刺作用力方向、大小、施术时间、两次针刺间隔时间等针刺手法的四大要素进行了科学界定，改变了历代针刺忽视计量的状态，填补了针灸学历史上的一个空白，使针刺疗法更具有规范性、可重复性、可操作性。

2. 创立“醒脑开窍”针刺法

针对中风病的两大类症状——神志障碍和肢体运动障碍，石氏认为其主要原因是脑血管的闭塞不通，脑功能异常，亦即“元神之府”失用，脑窍闭塞使神无所依，肢无所用，明确提出中风病的根本病因病机为“窍闭神匿，神不导气”，确立了以醒脑开窍，滋补肝肾为主，疏通经络为辅的治疗大法，创立了“醒脑开窍”针刺法。在临床上强调“醒脑”——“醒神、调神、安神”的重要性，形成了以脑统神、以神统针、以针调神的学术思想。石氏对“神”的生理、病理、诊断、治疗进行研究，得出四点认识：①神之所在，心藏神，脑为元神之府。②神之所主，神为人体一切生命活动的外在表现，主宰一切生命活动的正常运转。③神之所病，百病之始，皆本于神。④神之所治，凡刺之法，先醒其神。极大地丰富了中医学“神”的理论学说，用以指导临床，屡起沉疴。在“醒神、调神、安神”方面，临床以调神法治疗顽固性疼痛，安神法治疗小儿遗尿，醒神调气法治疗癃闭，醒神通窍法治疗耳聋、耳鸣，安神理气法治疗呃逆等。

“醒脑开窍”法虽为石氏以治疗中风病而提出，但不仅仅用于中风。近年还多见以“醒脑开窍”针刺法治疗中风的脱证、闭证，惊悸、癔症、痴呆、癫狂痫、脑瘫、焦虑症、梅核气，中暑、中毒导致神志昏迷及非器质性的心悸、遗尿、阳痿、遗精等病，显示了其广泛的临床应用价值。

（三）周德安教授“针灸六治”理论

周氏提出了针灸八要：针灸史要、脏腑经络知要、腧穴概要、刺灸精要、针刺得气真要、拔罐疗法浅要、针灸方要、临证辑要。此结合临床总结了“针灸六治”理论，即针灸治神、治痰、治痛、治风、治聋、治动，这是周氏多年经验积累形成的学术精华。

1. 治神

周氏强调“神”在疾病发生发展和“治神”在疾病治疗中的重要作用，提出“治病先治神”的学术观点。创立了周氏针灸“四神方”，并扩大了金针王乐亭“五脏俞加膈俞”“督脉十三针”和传统“开四关”等方法的应用范围，形成了“镇静安神”“补益安神”“重镇安神”等不同治神方法，广泛应用于各种与精神、情志因素相关联的疾病。

2. 治痰

周氏根据“一切怪证，此皆痰实盛也”“痰火所以生异证”等古代医家论述，建立了有效的针灸治疗方法，创立了周氏针灸“化痰方”，并在此基础上衍生出“消痰”“豁痰”“涤痰”等法，广泛应用于中风、眩晕、癫痫、梅核气、精神异常、儿童多动症、抽动症等多种疑难杂症的治疗。

3. 治痛

周氏根据疼痛部位和虚实论治，指出疼痛病因大致可分为因气滞、血瘀、痰浊、寒凝、食积、外伤等造成的实痛，以及因气血不足、经脉失养造成的虚痛。治疗以临近取穴、循经取穴、特定经验穴相结合。创立了“颈四针”“腰五针”“调气止痛方”等治疗经验方。对于针具的选择，则根据疼痛的虚实缓急，采用毫针、火针、艾灸、放血拔罐等，各有所宜。

4. 治风

治风指治疗内风扰动所致的包括中风、头晕、癫痫、脏躁等疾患。周氏针对中风病急性期中脏腑之神昏窍闭，治以醒神开窍；对于神昏脱证，治以回阳固脱；并对中风恢复期常见的言语謇涩、吞咽困难、偏瘫等常见损害和中风后遗症期，久病入络、脏腑气血亏虚者均设有专门针灸处方。“开四关”法平肝息风、清热泻火、镇静安神，是周氏常使用的治疗方法。

5. 治聋

神经性耳聋、耳鸣是临床常见病、多发病，周氏擅长采用针药结合方法，并根据急性期和慢性期分期治疗，辨证主要分成虚实两型。突发性耳聋为实证，多属肝胆火旺型，治以清泻肝胆、通利耳窍；慢性耳聋耳鸣为虚证，多属肾精不足型，治以补益肝肾、镇静安神。

6. 治动

儿童多动症、抽动症是儿童常见病、疑难病。前者表现以注意力不集中、活动过度和冲动行为等为主；后者表现以不自主、反复、快速的多个部位肌肉抽动为主。周氏将二者统一命名为“动证”，认为临床分虚、实两型。实证病机为肝风内动、痰火扰心，治以化痰宁心、清肝息风、镇静安神；虚证属气血不足、筋脉失养，治以健脾益气、养血荣筋、补虚安神。由于儿童多动症患者注意力涣散，常伴有不同程度的学习困难，周氏在上述治疗基础上，常加用针刺开窍醒神穴位和益智安神中药。由于针药结合治疗效果显著，故提出针刺、中药应成为治疗儿童多动症、抽动症的主要手段。

（四）李世珍教授针药汇通学术思想

针药汇通思想是李世珍老中医集家传五世针灸临床经验，形成的一套完整“理、法、方、穴”针灸辨证论治体系，创立了以针代药，穴若药性，辨证取穴的治病方略。李氏针药汇通，是以脏腑经络学说指导临床腧穴功能研究、针灸配穴组方运用和整体辨证论治。

1. 以脏腑学说为指导，开辟腧穴功能研究之先河

传统针灸无腧穴功能研究，只有腧穴作用，即某穴治某病，某病选某穴；对腧穴的认识也仅仅建立在经络学说和特定穴意义上。李氏以脏腑学说为指导，把腧穴功能研究作为针灸基础理论研究，总结了腧穴不同补泻手法时相对应的中药功效，对腧穴形成新的认识，不仅拓宽了腧穴主治范围，规范了腧穴运用的法则，临床运用有的放矢，不受传统局限，而且也为针灸医学的进一步发展奠定了理论基础。

2. 以脏腑学说为指导，进行针灸处方配伍运用研究

传统针灸几无处方学，只能对病对症处方，一症一方。李氏以脏腑学说为指导，腧穴功能为基础，补泻手法为手段，通过临床对针灸组方配伍加减运用进行研究，明确了腧穴配伍相当经方疗效的见解，制定了经方汤证的配伍腧穴，形成了既有方规又有法度、独具特色的针灸处方学。李氏遵循腧穴功能、配伍后功效主治与病机、证型相一致的原则，强调以法组方，方证相对，方穴固定，依证选方。

3. 以脏腑学说指导针灸临床辨证论治，补充和完善了针灸指导理论之不足

传统针灸理论体系主要是建立在经络学说的基础上，其治疗以“经络学说为指导，循经取穴为主”。李氏在此基础上，更加重视脏腑学说的指导作用，强调整体治疗，辨证论治，形成了一套完整的理、法、方、穴临床辨证论治理论体系，自成一家之学说。

综合上面介绍，可以发现，当代针家的这些研究探索，对于我们开展针灸神魂意魄志辨证是十分有益的参考。

四、针灸神魂意魄志辨证论治的主要原则

针灸神魂意魄志辨证论治有其规律性，需要遵循一定原则指导。

（一）辨治原则

1. 治神守气原则

《素问·宝命全形论》说：“凡刺之真，必先治神……经气已至，慎守勿失。”即说明治神守气是针灸治病的基本原则。治神守气，一是定志，二是调神，三是守气。

定志。在针灸施治前后注重调整医者、调治病人的精神状态，达到医者专一其神，病人神情安定。唐代孙思邈《备急千金要方·大医精诚》中说：“凡大医治病，必当安神定志。”

调神。心藏神、心主神明。《灵枢·口问》说：“悲哀愁忧则心动，心动则五脏六腑皆摇。”即若心主神明的功能失常，失去主宰和调节的作用，“主不明则十二官危”（《素问·灵兰秘典论》）。神是脏腑生理功能、病理状态的重要外在表现，既可以通过针灸“调神”，帮助调整、恢复脏腑功能，治愈疾病；又可以通过调整脏腑气血功能，改善人的精神状态。“凡刺之本，先必本于神”。故治病不仅要调治紊乱的气血，更应调治紊乱的神志，即当先调神：调神须为治病之先，治病均须施以调神之针；且施针次序当以先刺调神腧穴。

守气。针灸治疗时，应嘱病人将注意力有意识地移向病所，守定不移。医者应加以诱导，配合适当手法，使患者得气（即针灸感应），并将气（针灸感应）传导且达病所。若已出现感传直达病所，病人应牢牢抓住，守定不移；如半途放弃意守，则感应往往消失。只有当气至病所，病人感到病症减轻或消失时，方可停止施术。

2. 整体性原则

针灸治病应在脏腑经络理论共同指导下进行，而不应仅仅根据经络理论论治，以体现针灸辨证论治的整体性原则。

根据脏腑经络气血的病变所反映的症状和体征进行辨病和辨证。一般来讲，病不变而证常变，所以辨病须与辨证相结合。辨病要有系统性和稳定性；辨证要有灵活性和阶段性。一种病可以包括几种不同的证，不同的病在其发展过程中也可以出现相同的证。针灸辨证论治也同样可以采用“同病异治”“异病同治”之方法。

重视外因“邪”的同时，更要重视内因“正”的作用，扶正祛邪。一般而言，邪实而正不虚，应以邪实为矛盾主要方面而祛邪；正虚而邪不盛，应以正虚为矛盾主要方面而扶正；正虚邪实的病证应扶正祛邪，临证中也要分清正虚为主还是邪实为主，以定扶正与祛邪同治，还是先扶正后祛邪，或者先祛邪后扶正。

注意“标与本”“因与果”的关系。临证中所选腧穴会既有治本者又有治标者，治本与治标的腧穴，可同时取治或交替取治，此即“标本兼顾”；所选腧穴会既有治因者又有治果者，治因与治果的腧穴同时并用，此即“因果并治”。

透过现象认清本质。临证中少数病情危重或久治无效的病人，会发生病情假象掩盖本质的情况，此时易造成误诊误治。必须去伪存真、由表及里，认真分析、认识疾病的本质。

3. 针药并用原则

针灸和中药都是在中医理论指导下，通过望闻问切辨证施治。中药处方讲理法方药，针灸处方讲理法方穴术，各有所长，也应使其各尽所长，而不偏废。《素问·汤液醪醴论》曰：“毒药攻其中，镵石针艾治其外也。”说明针药并用，有机配合，能提高疗效。张仲景在《伤寒论》指出：“太阳病，初服桂枝汤，反烦，不解者先刺风池、风府，却与桂枝汤则愈。”是其在继承《黄帝内经》等理论基础上的大胆创新，开辟了针药并用的先河。将针灸和中药治疗合用，使两者优势互补，增加临床治病方法的灵活性，提高临床疗效。

唐代医学大家孙思邈在《备急千金要方·孔穴主对法》中云：“若针而不灸，灸而不针，皆非良医也；针灸不药，药不针灸，尤非良医也……知针知药，故是良医。”石学敏院士也指出“以药辅针则十二经气血和，以针辅药则脏腑功能调匀，针药合用，则经络脏腑如被甘霖而无虞矣。”

针药并用中，针灸和中药的关系，可概括以下三个方面：异效互补关系、同效相须关系和反效制约关系。临证中，疾病都是错综复杂的，当单采用药物或针灸治疗一种疾病，其疗效不佳时，应拓展临床治疗思路，以取得临床疗效为目的，灵活运用综合疗法，不可拘泥于单一治疗方法。当然，临证时也并非所有疾病都要针药并用，应根据病人的具体情况选择合适的治疗方法，或针或药，或针药并用。

（二）选穴原则

孙思邈《千金翼方》曰：“凡诸孔穴，名不徒设，皆有深意。”故针灸选穴十分重要。

针灸选穴要以腧穴功能为基础，遵循腧穴功能、配伍后功效主治与病机、证型相一致的原则，要以法组方，依证选方，方证相对，方穴固定。结合神志病的特点及相关腧穴的功能特点，要重视以下六类腧穴。

1. 重视五脏俞穴

五脏俞穴即心俞、肝俞、脾俞、肺俞、肾俞穴，位于足太阳膀胱经的第一侧线上，是背俞穴中五个重要穴位，为五脏精气输注于背腰部的腧穴，是五脏神志游行出入之处，可通调五脏气机，对于五脏的功能和神志活动有着较为直接和显著的影响。心俞为心脏气血所流注之处，刺之可补心气、养心血、滋心阴、安心神，使心悸、心烦、失眠健忘等症状消除；肝俞为肝脏气血流注之处，刺之可疏肝解郁，安神定志，改善患者心情不舒，胁肋、乳房胀痛，善太息等症状，是五脏俞穴中治疗神志病的重要腧穴；脾为后天之本，脾俞为脾脏气血所流注之处，刺之可健脾和胃、祛湿通络、益气摄血，使脾健则气血化生有源，脑神得养，情绪舒畅，而改善患者精神萎靡、倦怠乏力、不思饮食、腹胀便溏、体重减轻等症状；肺俞为肺脏气血流注之处，刺之可润肺养阴，使气机升降自如，故可改善过度忧伤之情绪，使病情缓解；肾为先天之本，肾俞为肾脏气血流注之处，刺之可补肾益脑，填精益髓，通络调经，则患者的阳痿遗精、月经不调、失眠健忘、耳鸣眩晕等症自除，与脾俞同取，精血双补。治疗心、肝、脾、肺、肾的背俞穴若同时应用，则五脏得调，阴阳得衡，达到宁心安神、补肾健脾、平肝理肺的作用，而整体调节五脏气机，使五脏气机趋于平衡，提高机体功能，气机舒畅，从而使神志趋于正常。

2. 重视五志穴

“五志穴”即神堂、魂门、意舍、魄户、志室，位于足太阳膀胱经第二侧线上。中医学认为生命是由“心、肝、脾、肺、肾”五脏的相互作用而产生，而五脏也各有所藏，即心藏神、肝藏魂、肺藏魄、脾藏意、肾藏志。《素问·

阴阳应象大论》中有云：“善用针者，从阴引阳，从阳引阴。”调节五脏之气血阴阳可从调节五脏所藏（神志）入手，而针灸“五志穴”恰可通过调节五神（神、魂、意、魄、志），以使脏腑气血调和、阴平阳秘，从而达到标本同治之功效。

3. 重视“五心穴”

五心穴即头心（天心）百会、足心（地心）涌泉、手心（人心）劳宫。百会为天上阳火，涌泉为地下阴水，劳宫为人中之火，此天地人三才之义也。“五心穴”因其位置、五行属性的特殊性以及关联性，可用针或灸刺激“五心穴”达到整体调整作用，临床上可用于治疗多类系统的疾病，尤以神志类疾病疗效显著。

百会为督脉之腧穴，位于巅顶中央，是人身最高的穴位，百会与手足少阳、足太阳、足厥阴和督脉五条经脉相交会，故称三阳五会。百会穴既属于头气街，同时又是脑之髓海的输注要穴。处人身最上，四周各穴罗布有序，大有百脉朝宗之势，总摄阳经之汇，为治疗头部诸病之总穴。百会穴能针能灸，可补可泻，具有醒脑开窍、宁心安神之功效。《针灸资生经》上说，百会穴“百病皆主”，即此穴百病都治，所以叫“百会”，故在治疗神志病尤其病在脑部特征明显者，百会为首选之穴。

涌泉为足少阴肾经之起始穴，肾与心、肝两脏关系密切，心藏神、肝藏魂，肾主藏精，肝主藏血，精血同源，两者相互资生；涌泉为足少阴之井穴，乃肾之根本，能滋养肾阴，温补肾阳，有开窍醒神、交济水火的功效。

劳宫穴为手厥阴心包经的荥穴，心为五脏六腑之大主，包络者，心之外围，能代心受邪，失眠等证必心烦心悸，六神欠安，劳宫穴为心包经之荥穴，五行属火，具有清心、安神定志、温补阳气、行气调血的功效。

4. 重视“神”字穴

在常用的针灸腧穴中，有关“神”字的穴位共有九个，分别为神门、神庭、本神、神道、神堂、神阙、神封、神藏、四神聪，他们分布在人体不同的经脉和部位，作用也各有所异，但都有与神相关的共同主治规律。在临床治疗神志相关的疾病时，尤应重视“神”字穴的应用。

“神”字穴安心神以安眠定志：张景岳在总结《黄帝内经》时指出“盖寐本乎阴，神其主也，神安则寐，神不安则不寐”。神门穴为手少阴心经之俞，有“心气出入之门户”之意，经脉所过，主治所及，神门对失眠有着突出的疗效，对各个证型均有显著的作用。因脑与心共主神明，本神、神庭、四神聪均位于头部，本神曰“元神之根本”，神庭居于天庭之上而有神明之庭堂之意，四神聪位于百会前后左右各一而为“神之聪”；神道位于背部督脉，靠近心，为心气之通道，此四穴与神门穴相配治疗失眠，效果尤佳。

“神”字穴定心神以定悸除惊：《素问·举痛论》云：“惊则心无所依，神无所归，虑无所定，故气乱矣。”神藏有藏神之意，神封有“神明之封疆”之意，故肾经神封、神藏两穴是安神定惊的主要穴位，此二穴均与心毗邻，腧穴所在，主治所在，故临床均可用于治疗心疾；手少阴心经之腧穴治疗心疾，以神门为著。

“神”字穴醒脑神以开窍定痫：《素问·脉要精微论》中说：“头者，精明之府。”神堂、神道二穴近心，能调神。膀胱经穴神堂曰“神明之堂宇”，督脉穴神道主“恍惚，悲愁健忘”，二穴常被选用于醒脑开窍。四神聪穴治疗癫痫病，疗效理想、病人无痛苦、小儿尤适宜。

“神”字穴养脑神以补虚益髓：《素问·五常政大论》中说：“根于中者，命曰神机，神去则机息。”神动则气动，气动则血行，血足气盛以养精，精、气、血、神俱盛，则体健神清；若气血不足，髓减脑消，神明失养，神机失用，则出现呆傻愚笨、智能低下、善忘等，发为痴呆，需养神益髓。背部的神道，头部的神庭分别位于心、脑所在之处，可充养脑髓，调养心神，神道主“悲愁健忘”，神门主“心性痴呆，健忘”。

“神”字穴宁胃神以温中顺气：五脏六腑皆有神，其中胃以降为顺。神阙位于脐部正中，有温补元阳，健运脾胃之用，此处皮肤薄嫩，对艾灸、热敷等刺激敏感，灸疗的温热作用可改善脾胃虚寒。

有人把神门、神庭、本神、神道、四神聪五个“神”字穴又称为“五神穴”，并认为五穴分别寓含“神之大门”“神之庭院”“神之本处”“神之道路”“神之营养之来源”之意。联合使用五神穴，可充分体现针灸治神之精髓。

5. 重视“四关穴”

《针灸大成》曰：“四关穴，即两合谷两太冲是也。”是临床常用的对穴之一。有镇心安神、行气活血、醒脑开窍、镇肝息风、祛风散寒、解郁止痛等作用。

四关穴调和气血，散行有度。合谷为手阳明经之原穴，阳明多气多血，故合谷可调理气血。太冲为足厥阴经之原穴，能治疗肝之疾患。肝藏血而主疏泄，调畅一身之气机，故太冲除调血外，调气之功更被重视。两穴合用，则促使气血运行顺畅调和。总之，合谷与太冲是一阴一阳、一气一血的配伍，合谷调气中之血，太冲理血中之气。对于不同的疾病再配以相应的腧穴，共同完成调理脏腑、通达气血等功效。

四关穴上下相伍，协调阴阳。合谷穴在手背第一、第二掌骨间，太冲穴在足背第一、二趾骨间。一上一下，均位于四肢歧骨之间，部位具有相似性，分别代表两肘两膝。合谷属手阳明大肠经，阳明经为多气多血之乡，关乎十二经气血的盛变，针此穴能通过调阳明进而调全身偏盛之阳；太冲穴名有要冲之意，指此处气血冲盛，针此穴能调亢盛的肝阳。由此四关穴上疏下导，整体与局部并重，通过泻偏胜之阳而使体内阴阳平衡和协调。

四关穴升降相合，通调经络。合谷为大肠经原穴，大肠与肺相表里，肺属金；太冲属肝经原穴，肝属木。肺金得肝木之疏泄则宣降有度，肝木得肺金之布散则柔和条达。两者升降协调，相互依赖，相互制约，从而使阻塞之经络得以疏通。

四关穴为临床证治之要穴，其主治广泛，功效卓著。临证中可以根据合谷与太冲一气一血，一升一降，一阴一阳相互依赖，相互制约，相互为用，升降协调，阴阳顺接之特点，善用其行气活血、平肝息风、镇惊安神、祛风止痛之功效。

6. 重视膻中、足三里等穴

膻中穴。膻中居于任脉，为八会穴之气会，主理一身之气。《灵枢·胀论》曰："膻中者，君主之宫城也。"《素问·灵兰秘典论》也说："膻中为臣使之官。"盖古时称君主所居为宫室，故由中庭再进而臣使在焉。在人身而喻臣使者，即心脏外卫充盈之气，俗称心气，又名中气。倘中气有所减损，则人体各部之气，均来填补。犹诸侯之会师勤王者，故称"膻中"为气会，又称为"上气海"，以诸气有时来归也。故本穴能治一切气分之病。如《行针指要歌》："或针气，膻中一穴分明记。"神志病因气郁气滞而患病者多，故既属胸气街而比邻心肺，又为气会穴的膻中穴，针对神志病属较轻证的气病阶段，堪为首选要穴。

注：本穴主治颇关要害，故《针灸大成》示人禁针。但实证可以浅刺，虚证灸之。

足三里穴。足三里为胃经下合穴，又是公认的人体保健穴。《素问·六微旨大论》言：“天枢以上，天气主之，天枢以下，地气主之。气交之分，人气从之。万物由之。”本穴统治腹部上中下三部诸症，是以谓之“三里”。《灵枢·海论》：“胃者水谷之海，其输在气街，下至三里。”依此推之，气街以下，至于三里，统为胃之腧穴。可见足三里既是腹气街所包的胃腑的下合穴，又与胫气街所联络的下肢相接，同时其又为水谷之海的主要输注之穴。且情志不舒必然影响脾胃受纳，脾胃一虚则元气化生不足，可用足三里调补人体正气。

第二节 针灸神病辨证

《备急千金要方·心脏》曰：“心藏脉，脉舍神，在气为吞，在液为汗。心气虚则悲不已，实则笑不休。心气虚则梦救火阳物，得其时则梦燔灼，心气盛则梦喜笑及恐畏。厥气客于心，则梦丘山烟火。”“心藏脉，脉舍神，怵惕思虑则伤神，神伤则恐惧自失。”“心有病，则口生疮腐烂。心在声为笑，在变动为忧，在志为喜。喜伤心，精气并于心则喜。心虚则悲，悲则忧，实则笑，笑则喜。”心者五脏专精之本，心虚神伤则五脏六腑皆摇，精神魂魄意皆可能出现病状。

1. 窍蔽心神证

（1）证候表现：痴呆不语，或神志恍惚，或昏迷不知，烦躁不宁，少寐。舌红、舌苔薄黄，脉象数。

（2）证候分析：“舌为心之苗，心开窍于舌”，邪阻心窍舌络，心无所依，则痴呆不语；心主神明，温邪蔽于神明，神无所附，则神志恍惚，昏迷不知，烦躁不宁，少寐；舌质、脉象为邪蔽心窍证之征。

（3）治法：开窍醒志，清心安神。

（4）取穴：百会、神庭、本神、四神聪，平补平泻；针泻神门、通里、大陵。

（5）方解：平补平泻百会调神定志、醒脑开窍，神庭安神定志、祛邪开窍，本神疏风清热、镇静安神，四神聪健脑调神、醒脑开窍，四穴合用补元益智、镇静安神。针泻神门，通心络、清心、开窍；针泻通里通心络、开心窍、调舌络；针泻大陵清心安神、通畅心络、清营凉血。诸穴合用，使心有所依、神有所附，共奏开窍醒志、清心安神之功。

2. 阳虚神疲证

（1）证候表现：心悸怔忡，精神萎靡，神疲乏力，胸闷气短，或心胸疼痛，畏寒肢冷，面色㿠白，或面唇青紫，自汗健忘；舌质淡胖或紫暗、苔白滑，脉象弱或结代。

（2）证候分析：心阳鼓动无力，心动失常、心神失养则心悸怔忡健忘；阳虚气衰，胸阳不展则精神萎靡，神疲乏力，胸闷气短，心胸疼痛；阳虚寒盛，温煦失职则畏寒肢冷，面色㿠白，或面唇青紫；卫外失职则自汗，水湿不化则舌淡胖、苔白滑，血行不畅、血瘀失神则舌质紫暗，脉弱或结代。

（3）治法：温通心阳，补益安神。

（4）取穴：针补百会、神庭、内关、膻中、气海、足三里，补灸心俞。

（5）方解：针补百会升阳益气、开窍宁神，神庭镇惊安神，二穴合用镇静安神、开窍醒神、益气健脑；内关理气宽胸、和胃降逆、宁心安神，膻中补益宗气，二穴合用益气通脉、振奋胸阳；补灸心俞温补心阳，针补气海，大补元气、升举阳气、调理气机，二穴合用温心阳、益心气；足三里健脾和胃、扶正培元、补益气血、温养元阳。诸穴合用，温心阳、补气血，共奏温通心阳、补益安神之功。

3. 阴虚神扰证

（1）证候表现：心悸怔忡，烦躁失眠，多梦健忘，面色潮红，五心烦热，形体消瘦，口燥咽干，潮热盗汗，两颧发红，或见妄言妄为，舌红少津，脉象细数。

（2）证候分析：心阴亏少，心失所养，心动失常、心神失调则心悸怔忡；虚热扰及心神则烦躁失眠，多梦健忘，面色潮红，五心烦热，形体消瘦，口燥咽干，午后潮热；睡则阳气入阴，营阴受蒸则盗汗；虚热上炎则两颧发红，妄言妄为，舌碎生疮；舌红少津，脉细数，为阴虚神扰证之征。

（3）治法：滋养心阴，养血安神。

（4）取穴：针补神门、心俞、三阴交、四神聪、神道、阴郄、足三里、内关。

（5）方解：针补神门补心气、养心血、宁心神，心俞益气养血、宁心安神；三阴交健脾益气、滋阴养血，四神聪健脑调神，二穴合用养血安神；神道养心血、安心神，与神门、三阴交合用滋阴养血，养心安神；阴郄滋阴泻火、养血安神，足三里健脾和胃、扶正培元、调补气血，二穴与神门、三阴交合用，滋阴养血安神；内关宁心安神，与心俞、三阴交、足三里合用养心安神。

4. 火亢神扰证

（1）证候表现：心烦失眠，或狂躁谵语，神识不清；或舌上生疮，溃烂疼痛；或吐血衄血；伴见发热口渴面红，便秘尿黄，或小便短赤，灼热涩痛，舌红、苔黄，脉数。

（2）证候分析：心火亢盛，内扰心神则心烦失眠，甚至狂躁谵语，神识不清；火热循经上扰则舌上生疮，或溃烂疼痛；心火炽盛，血热妄行则吐血衄血；里热实盛则伴见发热口渴面红，便秘尿黄；心火下移小肠则小便短赤，灼热涩痛；舌红、苔黄，脉数，为火亢神扰证之征。

（3）治法：清心泻火，宁心安神。

（4）取穴：针泻百会、神庭、涌泉、劳宫、中极、神藏，神门、通里针泻配透天凉，少冲、少泽点刺出血。

（5）方解：针泻百会清热泻火、开窍宁神，神庭镇惊安神，二穴合用镇静安神、清心经泻心火；涌泉开窍醒神、泻火滋阴，劳宫清心开窍、泻火安神，百会、涌泉、劳宫合用为五心穴，滋阴泻火、开窍宁神；神门针泻配透天凉，清心火，通里针泻配透天凉，清心火、安心神，二穴合用增强清心安神之功；针泻中极调理下焦、通利膀胱，中极与神门合用，清心火、利小便；神藏清热除烦；少冲点刺出血，清心安神、开窍醒神，少泽点刺出血，清热解郁、开窍醒神，二穴合用清热降火、养阴除烦。

5. 痰蒙心神证

（1）证候表现：神情痴呆，意识模糊，嗜睡谵语，神志昏蒙；或精神抑郁，表情淡漠，喃喃独语，举止失常；或突然昏仆，不省人事，口吐涎沫，喉有痰声，并见面色晦暗，胸闷呕恶，舌苔白腻，脉滑。

（2）证候分析：痰浊上蒙心窍，神无所附，致神情痴呆，意识模糊，嗜睡谵语，神志昏蒙，精神抑郁，表情冷漠，喃喃自语，举止失常；气机阻塞，肝风夹痰致突然昏仆，不省人事，口吐涎沫，喉中痰鸣；清阳不升致面色晦暗，胸闷呕恶；舌苔白腻，脉滑，为痰蒙心神证之象。

（3）治法：豁胸涤痰，开窍醒神。

（4）取穴：百会、神庭、攒竹、中脘、内关、公孙、列缺、丰隆，平补平泻。

（5）方解：百会息风潜阳、开窍宁神，神庭镇惊安神，攒竹有镇静安神之效，三穴合用安神定志、镇静安神；中脘健脾和胃、行气化痰、益气养血、通经活络，内关清心开窍、宽胸理气、镇静安神，并可加强中脘的开胃化痰作用；公孙健脾养胃、促进运化、减少生痰之源，与内关合用通调中焦脏腑之气，使脾气升、胃气降，升降正常则邪气自消；列缺宣肺解表、理气化痰，与公孙合用共奏宣肺健脾、止咳化痰、标本兼治之效；丰隆温阳健脾、利湿化痰。

6. 痰火扰神证

（1）证候表现：烦躁不宁，心中灼热，甚或神昏谵语，失眠多梦，或狂躁妄动，打人毁物，不避亲疏，哭笑失常，胡言乱语；面红目赤，呼吸气粗，发热口渴，咯吐黄痰，喉间痰鸣，胸膈满闷，大便秘结，小便黄短赤，舌红、苔黄腻，脉滑数。

（2）证候分析：痰火扰乱神舍、元神不宁则烦躁不宁，心中灼热，神昏谵语；痰火内盛，闭扰神明、神志逆乱则失眠多梦，或狂躁妄动，打人毁物，不避亲疏，哭笑无常，胡言乱语；里热蒸腾上炎则面红目赤，呼吸气粗，发热口渴；痰火内盛则咯吐黄痰，或喉间痰鸣；痰阻气机则胸膈满闷；内热炽盛则大便秘结，小便短赤，舌红、苔黄腻，脉滑数，均为痰火扰神证之征。

（3）治法：清热豁痰，宁心安神。

（4）取穴：针泻百会、神庭、神门、人中、丰隆、内庭、曲池。

（5）方解：百会清脑开窍、宁神定志，神庭宁心醒脑，神门通心络、清心、开窍，三穴合用镇静安神；人中通阳开窍、疏经利窍宁神，丰隆和胃气、化痰湿、清神志，二穴与神门合用豁痰宣窍；曲池祛风散邪、清热透表，与丰隆合用治痰热之证；内庭，泻火清热，与丰隆、神门合用，清降痰火，宁神除烦。

7. 瘀阻脑神证

（1）证候表现：头痛如刺，固定不移，头晕时作，或头部外伤后昏不知人，健忘失眠，心悸，面色晦暗，舌质紫暗或有紫斑、紫点，脉细涩。

（2）证候分析：瘀血阻滞脑络、脑络不通则头痛如刺，固定不移；脑络不通，气血不得周流，脑神失养则头晕时作；瘀阻脑络，神机逆乱、灵机顿失则昏不识人；瘀血不去，新血不生，心神失养则健忘失眠，心悸；血行不畅、瘀血内阻则面色晦暗，舌质紫暗，有瘀斑瘀点；脉细涩为瘀阻脑神证之征。

（3）治法：祛瘀通络，通窍醒神。

（4）取穴：针泻百会、神门、四神聪、内关、心俞、膈俞、血海、少海、合谷、太冲。

（5）方解：百会清脑开窍、宁神定志，神门宁心安神，四神聪醒脑开窍，三穴合用镇静安神、聪脑开窍；内关理气散滞、通畅心络、安心神，与神门合用清心安神、通心络行瘀血；心俞疏通心络、化瘀定志，膈俞祛瘀通络、宽膈理气，二穴与神门合用疏心气、通血络、行瘀血；膈俞与内关合用理气宽膈，行血祛瘀；血海理血；少海清心安神、活血通络；合谷、太冲合用为开四关，有镇心安神、行气活血、醒脑开窍之功。

8. 脾虚神弱证

（1）证候表现：体虚神衰，胆怯恐惧，神识恍惚，头晕目眩，多疑善感，心悸健忘，多梦少寐，耳鸣易惊，脘闷纳呆，恶心欲呕，腹胀便溏，月经不调或崩漏，面色少华，神疲肢倦，气短懒言，舌质淡嫩、舌苔薄白，脉象细弱。

（2）证候分析：心脾两虚、气血双亏则体虚神衰；心神失养，神机逆乱则胆怯恐惧，神识恍惚；心血不足，心失所养，神无所附则头晕目眩，多疑善感，心悸健忘，多梦少寐，耳鸣易惊；脾失健运则脘闷纳呆，恶心欲呕，腹胀便溏；统摄无权则月经不调或崩漏；气血亏虚则面色少华，神疲肢倦，气短懒言，舌淡嫩、舌苔薄白，脉象细弱。

（3）治法：补益心脾，养血安神。

(4) 取穴：针补百会、神庭、神门、三阴交、心俞、脾俞、足三里、中脘、气海。

(5) 方解：百会升阳益气、开窍宁神，神庭镇惊安神，二穴合用为安神定志、镇静安神；神门养血安神，三阴交健脾摄血、补血育阴，二穴合用增强补心气、养心血、安心神、促血行的作用；心俞补心气、宁心神、养心血，脾俞补脾益气、健脾益胃，足三里益气健脾，补脏腑之虚损，为后天精华之根，三穴与三阴交合用补益心脾、安神定志；中脘补益脾胃、温中散寒、益气养血，与足三里合用具有益气建中、养胃益脾的作用；气海大补元气，升举阳气。

9. 胆怯神虚证

(1) 证候表现：心悸胆怯，气短乏力，神疲体倦，面色少华，多梦少寐或不寐，遇事善惊或怯弱多虑，寐易惊醒，神魂不安。舌淡、苔薄，脉象弦细。

(2) 证候分析：心气不足，鼓动无力，心神失养则心悸胆怯，气短乏力，神疲体倦，面色少华，多梦少寐或不寐；胆虚则少阳之气失于升发，决断无权，故遇事易惊或怯弱多虑，寐易惊醒，神魂不安；舌淡、苔薄，脉象弦细，为胆虚神怯证之征。

(3) 治则：补气益胆，定魂安神。

(4) 取穴：百会、神庭、印堂、四神聪、神门、内关、心俞、合谷、丘墟、胆俞，平补平泻。

(5) 方解：百会升举清阳、健脑安神，神庭镇惊安神，二穴合用为安神定志、镇静安神；印堂镇静安神，与百会、神庭穴合用调理脑神；四神聪健脑调神，醒脑开窍，与百会合用镇静安神；神门养血安神，内关安神定志，心俞补心气、宁心神、养心血，三穴合用养血宁心、安神定志；合谷益气升阳，与神门、心俞合用补益心气；丘墟疏肝利胆、通经活络，胆俞清利肝胆，二穴合用补益胆气、定惊止恐；神门、胆俞、合谷合用补气益胆、安神定志。

10. 神志不交证

(1) 证候表现：心烦心悸，失眠多梦，头晕耳鸣，腰膝酸软，健忘遗精，梦遗，口燥咽干，五心烦热，潮热盗汗，便结尿黄，舌红、少苔，脉象细数；或阳痿，腰膝冷痛，脉沉细无力。

（2）证候分析：肾阴亏损则不能上养心阴，心火偏亢水不济火，扰动心神，心神不安则心烦心悸，失眠多梦；肾阴亏虚，脑髓、耳窍失养则头晕耳鸣、健忘，腰膝失养则腰膝酸软；虚火内炽、扰动精室，精关不固则遗精，梦遗；阴虚阳亢，虚热内生，津液亏耗，失其濡养则口燥咽干，五心烦热，潮热盗汗；阴虚火旺则便结尿黄，舌红、少苔，脉象细数；心火不能下温肾水，肾水独寒则阳痿、腰膝冷痛，脉沉细无力。

（3）治法：交济水火，益志宁神。

（4）取穴：百会、神庭、四神聪，平补平泻；针泻印堂、内关、心俞；针补太溪、然谷、肾俞。

（5）方解：百会开窍宁神，神庭镇惊安神，四神聪健脑调神，醒脑开窍，三穴合用为安神定志、镇静安神；针泻印堂镇静安神，百会、神庭、印堂三穴合用可调理脑神；针泻内关理气宽胸、和胃降逆、宁心安神，针补太溪补肾气、益肾阴、健脑髓，针补然谷温阳益气，三穴合用泻南补北，交济水火；针泻心俞疏通心络，针补肾俞，补肾益精、强壮腰脊，二穴合用，交通神志。

11. 神魂血虚证

（1）证候表现：心悸怔忡，失眠多梦，健忘，头晕目眩，面白无华，双目干涩，视物模糊，雀盲，爪甲不荣，肢体麻木，甚则震颤拘挛，女子月经量少色淡，甚则闭经，舌淡、苔白，脉细。

（2）证候分析：心血不足，心失所养，神无所附则心悸怔忡、失眠多梦、健忘，头目失养则头晕目眩、面白无华；肝血不足，目失所养则双目干涩、视物模糊、雀盲，爪甲、筋脉失养则爪甲不荣、肢体麻木、震颤拘挛；冲任失调则月经量少色淡，甚则闭经；舌脉失养则舌淡白，脉细。

（3）治法：补益心肝，养血安神。

（4）取穴：针补百会、神庭、神门、心俞、肝俞、膈俞、血海、三阴交。

（5）方解：百会升阳益气，神庭镇惊安神，神门养血安神，三穴合用为养血镇静安神；心俞补心气、宁心神、养心血，肝俞补养肝血，二穴合用养血安神定志；膈俞养血和血、宁心安神，血海统血养血、活血理血，三阴交滋阴养血，调补肝肾，调和气血，三穴合用大补营血。

第三节　针灸魂病辨证

《备急千金要方·肝脏》曰："随神往来谓之魂，魂者，肝之藏也。目者，肝之官。肝气通于目，目和则能辨五色矣……肝藏血，血舍魂。在气为语，在液为泪。肝气虚则恐，实则怒。肝气虚则梦见园苑生草得其时，梦伏树下不敢起；肝气盛则梦怒；厥气客于肝则梦山林树木。""肝藏血，血舍魂，悲哀动中则伤魂，魂伤则狂妄，其精不守（一作狂妄不精，不敢正当人）。令人阴缩而挛筋，两胁肋骨举（一作不举）。毛悴色夭，死于秋。""肝在声为呼，在变动为握，在志为怒。怒伤肝，精气并于肝则忧。肝虚则恐，实则怒，怒而不已，亦生忧矣。"说明伤肝动魂，情志病变多表现在狂怒忧恐。

1. 窍闭肝魂证

（1）证候表现：急躁易怒，面红目赤，狂躁不安，易于惊恐，或闷闷不乐，郁郁寡欢，哭啼无常，失明，或兼失语，舌红、苔黄，脉弦数。

（2）证候分析：肝气郁结，久郁化火，则急躁易怒，面红目赤；邪蔽神明，魂不守舍则狂躁不安，易于惊恐；肝气郁结，则闷闷不乐，郁郁寡欢，哭啼无常；外邪侵袭机体，邪闭目窍则失明；肝气郁滞，气滞舌络则失语；舌红、苔黄，脉弦数，为窍闭肝魂证之征。

（3）治法：清热开窍，明目安魂。

（4）取穴：针泻百会、神庭、合谷、太冲、光明、睛明、风池、头窍阴。

（5）方解：百会清脑散邪，神庭镇惊安神，二穴合用镇静安神；合谷清热祛风、开窍醒志，太冲疏肝理气，合谷与太冲结合称为开四关，有镇心安神、行气活血、醒脑开窍、疏肝解郁之功；光明通络明目，睛明疏风清热、通络明目，风池清利头目、聪耳明目，头窍阴清热宣通头窍，四穴合用清热通窍明目。

2. 血亏失魂证

（1）证候表现：头晕目眩，视物昏花或夜盲，耳鸣胁痛，惊惕不安，爪甲不荣，肢体麻木，肌肤甲错，面色苍白，妇女月经量少色淡，甚则闭经，舌淡或青紫，脉象弦细或细涩。

（2）证候分析：肝血不足、头目失养则头晕目眩，视物昏花或夜盲，耳鸣；肝虚魂伤则惊惕不安；肝血不足则爪甲失荣，肢体麻木，胁痛，肌肤甲错，面色苍白；肝血不能充盈冲任之脉则月经量少色淡，甚则闭经；血虚不荣于舌则见舌淡白，血虚运行不畅则见舌青紫；血虚不能充盈脉道则脉弦细或细涩。

（3）治法：滋补肝血，养血安魂。

（4）取穴：针补百会、神庭、肝俞、膈俞、三阴交、太冲。

（5）方解：针补百会升阳益气、镇静安神，神庭镇惊安神，二穴合用镇静安神；肝俞补养肝血、养肝益目，膈俞补养阴血，二穴合用补养肝血；三阴交健脾摄血、补血、育阴，太冲养肝血，二穴合用补养肝血。

3. 阴虚魂扰证

（1）证候表现：烦扰不宁，急躁易怒，头痛眩晕，耳鸣耳聋，面色无华，两目干涩，视物不清，爪甲不荣，肢体麻木，筋惕肉瞤，胁肋隐隐灼痛，口燥咽干，五心烦热，两颧潮红，大便燥结，潮热盗汗，舌红、少苔，脉弦细数。

（2）证候分析：肝阴不足，阴不潜阳，神魂不安则烦扰不宁，急躁易怒，头痛眩晕，耳鸣耳聋；阴血不足，头目、爪甲失养则面色无华，两目干涩，视物不清，爪甲不荣；阴血不足，肝络、筋脉失养则肢体麻木，筋惕肉瞤；虚火内灼则胁肋隐隐灼痛；阴津亏虚则口燥咽干，五心烦热；阴虚不能制阳，虚热内蒸则两颧潮红，大便燥结；阴虚内热，虚热内蒸，迫津外泄，故见潮热盗汗；舌红、少苔，脉弦细数，为阴虚魂扰证之征。

（3）治法：滋阴潜阳，养血安魂。

（4）取穴：针补百会、神庭、肝俞、复溜、曲泉、太溪，针泻太冲。

（5）方解：针补百会升阳益气、镇静安神，神庭镇惊安神，二穴合用镇静安神；针补肝俞补养肝血、养肝益目，复溜滋阴补肾、益髓健脑（肝赖肾水以滋养，肝之虚证，多由肾阴不足，精不化血，以致肝阴不足，肝阳偏亢，虚阳上扰，临床多采用肝肾并治之法。取本穴肝肾并治，补肾阴则能涵木柔肝，益肝阴），曲泉补肝养血，三穴合用补肝肾、益肝阴；太溪滋阴降火，针泻太冲疏肝理气，二穴合用，一补一泻，有滋阴泻火之效；同时，补复溜、曲泉，泻太冲，滋养肝阴，平肝潜阳。

4. 气滞魂郁证

（1）证候表现：情绪不稳，哭笑无常，脾气暴躁，易于激惹，喜静恶动，情志抑郁，善太息，胸胁少腹胀满疼痛、走窜不定，女子可见乳房胀痛、月经不调、痛经闭经，苔薄白，脉弦。

（2）证候分析：肝气郁滞，失于条达，疏泄不利，故而情绪不稳，哭笑无常，脾气暴躁，易于激惹，喜静恶动；肝失疏泄，经气不利则情志抑郁，善太息，胸胁少腹胀满疼痛、走窜不定；肝失疏泄则血行不畅，乳房胀痛，月经不调，痛经闭经；苔薄白，脉弦，为气滞魂郁证之象。

（3）治法：疏肝解郁，理气舒魂。

（4）取穴：针泻百会、神庭、印堂、肝俞、太冲，膻中、魂门平补平泻。

（5）方解：针泻百会平肝开窍宁神，神庭镇惊安神，二穴合用安神定志、镇静安神；印堂镇静安神，与百会相配有疏肝解郁、安神开窍之功效；肝俞疏肝解郁、行气祛瘀，太冲疏肝理气、平肝息风，二穴合用增强疏肝解郁的功效；平补平泻，膻中善调脏腑之气而宽胸利膈、理气通络，魂门疏肝解郁、疏肝安魂，二穴与太冲合用疏肝解郁，宽胸理气。

5. 肝火扰魂证

（1）证候表现：烦闷不舒，急躁易怒，坐卧不宁，胁肋灼痛，失眠多梦，口渴喜饮，头目胀痛，头晕目眩，面红目赤，口苦咽干，耳鸣耳聋，或耳痛流脓，大便秘结、小便短赤，舌红、苔黄，脉弦数。

（2）证候分析：肝火炽盛、火热内扰、扰动神明则烦闷不舒，急躁易怒，坐卧不宁；肝火内灼则胁肋灼痛，失眠多梦，口渴喜饮；肝火炽盛，火循经脉上逆于头面则头目胀痛，头晕目眩，面红目赤，口苦咽干；肝胆火气上冲则耳鸣耳聋，甚则耳痛流脓；大便秘结、小便短赤，舌红、苔黄，脉弦数，为肝火扰魂证之征。

（3）治法：清泻肝火，除烦安魂。

（4）取穴：针泻百会、神庭、外关、足临泣、太冲、神门、丘墟、行间。

（5）方解：百会清热泻火、安神镇静，神庭镇惊安神，二穴合用镇静安神；外关清三焦热、镇惊息风，足临泣疏肝解郁、通经止痛，太冲疏肝理气、平肝息风，三穴合用清泻肝胆实热；神门清心泻火、宁心安神，丘墟疏肝利胆、通经活络，二穴与太冲合用清泻肝火、宁心安魂；行间清泻肝火、疏肝利胆，与太冲合用增强清泻肝火、疏肝解郁之功。

6. 阳亢扰魂证

（1）证候表现：眩晕耳鸣，头目胀痛，面红目赤，急躁易怒，失眠多梦，腰膝酸软，头重脚轻，步履不正，口干便秘，舌红少津，脉弦或弦数。

（2）证候分析：阳亢于上则眩晕耳鸣，头目胀痛，面红目赤，急躁易怒，失眠多梦；阴亏于下则腰膝酸软；上盛下虚则头重脚轻，步履不正；口干便秘，舌红少津，脉弦或弦数，为阳亢扰魂证之征。

（3）治疗：滋阴平肝，潜阳宁魂。

（4）取穴：针泻百会、神庭、行间、然谷、合谷、太冲、内关，针补三阴交、太溪。

（5）方解：针泻百会清热泻火、安神镇静，神庭镇惊安神，二穴合用镇静安神、开窍醒神；行间清肝泻火、疏肝理气，然谷滋阴泻火，二穴合用，一清一滋，滋阴以柔肝之体，清肝以泻肝之用，滋阴泻火；合谷清热祛风、开窍醒志，太冲平肝潜阳、以柔肝木，合谷与太冲结合称为开四关，镇心安神、行气活血、醒脑开窍、镇肝息风；内关疏调肝气、宽胸利窍，针补三阴交滋阴潜阳以固阴，佐内关清上降逆以和阳，二穴合用滋阴平肝、潜阳宁魂；太溪补肾益精、滋阴降火，与三阴交、太冲等穴合用补肾平肝、育阴潜阳。

7. 肝风魂动证

（1）证候表现：头晕目眩，头痛如掣，耳鸣甚则耳聋，肢体麻木，语言不利，甚则卒然昏倒，舌强不语，半身不遂；舌红或淡，脉弦。

（2）证候分析：肝胆火旺，循经上扰，风阳升动，扰于清空则头晕目眩，头痛如掣，耳鸣甚则耳聋；肝风内动，筋脉失养则肢体麻木，语言不利，甚则卒然昏倒，舌强不语，半身不遂；舌红或淡，脉弦，为肝风魂动证之征。

（3）治法：平肝息风，镇静安魂。

（4）取穴：针泻百会、神庭、攒竹、合谷、太冲、印堂、风池，针补三阴交、复溜。

（5）方解：针泻百会疏风潜阳、祛风散邪、平肝息风，神庭镇惊安神，攒竹平肝息风，三穴合用镇静安神、平肝息风；合谷清热祛风、开窍醒志，太冲平肝调肝、潜阳息风、理气调血，与合谷合用频泻四关，平肝息风、安神定志；印堂镇静安神、疏风清热，与太冲合用息风；风池平肝息风，针补三阴交滋肾水以柔肝木、潜厥阳而息风火，二穴合用平肝息风；复溜滋阴补肾、益髓健脑，配补三阴交、配泻太冲，三穴合用滋阴养液、柔肝息风。

8. 湿热蕴魂证

（1）证候表现：心烦易怒，耳鸣耳痛，胁肋胀痛，纳呆腹胀，泛恶欲呕，口苦厌油，身目发黄，大便不调，小便短黄；或寒热往来；或阴部潮湿瘙痒、湿疹，阴器肿胀，睾丸肿胀热痛，带下黄臭，舌红、苔黄腻，脉弦滑数。

（2）证候分析：湿热蕴结，疏泄失司则心烦易怒，耳鸣耳痛；湿热阻滞，气机不畅则胁肋胀痛；湿热内蕴，损及脾胃，纳运失职则纳呆腹胀，泛恶欲呕，口苦厌油；湿热熏蒸肝胆，胆汁外溢肌肤则身目发黄；湿热阻滞气机则大便不调，湿热下注则小便短黄；胆经不调则寒热往来；湿遏热伏，郁蒸于内则瘙痒，湿疹；湿热郁结肝经则阴部潮湿，阴器肿胀，睾丸肿胀热痛，带下黄臭；舌质红、苔黄腻，脉弦滑数，为湿热蕴魂证之征。

（3）治法：清利湿热，和中疏魂。

（4）取穴：针泻百会、神庭、阳陵泉、阴陵泉、支沟、蠡沟。

（5）方解：百会清热泻火、开窍宁神，神庭镇惊安神，二穴合用镇静安神；阳陵泉疏肝解郁、清利肝胆，阴陵泉健脾运湿，二穴合用清热化湿；支沟清肝经湿热；蠡沟清泻肝胆湿热、平肝潜阳；诸穴合用共奏清热化湿、疏泄肝胆、和中疏魂之功。

9. 魂志阴虚证

（1）证候表现：神志恍惚，无故悲伤喜哭，不能自控，头晕目眩，胸胁隐痛，晨晚视物模糊，两目干涩，耳鸣健忘，失眠多梦，腰酸膝软，五心烦热，或低热颧红，口燥咽干，面色少华，毛发枯燥，男子遗精，女子月经量少，舌红、少苔，脉细数。

（2）证候分析：肝肾不足，脑髓失养则神志恍惚，无故悲伤喜哭，不能自控；肝阴不足，肝络失养则头晕目眩、胸胁隐痛，目窍失养则视物模糊、两目干涩；肾之阴精不足，耳失充养则耳鸣；髓海不足则健忘；阴亏不足，虚火上扰，心神不安则失眠多梦；腰膝失于滋养则腰膝酸软；虚火内炽则五心烦热，低热颧红，口燥咽干；精血匮乏，则面色少华，毛发枯燥；虚火扰动精室，精关不固则遗精；冲任失充则女子月经量少；舌红、少苔，脉细数，为魂志阴虚证之征。

（3）治法：滋阴降火，补志益魂。

（4）取穴：针补百会、神庭、攒竹、四神聪、肝俞、肾俞、复溜、太溪、悬钟。

（5）方解：百会升阳益气、平肝息风，神庭镇惊安神，攒竹镇静安神，三穴合用为安神定志、镇静安神；四神聪健脑调神，与百会合用既可镇静安神，又能升举清阳，使气血阴阳上荣于脑，脑髓得养；肝俞补养肝血，肾俞补肾益精，二穴合用补肝肾，益精血；复溜滋阴补肾、益髓健脑，太溪滋阴降火、益肾补虚，二穴合用使虚火降，而阳归于阴，所谓“壮水之主，以制阳光”；悬钟充髓壮骨，与太溪、肾俞合用补肾培本、益精充髓壮骨。

10. 魂意不和证

（1）证候表现：情绪抑郁，善太息，或烦躁易怒，胃脘、胁肋胀痛或窜痛，胃脘痞满，呃逆嗳气，饮食减少，吞酸嘈杂，舌淡红、苔薄白或薄黄，脉弦。

（2）证候分析：肝气郁滞，疏泄失职则情绪抑郁，善太息；气郁化火，肝性失柔则烦躁易怒；肝气犯胃，胃失和降，胃脘、肝经气滞则胃脘、胸胁胀痛或窜痛，胃脘痞满；胃气上逆则呃逆嗳气，饮食减少；气火内郁犯胃则吞酸嘈杂；舌淡红、苔薄白或薄黄，脉弦，为魂意不和证之征。

（3）治法：疏肝和胃，调和魂意。

（4）取穴：针泻魂门、肝俞、阳陵泉、太冲、内关、中脘、胃俞、足三里，平补平泻，针补脾俞。

（5）方解：针泻魂门疏肝安魂、理气和胃，肝俞疏肝解郁、行气祛瘀，阳陵泉疏肝解郁、清利肝胆，太冲疏肝理气、平肝息风；平补平泻，内关理气散滞、通畅心络、安心神、和胃止呕，中脘和胃导滞、祛痰消积，胃俞调中和胃、化湿消滞，足三里和胃通肠、祛痰导滞；针补脾俞补脾益气、健脾益胃。诸穴合用，共奏疏肝和胃、调和魂意之功。

第四节　针灸意病辨证

《备急千金要方·脾脏》曰：“脾主意，脾脏者，意之舍。意者，存忆之志也……脾气虚则梦食饮不足，得其时则梦筑垣盖屋；脾气盛则梦歌乐，体重手足不举。厥气客于脾，则梦丘陵大泽，坏屋风雨。”“脾藏营，营舍意，愁忧不解则伤意，意伤则闷乱，四肢不举。”“脾在声为歌，在变动为噫，在志为思。思伤脾，精气并于脾则饥，音主长夏，病变于音者取之经。”脾舍意及志，脾伤则意志烦闷忧郁难解。

1. 气虚意弱证

（1）证候表现：神疲乏力，体虚神衰，少气懒言，肢体倦怠，不欲食或纳少，腹胀，食后胀甚，便溏，或浮肿，或消瘦，或肥胖，面色萎黄，舌淡、苔白，脉缓弱。

（2）证候分析：脾气虚弱，推动乏力则神疲乏力，体虚神衰，少气懒言，肢体倦怠；脾运失职，输精散精无力，水谷不运则不欲食或纳少，腹胀；食后脾气愈困则腹胀愈甚；脾虚失运，水湿下注肠道则大便溏薄；水湿不运，泛溢肌肤则水肿、体胖；气虚机体功能低下，不能充达四肢、肌肉则形体消瘦；脾虚运化失职，气血乏源，面部失荣则面色萎黄；舌淡、苔白，脉缓弱，为气虚意弱证之征。

（3）治法：益气健脾，强体养意。

（4）取穴：针补百会、神庭、脾俞、太白、足三里、合谷、三阴交、阴陵泉。

（5）方解：针补百会升阳益气，神庭镇惊安神，二穴合用镇静安神；脾俞补脾益气、健脾益胃，太白健脾和中，二穴合用健脾益气；足三里健脾养胃、补中益气，合谷补气固表、益气固脱、益气升阳，二穴合用补中益气；阴陵泉健脾益气，三阴交健脾益气、滋阴养血，二穴与足三里合用健脾益气。

2. 气陷意损证

（1）证候表现：神疲乏力，倦怠懒言，面色萎黄，头晕目眩，脘腹重坠作胀，食后益甚，或便意频数，肛门重坠，久泻不止，甚或内脏下垂，或脱肛、子宫下垂，纳少便溏，或小便浑浊如米泔，舌淡、苔白，脉缓或弱。

（2）证候分析：脾气虚则神疲乏力，倦怠懒言，面色萎黄；脾虚气陷，清阳不升，头目失养则头晕目眩；升举无力则脘腹重坠作胀，食后更甚；脾气虚弱，中气下陷，内脏失于固托则便意频频，肛门重坠，久泻不止，甚或内脏下垂，或脱肛、子宫下垂；脾气虚弱，健运失司则纳少便溏；脾失健运，升清降浊失司，清浊不分，精微下走膀胱则小便浑浊如米泔水；舌淡、苔白，脉缓或弱，为气陷意弱证之征。

（3）治法：益气升提，健脾强意。

（4）取穴：针补百会、神庭、足三里、合谷、中脘、太渊、三阴交、气海。

（5）方解：针补百会益气升阳，神庭镇惊安神，二穴合用升阳举陷、益气固脱、宁神醒脑；足三里壮元阳益脾胃、补脏腑之虚损、升阳举陷，合谷补气固表、益气固脱、益气升阳，二穴与百会合用，补中益气，升阳举陷；中脘健脾和胃、消食导滞、温中散寒，与足三里合用健脾和胃、补中益气、调和气血、升清降浊；太渊益气养血、行气活血、补气行气，为治疗气虚之重要腧穴；三阴交健脾益气、补血调经、益阴助阳，与诸穴合用增强健脾和胃、益气升阳之功；气海大补元气，升举阳气，与诸穴合用可加强其益气升提，健脾强意作用。

3. 阳虚意弱证

（1）证候表现：神疲乏力，少气懒言，面色萎黄，腹痛绵绵，喜温喜按，形寒肢冷，纳少腹胀，大便清稀，或完谷不化，或肢体浮肿，或白带清稀量多，舌质淡胖或有齿痕、舌苔白滑，脉沉迟无力。

（2）证候分析：脾气虚则神疲乏力，少气懒言，面色萎黄；脾阳不足，温煦失常则腹痛绵绵，喜温喜按，形寒肢冷；脾失健运，运化失权则纳少腹胀，大便清稀，或完谷不化；水湿下注，泛溢肌肤则肢体浮肿；带脉失约则白带清稀量多；舌淡胖或有齿痕、苔白滑，脉沉迟无力，为阳虚意弱证之征。

（3）治法：益气健脾，温中补意。

（4）取穴：针补百会、神庭、足三里、合谷，灸补脾俞、命门，艾灸神阙、中脘。

（5）方解：针补百会益气升阳，神庭镇惊安神，二穴合用镇静安神；足三里健脾养胃、补中益气，合谷补气固表、益气固脱、益气升阳，二穴合用补中益气；灸补脾俞补益脾气、温补脾阳，命门温肾壮阳、培元固本，二穴合用温补脾阳；艾灸神阙振奋中阳、温补下元，中脘补益脾胃、温中散寒，二穴合用温阳益脾，暖胃散寒。

4. 意不统血证

（1）证候表现：各种出血如呕血、便血、尿血、肌衄、鼻衄、齿衄、女子月经量多、崩漏等，伴见纳少便溏，神疲乏力，气短懒言，面色萎黄，舌淡、苔白，脉细弱。

（2）证候分析：脾不统血，血溢脉外，溢于胃肠则呕血、便血，溢于膀胱则尿血，溢于肌肤则肌衄，溢于上窍则鼻衄、齿衄，冲任不固则月经过多、甚则崩漏；运化失职则纳少便溏；化源不足则神疲乏力，气短懒言，面色萎黄；舌淡、苔白，脉细弱，为意不统血证之征。

（3）治法：补气摄血，强体定意。

（4）取穴：针补百会、神庭、脾俞、足三里、三阴交、太白、气海，艾灸隐白。

（5）方解：针补百会益气升阳，神庭镇惊安神，二穴合用镇静安神、益气固脱；脾俞补脾气、温中阳、益气养血，足三里健脾养胃、补中益气，三阴交健脾益气、滋阴养血、调补肝肾、调和气血，三穴合用补脾以助气血生化之源、调补中气以使统摄有权；太白大益脾气、健脾和中，与脾俞合用增强补脾培本的作用；气海大补元气、益肾固精、升举阳气，与足三里合用补中益气、养血摄血；艾灸隐白益气固摄、健脾统血，与足三里合用益气固摄、统血止血。

5. 湿热扰意证

（1）证候表现：脘腹胀闷，痞塞，纳呆，恶心欲呕，口苦口黏，渴不多饮，便溏不爽，肢体困重，或身热不扬，汗出不解，小便短黄，或见面目发黄，色鲜明，或皮肤瘙痒，舌质红、苔黄腻，脉濡数。

（2）证候分析：湿热困脾，纳运失司，升降失常则脘腹胀闷，痞塞，纳呆，恶心欲呕，口苦口黏，渴不多饮；热势急迫，湿阻气机则便溏不爽；湿困肢体则肢体困重；湿遏热伏则身热不扬，汗出不解，小便短黄；湿热熏蒸肝胆，胆汁外溢肌肤则面目发黄，色鲜明，皮肤瘙痒；舌质红、苔黄腻，脉濡数，为湿热内蕴证之征。

（3）治法：清热祛湿，健脾宁意。

（4）取穴：针泻百会、神庭、阴陵泉、中极、阳陵泉、水道、三阴交，意舍平补平泻。

（5）方解：针泻百会清热开窍、健脑宁神，神庭镇惊安神，二穴合用镇静安神；阴陵泉健脾运、化湿滞而淡渗利湿，中极调理下焦、通利小便，阳陵泉通畅胆腑，三穴合用利湿化浊、清热利胆；水道调理下焦、通利湿热，三阴交通经化湿，二穴与阴陵泉合用清利湿热；意舍平补平泻，健脾益气、培土化湿。

6. 寒湿困意证

（1）证候表现：脘腹痞闷，腹痛便溏，口腻纳呆，泛恶欲呕，头身困重，面色晦黄，或身目发黄，面色晦暗如同烟熏，或肢体浮肿，小便短少，或女子白带量多，色白无异味，口淡不渴，舌淡胖、苔白滑或白腻，脉濡缓。

（2）证候分析：寒湿困脾，中阳受阻，运化失司则脘腹痞闷，腹痛便溏，口腻纳呆；胃失和降则泛恶欲吐；湿性重浊，阻遏清阳则头身困重；土壅木郁，胆汁外溢则面色晦黄，或身目发黄，面色晦暗如同烟熏；阳气被遏，水湿不化则肢体浮肿，小便短少；寒湿下注，带脉失约则妇女白带量多，色白无异味；口淡不渴，舌淡胖、苔白滑或白腻，脉濡缓，为寒湿困意证之象。

（3）治法：温中化湿，健脾疏意。

（4）取穴：百会、神庭、意舍、脾俞、中脘、足三里、阴陵泉、水分、复溜，平补平泻。

（5）方解：平补平泻，百会宁神定志，神庭镇惊安神，二穴合用镇静安神；意舍健脾益气、培土化湿；脾俞健脾和胃，中脘调理脾胃、升清降浊，足三里疏风化湿、通经活络，阴陵泉健脾运、化湿滞而淡渗利湿，四穴合用温助阳气、运脾除湿、培土治水；水分分利水湿、和中理气，复溜行气化水、通调水道，二穴合用温助肾气以开通水道。

7. 胃虚意扰证

（1）证候表现：胃脘隐隐灼痛，嘈杂不舒，饥不欲食，干呕、呃逆，口燥咽干，大便干结，小便短少，舌红、少苔，脉细数。

（2）证候分析：胃失濡润，虚热郁胃，胃失和降则胃脘隐隐灼痛，嘈杂不舒；纳化迟滞则饥不欲食；胃气上逆则干呕、呃逆；阴虚内热，津不上承则口燥咽干，肠道失润则大便干结；小便短少，舌红、少苔，脉细数，为胃虚意扰证之征。

（3）治法：养胃生津，润阴顺意。

（4）取穴：针补百会、神庭、脾俞、胃俞、中脘、章门、足三里、三阴交。

（5）方解：针补百会益气升阳，神庭镇惊安神，二穴合用镇静安神；脾俞补脾益气、健脾益胃，胃俞益胃气养胃阴，中脘调理脾胃、健脾和胃，章门健脾和胃，四穴合用善治脾胃之虚以益胃阴；足三里健脾养胃、补中益气，三阴交健脾益气，滋阴养血，二穴合用调补气血及脾胃之虚以养胃阴。诸穴合用共奏养胃生津、润阴顺意之功。

8. 胃寒意冷证

（1）证候表现：胃脘冷痛剧烈，得温痛减，遇寒加重，恶心呕吐，吐后痛缓，或口泛清水，口淡不渴，恶寒肢冷，面白或青，舌淡、苔白润，脉弦紧或沉紧。

（2）证候分析：寒滞胃脘，凝滞气机则脘腹冷痛，痛势急剧，得温则减，遇寒加重；胃气上逆，寒不化水则恶心呕吐，口吐清水；吐后气滞得缓则吐后痛减；寒不伤津则口淡不渴；阳气不能温煦则恶寒肢冷，面白或青；舌淡、苔白润，脉弦紧或沉紧，为胃寒意冷证之征。

（3）治法：暖胃散寒，温阳补意。

（4）取穴：百会、神庭平补平泻，针泻加针上灸上脘、中脘，艾灸神阙、关元，针泻足三里、行间。

（5）方解：平补平泻，百会益气升阳，神庭镇惊安神，二穴合用镇静安神；针泻加针上灸上脘温胃散邪，中脘暖胃逐邪、温通腑气，艾灸神阙振奋中阳、温补下元，关元温补真阳，四穴合用温阳益脾，暖胃散寒；针泻足三里和胃通肠，行间理气通络，二穴与上脘、中脘合用温中和胃、理气散滞。

9. 胃热意扰证

（1）证候表现：胃脘灼痛，拒按，消谷善饥，口气臭秽，齿龈红肿疼痛，甚则化脓、溃烂，或见齿衄，渴喜冷饮，大便秘结，小便短黄，舌红、苔黄，脉滑数。

（2）证候分析：热扰于胃，胃失和降则胃脘灼痛，拒按；胃热腐熟功能亢进则消谷善饥；胃中浊气上逆则口气臭秽；胃火循经上扰则牙龈红肿疼痛，甚则化脓溃烂；血热妄行则齿衄；热伤津液则渴喜冷饮；肠道失润则大便秘结；津伤尿源不足则小便短黄；舌红、苔黄，脉滑数，为胃热意扰证之征。

（3）治法：清胃泻火，降逆清意。

（4）取穴：针泻百会、神庭、胃俞、曲池、内庭、二间、脾俞、三阴交。

（5）方解：针泻百会清热泻火、开窍宁神，神庭镇惊安神，二穴合用镇静安神；胃俞调中和胃，曲池清热，内庭清胃火、泄里热，三穴合用清泻胃火、护阴保津；二间清热通腑，与内庭合用清泻胃火；脾俞健脾和胃，三阴交滋阴养血，二穴合用补脾益胃、疏调中焦、输布津液。

10. 食滞意舍证

（1）证候表现：胃脘胀满疼痛、拒按，厌恶食物，嗳腐吞酸，或呕吐酸馊食物，吐后胀痛得减，或腹胀腹痛，泻下不爽，肠鸣，矢气臭如败卵，大便酸腐臭秽，舌苔厚腻，脉滑或沉实。

（2）证候分析：胃失和降，胃滞不通则胃脘胀痛、拒按，食积于内，拒于受纳则厌食，腐浊之气上逆则嗳腐吞酸，胃气上逆则呕吐、吐物酸腐，吐后胃气暂时舒畅则吐后胀痛得减；食滞肠腑，传导失职则腹胀腹痛，泻下不爽，肠鸣，矢气臭如败卵，大便酸腐臭秽；胃中浊气上腾则舌苔厚腻；脉滑或沉实则为食滞意舍证之象。

（3）治法：消食导滞，通腑清意。

（4）取穴：百会、神庭、中脘、天枢、下脘、足三里、内关、公孙，平补平泻；点刺四缝穴。

（5）方解：百会开窍宁神，神庭镇惊安神，二穴合用镇静安神；中脘升清降浊、健脾和胃，天枢疏肠调胃、理气消滞，二者合用调整胃肠功能；下脘和胃导滞、通肠散结，足三里调节胃气、和胃通肠导滞，二穴合用消食导滞、健运饮食；内关宣通气机、降逆止呕，公孙健脾和胃，二者合用通调中焦脏腑之气，使脾升胃降，升降正常而邪气自消；点刺四缝穴消食除积。

11. 意志阳虚证

（1）证候表现：精神疲惫，少气懒言，神志昏迷，睡卧露睛，吞咽困难，手足抽搦，腰膝、下腹冷痛，面色萎黄，形寒肢冷，久泄久痢，或五更泄泻，泻下清冷水液，完谷不化，或全身浮肿，小便不利，舌淡胖、苔白滑，脉沉迟无力。

（2）证候分析：脾肾阳虚，则见精神疲惫，少气懒言，神志昏迷，睡卧露睛，吞咽困难，手足抽搦；阳气衰微，腰膝失于温养则腰膝冷软，气机凝滞则下腹冷痛、面色萎黄、形寒肢冷；脾失健运，二便排泄功能失常，则久泻久利、五更泄泻、甚则泻下清冷水液，完谷不化；水液代谢失常，无以运化水液，泛滥肌肤则全身浮肿，膀胱气化失职则小便不利；舌质淡胖、苔白滑，脉沉迟无力，为意志阳虚证之征。

（3）治法：温补脾肾，定志壮意。

（4）取穴：针补百会、神庭、中脘，针补加灸足三里、气海、脾俞、肾俞，灸关元。

（5）方解：针补百会升阳益气、镇静安神，神庭镇惊安神，二穴合用安神定志、镇静安神；针补加灸足三里补益气血、温补脾胃，针补中脘健脾和胃、消食导滞、温中散寒，助足三里升阳益胃、益气健脾，二穴合用温补脾胃、补中益气、调和气血；针补加灸气海有蒸腾气化、温暖下元之效，灸关元大补元气、补肾健脾、温阳化水，二穴与足三里配伍大补元气，温肾壮阳，气足血充，阳生阴长，补中有调，温中寓补；针补加灸脾俞补脾气、温中阳、益气养血，肾俞温补肾阳，二穴合用温补脾肾。

12. 脾胃意逆证

（1）证候表现：神疲倦怠，面色苍白，睡时露睛，胃脘胀满，隐痛绵绵，纳差腹胀，四肢无力，大便溏薄，嗳气呃逆，呕吐，舌苔薄白，脉细弱。

（2）证候分析：脾胃不和，纳运失司，气血乏源，则神疲倦怠，面色苍白，睡时露睛；气机郁滞胃脘则胃脘胀满，隐痛绵绵；脾失健运，水谷不运则纳差腹胀，精微物质不能充达四肢则四肢无力；水湿下注肠道则大便溏薄；胃失和降，胃气上逆则嗳气呃逆，呕吐；舌苔薄白，脉细弱，为脾胃意逆证之征。

（3）治法：健脾和胃，补中顺意。

（4）取穴：百会、神庭、脾俞、胃俞、足三里、中脘、商丘，平补平泻，点刺四缝穴。

（5）方解：平补平泻，百会宁神定志，神庭镇惊安神，二穴合用镇静安神；脾俞健脾和胃，胃俞调中和胃，二穴合用调理脾胃、恢复纳化功能；足三里健运脾胃，中脘调理脾胃，二穴合用和中行滞；商丘消积化滞；点刺四缝穴，健脾和胃、消食导滞。

第五节 针灸魄病辨证

《备急千金要方·肺脏》曰：“并精出入谓之魄，魄者，肺之藏也。鼻者，肺之官，肺气通于鼻，鼻和则能知香臭矣……肺藏气，气舍魄，在气为咳，在液为涕。肺气虚则鼻息不利，少气，实则喘喝，胸凭仰息。肺气虚则梦见白物，见人斩血藉藉，得其时，则梦见兵战，肺气盛则梦恐惧哭泣。厥气客于肺，则梦飞扬，见金铁之器奇物。”“肺藏气，气舍魄，喜乐无极则伤魄，魄伤则狂，狂者意不存人。”“肺有病则鼻口张，实热则喘逆，胸凭仰息。其阳气壮则梦恐惧等；虚寒则咳息下利少气；其阴气壮则梦涉水等。肺在声为哭，在变动为咳，在志为忧。忧伤肺，精气共于肺则悲。”肺主气舍魄，伤魄则失意，魂魄无主，形同游梦。

1. 窍蔽肺魄证

（1）证候表现：魂魄无主，忧愁悲苦，鼻塞流涕，头痛，鼻咽干燥，或见喷嚏、恶寒发热、鼻窍出血等。

（2）证候分析：邪蔽肺魄、清窍失养、神无所依则魂魄无主，忧愁悲苦；外邪侵袭首先犯肺、肺窍不利，或胃肠蕴热循经上犯壅滞鼻窍，或肝火犯肺上壅肺窍，均可致鼻塞流涕，头痛，鼻咽干燥等；感受风邪，卫表被束则见恶寒发热、喷嚏；鼻为肺窍，手足阳明经脉上交于鼻，若风热犯肺、肺热壅盛，或阳明热盛、胃火熏灼，或肝火亢盛，或肾水亏虚，或气虚不足、血失统摄等，均可致鼻窍络伤而出血。

（3）治法：开窍通鼻，宣肺安魄。

（4）取穴：百会、神庭、本神、四神聪、上星、通天、迎香透鼻根、印堂（向鼻透刺）、太渊，平补平泻；针泻合谷、外关，灸大椎、肺俞、肾俞。

（5）方解：平补平泻，百会调神定志、醒脑开窍，神庭安神定志、祛邪开窍，本神疏风清热、镇静安神，四神聪健脑调神、醒脑开窍，四穴合用益气健脑、开窍醒神、镇静安神；上星清热凉血、清利头目，迎香（透鼻根）宣通鼻窍、宣散郁热，二穴与百会合用疏风散寒、温通鼻窍；通天祛风通窍，印堂（向鼻透刺）息风潜阳、醒脑开窍、清脑宁神、通督解痉，二穴与上星、迎香合用祛邪通窍、益气升阳、解肌固表；太渊补肺气、养肺阴；针泻合谷疏风解表、清热开窍、通五官之窍，外关疏风解表，二穴合用清热解表通窍；灸大椎解表散寒、温阳通督，肺俞温肺散邪，二穴与太渊合用益肺气、通阳气、御外邪；肾俞温补肾阳、扶正祛邪，与大椎、肺俞合用振奋阳气、扶正祛邪。

2. 气虚魄弱证

（1）证候表现：体虚神衰，忧愁悲苦，少气懒言，神疲自汗，面白少华，咯痰清稀，咳喘气短，动则加重，语言低怯，时寒时热，恶风易感，舌淡、苔白，脉象虚弱。

（2）证候分析：肺气不足，功能减弱，则体虚神衰，忧愁悲苦，少气懒言，神疲自汗，面白少华；气不布津，聚而为痰则咯痰清稀；宣降失职，气逆于上则咳喘气短；动则耗气，肺气更虚故动则咳喘加重；宗气虚，呼吸功能减弱则语声低怯；腠理不密，卫表不固则时寒时热，恶风易感；舌淡、苔白，脉象虚弱，为气虚魄弱证之征。

（3）治法：补肺益气，敛汗固魄。

（4）取穴：针补百会、神庭、肺俞、中府、膻中、太渊、气海、足三里。

（5）方解：针补百会益气升阳，神庭镇惊安神，二穴合用镇静安神；肺俞补益肺气，中府补益肺气，二穴合用可恢复宗气的功能；膻中补益宗气，太渊补益肺气，二穴合用补气充脉；气海大补元气、升举阳气；足三里资气血生化之源。

3. 阴虚魄扰证

（1）证候表现：咳喘无力，形体消瘦，干咳无痰，或痰少而黏，难以咳出，或痰中带血，口干咽燥，声音嘶哑，失音，午后潮热，五心烦热，颧红盗汗，舌红少津、少苔或无苔，脉象细数。

（2）证候分析：阴虚内热，肺金失养则咳喘无力，形体消瘦；虚火灼肺，清肃失职则干咳无痰，痰少而黏、难以咳出；虚火伤及肺络则痰中带血；咽喉失润，虚火熏灼则口干咽燥，声音嘶哑，失音（金破不鸣）；虚热内扰则午后潮热，五心烦热，颧红盗汗；舌红少津、少苔或无苔，脉细数，为阴虚魄扰证之征。

（3）治法：滋阴润肺，降火宁魄。

（4）取穴：针补百会、神庭、太渊、复溜、魄户、三阴交，针泻尺泽。

（5）方解：针补百会益气升阳，神庭镇惊安神，二穴合用镇静安神；太渊补益肺气，复溜调补肺肾而理脾气，二穴合用金水相生、滋阴养肺；魄户养阴清肺、止咳平喘；三阴交健脾益气、滋阴养血；针泻尺泽清热宣肺，与针补复溜合用养阴清肺。

4. 风邪犯魄证

（1）证候表现：魂魄无主，忧愁悲苦，咳嗽咯痰，鼻塞流涕，头痛身痛，恶寒发热，舌苔薄，脉浮。

（2）证候分析：风邪犯魄、清空失养、神无所依则魂魄无主，忧愁悲苦；肺气失宣，肺气上逆则咳嗽，肺津不布，聚津成痰则咯痰，肺窍不利则鼻塞流涕；卫表被束则恶寒发热，经气不利则头身疼痛，舌苔薄，脉浮，为风邪犯魄证之征。

（3）治法：疏风散邪，宣肺安魄。

（4）取穴：百会、神庭、魄户、肺俞，平补平泻；风寒侵袭加针泻大杼、大椎、列缺；风热侵袭加针泻中府、尺泽、合谷、风门。

（5）方解：平补平泻，百会健脑宁神，神庭镇惊安神，二穴合用镇静安神；魄户宣肺止咳；肺俞宣肺散邪、肃肺平喘。针泻大杼疏风散邪、疏卫宣肺，大椎解表退热，列缺疏卫解表，宣利肺气，宣通鼻窍，三穴合用疏卫散寒，宣肺解表；中府宣肺利气，尺泽清肺热、宣肺气，合谷疏风解表、清热宣肺、清气分热邪，风门疏风清热、疏卫宣肺。

5. 痰热扰魄证

（1）证候表现：胸中满闷，烦躁不安，咳嗽，气喘息粗，鼻扇气灼，或喉中痰鸣，咯痰黄稠量多，咳吐不利，或吐脓血腥臭痰，胸痛，发热，面赤汗出，口渴喜饮，大便秘结，小便短赤，舌红、舌苔黄腻，脉象滑数。

（2）证候分析：痰热壅肺，扰及心神则胸中满闷，烦躁不安；肺失清肃，肺气上逆则咳嗽，气喘息粗；肺气郁闭则鼻扇气灼；痰热互结则喉中痰鸣，咳痰黄稠量多，咳吐不利；里热炽盛，痰热阻滞肺络，气滞血壅，肉腐血败则咳吐脓血腥臭痰，胸痛；里热蒸腾则发热，面赤汗出；伤津则口渴喜饮，大便秘结，小便短赤；舌红、苔黄腻，脉滑数，为痰热扰魄证之征。

（3）治法：化痰降逆，泻肺清魄。

（4）取穴：针泻百会、神庭、攒竹、肺俞、风门、丰隆、尺泽、大椎。

（5）方解：针泻百会清热开窍，神庭镇惊安神，攒竹疏风清热，三穴合用镇静安神；肺俞清肺热、宣肺气、止咳平喘，尺泽清肺热、宣肺气，二穴合用清泻肺热；风门疏风清热，疏卫宣肺，丰隆祛痰、和胃、降浊，二穴与尺泽、肺俞合用宣肺平喘、清热化痰；大椎解表退热，与肺俞、风门合用祛风散热、宣肺解表。

6. 寒痰阻魄证

（1）证候表现：咳嗽气喘，呼吸急促，痰多色白，胸膈满闷如窒，或喉中哮鸣，形寒肢冷，面色晦滞带青，口不作渴，或渴喜热饮，舌淡、苔白腻或白滑，脉濡缓或滑。

（2）证候分析：寒痰阻肺，肺气上逆则咳嗽气喘，呼吸急促，痰多色白；痰阻滞气机，肺气不利则胸膈满闷如窒；痰阻气道，痰为气激则喉中哮鸣；寒邪外袭，温煦不能则形寒肢冷，面色晦滞带青；寒不伤津则口不作渴，或渴喜热饮；舌淡、苔白腻或白滑，脉濡缓或滑，为寒痰阻魄证之征。

（3）治法：温肺散寒，豁痰利魄。

（4）取穴：针泻百会、神庭、天突、丰隆，针泻加灸风门、肺俞。

（5）方解：针泻百会清热开窍，神庭镇惊安神，二穴合用镇静安神；天突降逆化痰、清利咽喉，丰隆祛痰、和胃、降浊，针泻加灸风门祛风散寒、温肺散邪，肺俞温肺散邪，四穴合用温肺化痰、宣肺利气。

7. 肠魄湿热证

（1）证候表现：腹痛下痢，里急后重，或下痢脓血，或暴注下泻，肛门灼热，小便短赤，舌红、苔黄腻，脉濡数或滑数。

（2）证候分析：湿热在肠，阻滞气机，故腹痛下痢，里急后重；湿热蕴结大肠，伤及气血，腐化为脓血，故下痢脓血；湿热之气下迫，故见暴注下泻，肛门灼热；热炽肠道，水液从大便外泄则小便短赤；舌红、苔黄腻为湿热之象；湿重于热，脉象多见濡数，热重于湿，脉象多见滑数。

（3）治法：清热利湿，调气清魄。

（4）取穴：针泻百会、神庭、天枢、阴陵泉（配透天凉）、上巨虚，热胜于湿者，上巨虚改为足三里（配透天凉）。

（5）方解：针泻百会清热开窍，神庭镇惊安神，二穴合用镇静安神；天枢疏肠调胃、理气消滞、清大肠邪热，阴陵泉（配透天凉）清利湿热，上巨虚清热利湿、通腑化滞、调理肠胃，三穴合用清利大肠湿热；足三里（配透天凉）泻阳明胃热，与天枢、阴陵泉（配透天凉）合用，适用于热胜于湿之大肠湿热。

8. 腑实魄扰证

（1）证候表现：腹部硬满，疼痛拒按，大便秘结；或热结旁流，气味恶臭；或日晡潮热，壮热，汗出口渴，小便短黄，甚则神昏谵语、狂乱，舌质红、苔黄厚而燥，或焦黑起刺，脉沉数有力，或沉实有力。

（2）证候分析：腑气不通则腹部硬满，疼痛拒按，大便秘结；邪热迫津下泄则热结旁流，气味恶臭；阳明经气旺于日晡则日晡潮热；实热炽盛则壮热，汗出口渴，小便短黄；燥屎内结，邪热上扰心神则神昏谵语、狂乱；实热内结则舌红、苔黄厚而干燥或焦黑起刺，脉沉数有力或沉实有力。

（3）治法：急下热结，通腑清魄。

（4）取穴：针泻百会、神庭、攒竹、神门、中脘、天枢、足三里。

（5）方解：针泻百会清热开窍，神庭镇惊安神，攒竹清热解表，神门通心络、清心、开窍，四穴合用安神定志；中脘升清降浊、理气和胃，天枢疏肠调胃、理气消滞、清大肠邪热，足三里和胃通肠、祛痰导滞，三穴合用峻下热结、通腑清魄。

9. 意虚魄弱证

（1）证候表现：精神萎靡，神疲乏力，声低懒言，久咳不止，气短而喘，咳声低微，咯痰清稀，面色无华，食欲不振，腹胀便溏，或见面浮肢肿，舌淡、苔白滑，脉弱。

（2）证候分析：肺脾气虚致全身功能活动低下则精神萎靡，神疲乏力，声低懒言；肺宣降失职，气逆于上则咳喘日久不止，气短而喘，咳声低微；气虚水津不布，聚湿生痰则咯痰清稀；气虚运血无力，面失所养则面白无华；脾运失司则食欲不振，腹胀便溏；水湿不运，泛溢肌肤则面浮肢肿；舌淡、苔白滑，脉弱，为意虚魄弱证之象。

（3）治法：补益脾肺，强意养魄。

（4）取穴：针补百会、神庭、合谷、足三里、肺俞、太渊、阴陵泉、脾俞。

（5）方解：针补百会升阳益气，神庭镇惊安神，二穴合用镇静安神；合谷补气固表、益气固脱、益气升阳、益气摄血行血生血；足三里健脾养胃、补中益气，与百会合用补中益气、升阳举陷；肺俞补益肺气，太渊补肺益气，二穴合用补肺气、增强肺脏功能；阴陵泉健脾益气，脾俞补脾益气、健脾益胃，二穴与太渊合用补脾益肺、培土生金。

10. 志虚魄扰证

（1）证候表现：咳嗽痰少，或痰中带血，或声音嘶哑，口燥咽干，形体消瘦，骨蒸潮热，盗汗颧红，耳鸣眩晕，腰膝酸软，男子遗精，女子经少或崩漏，舌红、少苔，脉细数。

（2）证候分析：肺阴虚弱，清肃失职则咳嗽；阴虚火旺则痰少，甚则痰中带血；虚火熏灼咽喉则声音嘶哑，口燥咽干；肺肾阴虚，虚火内扰则形体消瘦，骨蒸潮热，盗汗颧红；肾阴虚弱，髓海失养则耳鸣眩晕，腰膝失养则腰膝酸软；虚火扰精，精关不固则遗精；阴精不足，精不化血，血海空虚则月经量少；虚火迫血妄行则崩漏；舌红、少苔，脉细数，为志虚魄扰证之象。

（3）治法：润肺补肾，滋阴益魄。

（4）取穴：针补百会、神庭、太溪、复溜、肺俞、肾俞、膏肓、列缺、照海。

（5）方解；针补百会升阳益气，神庭镇惊安神，二穴合用镇静安神；太溪补肾气、益肾阴，复溜调补肺肾而理脾气，二穴合用使虚火降，而阳归于阴，所谓“壮水之主，以制阳光”；肺俞补肺气、滋肺阴；肾俞补肾益精，膏肓宣通肺气、补脾益气、养肾补虚，二穴与太溪合用补益肾水以养肺金；列缺宣肺利咽，照海补肾益精，二穴合用滋阴润燥、清肺止咳。

11. 肝火犯魄证

（1）证候表现：胸胁灼痛，急躁易怒，头晕目胀，面红目赤，咳嗽阵作，痰黄黏稠，甚则咯血，烦热口苦，舌红、苔薄黄，脉弦数。

（2）证候分析：肝经气火内蕴，肝失柔顺则胸胁灼痛，急躁易怒；火邪上扰则头晕目胀，面红目赤；肝火犯肺，气火上逆，肺失清肃，气机上逆则咳嗽阵作；津为火灼，炼液成痰则痰黄稠黏；火灼肺络，络损血溢则咯血；热蒸胆气上逆则烦热口苦；舌红、苔薄黄，脉弦数，为肝火犯魄证之征。

（3）治法：清泻肝火，降逆清魄。

（4）取穴：针泻百会、神庭、行间、尺泽、肺俞、三阴交、太冲。

（5）方解：针泻百会开窍宁神、平肝息风，神庭镇惊安神，二穴合用镇静安神；行间清降肝火、疏肝理气，尺泽清泻肺热、舒肺止咳，二穴合用清肝宣肺；肺俞清肺热、宣肺气、止咳平喘，三阴交疏肝清肝，太冲平泻肝气升发太过，三穴与行间合用清肝泻火、清肺止咳。

第六节　针灸志病辨证

《备急千金要方·肾脏》曰：“肾藏精，精舍志，在气为欠，在液为唾。肾气虚则厥逆，实则胀满，四肢正黑。虚则使人梦见舟船溺人，得其时梦伏水中，若有畏怖。肾气盛则梦腰脊两解不相属，厥气客于肾则梦临渊，没居水中。”“肾藏精，精舍志，盛怒不止则伤志，志伤则善忘其前言，腰脊痛，不可以俯仰屈伸，毛悴色夭，死于季夏。”“肾在声为呻，在变动为栗，在志为恐，恐伤肾，精气并于肾则恐。”肾者五脏之本，伤肾则恐怖健忘，且病涉五脏。

1. 窍闭肾志证

（1）证候表现：惊恐不安，肢体软弱无力，脑转耳鸣，甚则耳聋失语，健忘，舌红、少苔，脉沉细。

（2）证候分析：肾精不足，神明失养、神机失用则惊恐不安，骨髓失养则肢体软弱无力；脑髓不足，脑神、耳窍失养则脑转耳鸣、耳聋失语，髓减脑消则健忘；舌红、少苔，脉沉细，为窍闭肾志证之征。

（3）治法：聪耳开窍，益髓安志。

（4）取穴：针补百会、四神聪、神门、风府、太溪、悬钟、耳门透听会、肾俞，神庭、内关平补平泻。

（5）方解：百会升阳益气，神庭镇惊安神，四神聪健脑安神、醒脑调神，神门养血安神，四穴合用安神定志、健脑调神；内关宁心安神，与百会、神庭、神门合用增强镇静安神之功；风府醒神开窍，与百会均为髓海之输，二穴合用醒脑开窍、益髓调神；太溪补肾填精，悬钟充髓壮骨，二穴合用壮骨填髓；耳门透听会（一针透三穴：耳门、听宫、听会）通经活络助耳窍开启；肾俞补益肾精、强壮腰脊。

2. 阳虚志弱证

（1）证候表现：头目眩晕，精神萎靡，神疲乏力，腰膝酸软冷痛，形寒肢冷，下肢尤甚，面色皖白或黧黑；或见性欲冷淡，男子阳痿、滑精、早泄，女子宫寒不孕、白带清稀量多，或尿频清长，夜尿多，五更泄泻，舌淡、苔白，脉沉细无力，尺部尤甚。

（2）证候分析：肾阳虚衰不能鼓动精神、温运清窍则头目眩晕、精神萎靡、神疲乏力；肾阳虚衰不能温养筋骨则腰膝酸软冷痛；元阳不足，失于温煦则形寒肢冷、下肢尤甚；阳虚无力运行气血，血络失充则面色皖白；肾阳衰惫，阴寒内盛则本脏之色外现而面色黧黑；肾阳虚弱则性欲冷淡，男子阳痿、滑精、早泄，女子宫寒不孕、白带清稀量多；气化失职，肾气不固则尿频清长，夜尿多；肾阳虚弱，火不暖土则五更泄泻。舌淡、苔白，脉沉细、无力，尺部尤甚，为阳虚志弱证之征。

（3）治法：温肾补阳，养脏益志。

（4）取穴：针补百会、神庭、复溜、肾俞、关元、气海，隔姜灸神阙。

（5）方解：针补百会升阳益气，神庭镇惊安神，二穴合用安神定志、益气健脑；针补复溜滋阴补肾、益髓健脑，肾俞补肾益精、强壮腰脊，关元温肾壮阳、培元固本、大补元气，三穴合用温补肾阳；针补气海大补元气，升举阳气；隔姜灸神阙，振奋中阳、温补下元、回阳固脱。

3. 阴虚扰志证

（1）证候表现：眩晕耳鸣，腰膝酸软而痛，心神不宁，失眠多梦，形体消瘦，潮热盗汗，五心烦热，咽干颧红，骨蒸发热，男子阳强易举、遗精早泄，女子经少经闭，或见崩漏，舌红、少苔或无苔，脉象细数。

（2）证候分析：肾阴不足，腰膝、清窍失养则腰膝酸软而痛、眩晕耳鸣，肾水不能上承于心，水火失济、心火偏亢则心神不宁、失眠多梦；阴不制阳，虚火内生则形体消瘦、潮热盗汗、五心烦热、咽干颧红、骨蒸发热，相火妄动则男子阳强易举，精室被扰则遗精早泄；女子以血为用，阴亏则经血来源不足故经少或经闭；阴虚火旺，迫血妄行则崩漏。舌红、少苔或无苔，脉象细数，为阴虚扰志证之征。

（3）治法：滋阴补肾，益髓宁志。

（4）取穴：针补百会、神庭、复溜、太溪、肾俞、三阴交。

（5）方解：针补百会升阳益气、镇静安神，神庭镇惊安神，二穴合用安神定志；针补复溜滋阴补肾、益髓健脑，太溪补肾气、益肾阴、健脑髓，肾俞补肾益精、强壮腰脊，三阴交滋补肝肾、调和气血，四穴合用滋阴补肾、益髓宁志。

4. 精亏志失证

（1）证候表现：神情呆钝，健忘恍惚，足痿无力，行动迟缓，发枯易脱，齿松早脱，耳聋，耳鸣如蝉，腰膝酸软，性欲减退；小儿发育迟缓、身材矮小、囟门迟闭、骨骼痿软、智力低下；男子精少不育、阳强易举，遗精早泄，女子闭经不孕；舌淡、苔白，脉弱。

（2）证候分析：肾精亏损，无以充髓实脑，脑神失养则神情呆钝，健忘恍惚；精亏骨失充养则足痿无力，行动迟缓；精亏则发枯易脱，齿松早脱；精少髓亏，耳窍失养则耳鸣耳聋；肾精不养腰府则腰膝酸软，性欲减退；小儿肾精不足，不能主骨生髓充脑、化气生血则发育迟缓，身体矮小，囟门迟闭，骨骼痿软，智力低下；肾精不足，生殖无源，不能兴动阳事则男子表现为精少不育，女子表现为经闭不孕；肾阴不足，相火妄动，精室被扰则男子阳强易举，遗精早泄。舌淡、苔白，脉弱，为精亏志失证之征。

（3）治法：补肾益髓，填精强志。

（4）取穴：针补百会、神庭、神门、四神聪、本神、肾俞、志室、太溪、复溜。

（5）方解：百会、神庭、神门、四神聪、本神五穴合用为周德安教授的治神基本方——四神方，具有益气升阳、清热泻火、安神定志之功，主治一切情志病。“百会、神庭均为督脉经穴，百会具有安神镇静、益气升阳、清热泻火之功，神庭乃神所居之处，居庭则神安，离庭则神动，故取神庭以安神；百会与神庭相配，具有较强的镇静安神、开窍醒神和益气健脑的作用。四神聪安神定志……另有益智开窍之功；本神补元益智、增强记忆。头部诸穴相伍，可加强精明之府（脑）的功能。神门为心经的原穴，既可养血，又可安神。因此，此方既有安神益智之功，又有镇静安神之效。”针补肾俞滋补肾阴、填精益髓、强筋壮腰、明目聪耳，志室补肾益精、固本封藏，复溜滋阴补肾、益髓健脑，太溪补肾气、益肾阴、健脑髓。诸穴合用，共奏补肾益髓、填精强志之效。

5. 肾志不固证

（1）证候表现：神疲乏力，腰膝酸软，耳鸣耳聋；小便频数清长，夜尿频多，或遗尿，或尿后余沥不尽，或二便失禁；男子滑精、早泄，女子月经淋沥不尽，带下清稀量多，或胎动易滑；舌质淡、舌苔白，脉弱。

（2）证候分析：肾气亏虚，气不充身则神疲乏力，骨髓、耳窍失养则腰膝酸软、耳鸣耳聋；肾气亏虚，固摄无权，膀胱失约则小便频数清长，夜尿频多，遗尿，尿后余沥不尽，甚则二便失禁；肾气虚，精关不固则男子滑精、早泄，冲任失约则女子月经淋漓不尽，带脉失固则女子带下量多清稀，胎元不固则易滑胎；舌质淡、舌苔白，脉弱，为肾志不固证之征。

（3）治法：补肾固涩，益气定志。

（4）取穴：针补百会、神庭、气海、肾俞、复溜、关元、志室、中极、神门、三阴交。

（5）方解：百会益气升阳，神庭镇惊安神，二穴合用安神定志、振奋阳气；气海大补元气、益肾固精、升举阳气、调理气机，肾俞滋补肾阴、填精益髓、强筋壮腰、明目聪耳，二穴合用补肾纳气，二穴与百会合用通任督、合阴阳；复溜滋阴补肾、益髓健脑，关元温肾壮阳、培元固本，二穴与肾俞合用补肾益气、固涩下元；志室补肾益精、固本封藏，中极温补肾气、温阳化气，神门补心气、宁心神、养心血，三阴交健脾益气、滋阴养血、调补肝肾、调和气血，四穴与肾俞、关元合用补肾固涩。

6. 肾志不纳证

（1）证候表现：久病咳喘，呼多吸少，气不接续，动则喘甚，腰膝酸软，或自汗神疲，声音低怯，舌淡、苔白，脉沉弱；或喘息加剧，冷汗淋漓，肢冷面青，脉浮大无根；或气短息促，颧红心烦，口燥咽干，舌红、少苔，脉细数。

（2）证候分析：肾不纳气，气不归元则呼多吸少，气不得续，久病咳喘，动则喘息益甚；肾气不足，失其充养则腰膝酸软；气虚功能减退则神疲乏力；卫气不固则自汗；宗气不足则声音低怯；气虚则舌淡、苔白，脉沉弱；肾气虚极，肾阳亦衰则虚阳浮越欲脱，见喘息加剧，冷汗淋漓，肢冷面青，脉浮大无根；阴阳互根，肾气虚弱则久病伤阴，或素体阴虚，气阴两虚则气短息促，以及颧红心烦、口燥咽干，舌红、少苔，脉细数，为肾志不纳证之象。

（3）治法：补肾纳气，定喘复志。

（4）取穴：百会、神庭平补平泻，针补合谷、复溜、气海、太溪。

（5）方解：百会益气升阳，神庭镇惊安神，二穴合用安神定志、振奋阳气；合谷益气固脱升阳，复溜滋阴补肾、益髓健脑，二穴合用补益肺肾；气海大补元气、益肾固精、升举阳气、调理气机，太溪补肾气、益肾阴、健脑髓，二穴合用纳气定喘。

7. 湿热志扰证

（1）证候表现：尿频、尿急，尿道灼痛，小便短黄或浑浊，或尿血，或尿中见沙石，小腹胀痛，或腰腹掣痛，或伴发热，舌红、苔黄腻，脉滑数。

（2）证候分析：湿热下注，膀胱气化不利，下迫尿道则尿频、尿急，尿道灼痛；热邪熏灼津液则小便短黄或浑浊；灼伤血络则尿血；湿热蕴结膀胱，煎熬尿中杂质成砂石则尿中可见砂石；气机不利则小腹胀痛，腰腹掣痛；发热，舌红、苔黄腻，脉滑数，为湿热志扰证之征。

（3）治法：清热利湿，通淋清志。

（4）取穴：百会、神庭平补平泻，针泻膀胱俞、中极、阴陵泉、三阴交、肾俞（局部取穴）。

（5）方解：百会开窍宁神，神庭镇惊安神，二穴合用安神定志；膀胱俞疏调膀胱、通利水道，中极调理下焦、通利膀胱，二穴合用疏利膀胱气机为主，并疏泄湿热；阴陵泉利水行湿，三阴交通经利湿，二穴合用升清降浊，利湿而通利小便；肾俞（局部取穴）祛湿散邪，与膀胱俞合用补肾纳气、通利膀胱、泻热通淋。

第十五章 “神魂意魄志辨证”之外治

神魂意魄志在中医范围内统称五神，或五神脏，如《素问遗篇·本病论》：“人犯五神易位，即神光不圆也。”五神异位即指神魂意魄志不归五脏所藏，或不按时按位进行五神主时、生克制化。神光不圆，指元神或思维意识不能正常运行或更替，导致运行机制有所缺失。

神魂意魄志在《黄帝内经》中已有记载，经过两千余年的传承与发展，人们对此又有了新的认识。心主神，后世有广义之神和有狭义之神之分，广义之神指人体生命活动的主宰与体现。如《黄帝内经》云：“帝曰：何谓神?岐伯曰：请言神，神乎神，耳不闻，目明心开而志先，慧然独悟，口弗能言，俱视独见，适若昏，昭然独明，若风吹云，故曰神。”由此可知神是精气濡润五脏，通达九窍，贯彻四肢百骸、透彻筋骨皮肉的征象。象形之中，得象而无形，目可以视，手不可及。神韵之形，其形乃大，大象无形，包罗万物，浸漫星野。狭义之神，泛指精神意识、思维活动，或心脑肾之精气交融，产生了多维度空间的抽象认知。《黄帝内经》云：“其在天为玄，在人为道，在地为化。化生五味，道生智，玄生神。”此句从另一个角度阐述了天地人三才的化生，其中在“天为玄……玄生神”一句中，讲述了神的产生，脑得心肾上承，与身之精气同天部精气交融，产生的多维度认知，维度空间跨越过去、现在、未来，将真实与虚幻结合，使人类思维从三维空间进入到最高十一维空间的认知，这一神指狭义之神。

关于魂魄的认知，《黄帝内经》云：“随神往来者谓之魂，并精出入者谓之魄。”随着后世对魂魄研究的深入，发现得阳气而神充，待到盈时，阳气随神而生肝魂 。又有地华之气，得冥月化生，精满自现，与阴精同往来，此处为肺魄，肺魄之像，于当生之处化其生，洁净无瑕，宛如皓月莹身。肺魄本无所生，藉月如而生，若人身处，借血脉而生。肺魄有一处神识，又有七处分支。分支来时由三焦而化生，并非由五脏所化生，待到去时，由玄府而去，顿生顿灭。魂魄，一者在心中，一者在囟中，白日肝魂主时，夜间随血入肝，肺魄主时，行于腠理，发于毫毛，是故肺俞旁有魄户，肝俞旁有魂门，此四穴又为魂魄出入之门户，沟通内外之枢纽。附形之灵为魄，附气之神为魂。诸如五感属魄，梦幻属魂，夜间肝魂入血，得心神化生梦幻。曾经与现在，多有梦境记载，梦中见过去、未来诸事，且时有应验。此处即为肝魂与心神相合而化生，在深度思维中，跨越了人类常见的三维空间，达到了六维以上空间。根据当代物理学研究，通过量子力学，最多可观测到十一维空间，而五维以上空间，即可见平行空间。

意志：归属于脾肾，分属先后二天无形之气，又皆为心气所化生。《黄帝内经》云：“所以任物者谓之心；心有所忆谓之意；意之所存谓之志；因志而存变谓之思；因思而远慕谓之虑；因虑而处物谓之智。”此段明确指出意由心之所忆而来，志由意之所存而来。意本为心神处物而变化之象，使人之本身与外界事物通过神的转化，由意产生出多重联系。《黄帝内经》云：“脾藏营，营舍意。”脾藏营表明脾裹血，使血包裹于脉中，意的产生与变化，以营血为基础。《类经》曰：“脾为谏议之官，知周出焉，脾藏意，神志未定，意能通之，故为谏议之官……若意有所着，思有所伤，劳倦过度，则脾神散失矣。”谏议之官是相对于心为君主之官而言，从另一个角度描述了心中思绪的深度认知产生意，并将意藏于脾营之中。对于营的相关论述，“营为血之气”，又有“营行脉中，卫行脉外”“谷入于胃，以传与肺，五脏六腑，皆以受气，其清者为营，浊者为卫”。营并不等同于血，更多的是指血的功能，也有精气充盈脏腑的意思。

肾藏志在《黄帝内经》中多次提到，同时也指出“肾藏精，精舍志”。而志的来源则认为是“意之所存谓之志”。意字结构，上音下心，《说文》“音，声也，生于心，有节于外”大意为心对外界的表达方式或沟通方式。同在《说文》中，对意、志的解释几乎等同：“意，志也，从心察言而知意也，从心，从音”；“志，意也，从心，之声”。“志”字在小篆时期，上之下心，楷书时期改为上士下心。“之”为“去”的通假字，“去”即达彼岸，志字在小篆时期之前，会意字兼形声字，表示心之向往。在小篆时期之前，“志”字为“识”的通假字，有认知、记录的意思。《黄帝内经》的成书期也是小篆的鼎盛时期，按当时的文意，志理解为志向、意愿、记忆。肾藏精，精舍志中，精为有形物质能量，志为无形思绪，二者互为阴阳，互生互根，相互转化，并不是单一的储藏包纳。《灵枢・本脏》："志意者，所以御精神、收魂魄、适寒温、和喜怒者也。""志意和，则精神专直、魂魄不散、悔怒不起、五脏不受邪矣。""意发于心、主于脾，其用为思，以其土德而贯余脏、调诸神。志发于心、主于肾。"《灵枢》中讲述的志，功能更为具体，发于心，主于肾，体现了心肾相交在情志思维上的功能。志与意同用，御精神、收魂魄、坚五脏，以先后天的无形力量，统摄情志、脏腑、经气。例如笔者尝以两倍量归脾丸、一倍量六味地黄丸治疗焦虑、抑郁诸症，疗效尚佳。

后世对五神脏功能属性有所归纳总结，认为广义之神是人体生命活动的主宰和总体现，狭义之神指人的精神、意识、思维活动等。魂指五维空间以上的精神意识活动。魄指生理反射或本能运动，例如呼吸、吞咽、排便。意指正常外环境下，心神对外周事物的认知。志指记忆、意愿、对未知事物的认知。

五神脏致病不同于饮食劳倦、外感金伤，或症状同，病因病机终究不同。

第一节　神病

一、神病之标病（苗窍）

心神之苗窍有二，一者舌，一者心之孔窍。古人以为，心有九窍，九窍玲珑，思善辨巧。窍为深邃孔洞，是脏腑精气，内荣于外的征象，也是内外沟通的路径。心神受损，导致苗窍病变，心之苗窍处于舌，神亦往之。舌非心神一家独主，《黄帝内经》明文足三阴之脉皆络舌本，如"足厥阴气绝，则筋绝。筋者，聚于阴器而脉络于舌本，脉弗荣则筋急，筋急则引舌与卵，故唇青舌卷卵缩。足太阴气绝，则脉不荣其唇舌，脉不荣则舌萎人中满""少阴脉贯肾，络于肺，系舌本，故口燥舌干而渴""足三阴之脉皆络于舌，凡舌病之疼痛热肿，则责君火之升炎"。足三阴之脉，逆气上行，将人身地部水湿阴精上承心肺，若雾露之灌溉。有脉络过喉咙散于舌本，使舌中心火阳神之余散于六腑、腠理、毛窍。散舌中阳火，如日光普照万物，使周身得阳气，毛孔、玄府得神气，此不同于心主血脉之输布，血脉主阴主里，神气主外主表。神气输布，赖中土阳明旋右之气下行，得金气而敛，得水气而凝。故胃气逆见肺胀，金不敛，舌疼痛红肿。胆气余沥胜于右旋，心液可得胃气而化，则苔生。舌上有苔，乃胆气、胃气使心液变化而得。

舌病，有舌痹，此心中九窍不通，痰阻心包，猝然病痹，先看气血，再看六淫。有舌本缩，脉沉伏，阴寒结于胸腹；脉浮数，并蒸蒸发热，心脾积热。有舌本强，本阴脉气动，若兼呕胀脘痛，参考上焦血虚气痹，中焦湿土不化。有舌本烂，热逆不止，多见肝胃湿热，又有胫上寒凝。有舌上疮不得食，舌本强，颈两边痛，此是心虚热所致。有奇病，舌无外伤，自血出如注，治以人参甘草汤合三黄汤。

心有九窍，为神出入变化之所。神发于心，出入于窍，上居髓海。发于心，神光羸弱，色紫红，其质坚，状如梭，流行薄急，往复诸窍中。神出心窍，上居髓海，其色金，其形漫散，遍及四肢百骸、皮毛腠理。九窍病，常有痰蒙，神光不出，或往来艰难，或出入不得，入即幽蒙。有气血虚，心脾不济，九窍干涸，神光暗淡，其人脑力不济，过目不识，茫茫无所知。

（1）证候表现：口舌生疮，口腔溃疡或糜烂，唇舌疼痛、麻木，舌缩、口舌僵硬。

（2）证候分析：心中有热，神不宁，血随热动，充斥苗窍娇嫩处，症见疮疡糜烂。若心窍于痰血瘀痹，脉络不通，可见僵硬麻木。三阴受寒，累及心阳，寒邪逆气而上，凌居阳位，舍本挛缩，引睾作痛。

（3）治法：安神息风。

1）贴敷：金银花 5g，远志 10g，茯苓 10g，吴茱萸 3g，红花 5g，打粉糊成丸；每穴位处取药约 2g，外敷曲泽穴、间使穴、天突穴、委中穴。膏药纸外周固定。

2）药浴：生甘草 20g，通草 5g，淡竹叶 15g，玄参 30g，知母 20g，水煎外洗，足浴 20 分钟，水温 40～45℃。5 天泡浴一次。

3）耳穴：三焦、神门、内分泌、心、肾、枕。

二、神病之本证（脏病）

神之本脏在于心，心气虚，必心血先衰，随之神萎，神萎即飘忽，随风上下，脑中无所主，思绪不宁。日久背上紧，肩井病，状如太阳病。再日久，脑髓消，神庭暗淡、印堂无华，两目茫然。又有前臂萎、胸凹不起。心病实，胸中热，神居泥丸却不得出入，不得上下，鹊桥不起，任脉不行。心本位少阴，身居阳位，少阴者阴上阳下，心阳者两阳一阴，变为离卦。一阳起于土中水气，从地而出；一阳成气于天象，如离照当空，阴霾自散。中身藏以真阴，真阴通天地阳气，以化本神。少阴乃阴升阳降的态势，待到阴气化阳，气聚则心神元阳施而有形，气不聚则心神元阳施而无形。神居心中，盈缩内外，有毫光之变化，尤祥云之漫洒。心之病在呼吸间，呼不及吸时，神病时。

1. 神病之心病虚证

（1）证候表现：健忘、不寐、多寐、多梦、梦遗、梦游、痫病、郁证、脏躁、百合病、痴呆、神昏、弄舌、汗证、笑证、卑惵、阳痿、神乱、惊悸怔忡、厥证等。

（2）证候分析：心中气血两虚，神不充，不居本位，髓海不得养，见脑虚损性疾病，诸如健忘、不寐、多梦。心虚神不守，肾精不得封藏，见梦遗。梦游痫病者，神伤累及魂魄。痴呆，痰蒙心窍，神识见虚空错乱象。

（3）治法：养血安神。

1）贴敷：茯神20g，大枣15g，鸡血藤20g，陈皮10g，打粉糊成丸，每穴位处取药约2g，外敷内关穴、大椎穴、阴陵泉穴，膏药纸外周固定。

2）药浴：丹参20g，煅牡蛎30g，远志20g，石菖蒲20g，夜交藤15g，水煎外洗，足浴20分钟，水温40～45℃，5天泡浴一次。

3）耳穴：神门、心、肝、交感、额。

2. 神病之心病实证

（1）证候表现：面赤，口渴喜饮，心中烦热，失眠，溲黄便干，口舌生疮或腐烂肿痛，癫狂，或吐血、衄血、尿血，或谵语狂躁，或见肌肤疮疡。舌尖红绛，脉数。

（2）证候分析：火盛于上则面赤，火盛伤津则口渴喜饮，心火内炽则心中烦热，心主神明，火热扰心则失眠，心开窍于舌，火热循经上炎则舌尖红绛，灼伤络脉则生疮或腐烂肿痛，溲黄，便干，脉数为里热证。心主血脉，心火炽盛迫血妄行，则吐血、衄血、尿血。热扰心神则见谵语狂躁，肌肤疮疡为火毒壅滞脉络，局部气血不畅的病理表现。

（3）治法：清心安神。

1）贴敷：栀子15g，黄芩15g，淡竹叶10g，莲子心5g，外敷膻中穴、心俞穴、三阴交穴。膏药纸外周固定。

2）药浴：栀子20g，丹皮20g，生龙骨30g，金银花10g，连翘10g，水煎外洗，足浴20分钟，水温40～45℃，5天泡浴一次。

3）耳穴：神门、心、肝、小肠、大肠、三焦。

三、神病之标证（腑病）

神病之标病，病在小肠，牵连膀胱。此病非因五贼六淫而起，实为神气盛衰致小肠寒热，又见虚虚实实。神气发于心，藏于髓海，诸阳经汇于头面，将神之余气散布周身。心中邪热，神气不在泥丸，游弋印堂两目间，便见头面眼目相关症状。心有一脉，下通小肠，神病则邪热阻于脉之正中，气机不得上下，痹在小肠，小肠旋即血不行。心气虚，气血未能上济髓海，神失养，毛发无泽。此时小肠脉（此处不是小肠本腑或小肠经）中火势衰微，金气化寒水，小肠收约不利，若水势漫漫不收。

是故，神气病实，小肠气虚血实，寒热交错；神气病虚，小肠放纵不受，寒凝脂膏。

1. 神病虚之小肠证

（1）证候表现：腹痛、泄泻、下白痢、完谷不化、水样便、胫微肿。

（2）证候分析：神气不足，心力不济，心脉不及小肠，断于中脉，小肠营弱脉不足，故见腹痛泄泻，此时小肠弛纵。小肠之天部太阳火衰，肾气不得化水谷，故见下白痢、完谷不化、水样便。上述病因病机日久迁延，致脾经于三阴交处入骨中，太阴入骨即胫肿，此句望读者细细揣摩。

（3）治法：益气养血，温中安神。

1）贴敷：党参10g，丹参10g，干姜3g，小茴香3g，丁香5g，桂枝3g，山萸肉 5g，打粉外敷神阙穴、关元穴、阴陵泉穴。膏药纸外周固定。

2）药浴：干姜 12g，肉桂 5g，丹参 20g，艾叶 5g，水煎外洗，足浴 20 分钟，水温 40～45℃。5 天泡浴一次。

3）耳穴：神门、交感、心、小肠、腰椎。

2. 神病实之小肠证

（1）证候表现：腹胀、绕脐痛，肠鸣，下赤白痢，肠梗阻，慢性肠炎等，兼证少阳寒热。

（2）证候分析：神气病实，督脉滞于风府，膻中病，肺不得降。中焦气不得升，小肠卫气入脉中，见腹胀、绕脐痛，肠鸣。黄帝《黄帝内经》明文：营行脉中，卫行脉外。卫气不单指皮毛防御外邪之气。而后便见气血驳杂，水谷不分，下赤白痢。病在气分重症肠梗阻，病在血分重症结肠炎。

（3）治法：利尿安神。

1）贴敷：柴胡 10g，白芍 10g，陈皮 6g，莲子肉 12g，红花 1g，打粉外敷神阙穴、厥阴俞、水道穴。膏药纸外周固定。

2）药浴：柴胡 10g，红花 3g，车前草 6g，艾叶 5g，生姜 12g，水煎外洗，足浴 20 分钟，水温 40～45℃，5 天泡浴一次。

3）耳穴：神门、心、脑、小肠、胸椎。

四、相关药物分析例举

1. 远志

（1）性味：辛苦温。归经：心肾肺。

（2）功效主治：安神益智，定志解郁、祛痰。治惊悸、健忘、梦遗、失眠、咳嗽多痰、痈疽疮肿。

（3）药理分析：①祛痰作用：反射性促进支气管分泌液增加来达到祛痰作用。但给麻醉犬灌胃 1g/kg 的远志煎剂，而无祛痰作用，清醒时灌胃则作用明显。说明神志意识对该药具有影响因素。部分排痰功能是在心神作用下完成的。②镇静和抗惊厥：经药理研究，远志具有镇静抗惊厥作用，明显延长睡眠时间。一方面使心脑血管处于相对放松状态有助安眠，一方面使阳入阴中，神归髓海。现代研究发现，情志抑郁与体温有关，当体温下降时，身体处于气血运行缓慢，或僵滞状态，情绪类负面因素明显上升。远志性味辛苦温，可以增强心血运行，达到改善体温的作用，同时兴奋体内平滑肌，间接性改善情志。③抗水肿和利尿作用：现代医学研究发现，远志具有抗水肿、利尿作用，其中对充血性水肿有明显抑制作用。传统医学认识到远志入肾经，《名医别录》《药性论》中分别记载，有益精、坚壮阳道功效。《滇南本草》记载：治疗缩小便、赤白浊、膏淋、滑精不禁。从补肾益精的角度达到了开合膀胱的作用。

《本草纲目》：人之善忘者，上气不足，下气有余，肠胃实而心肺虚，虚则营卫留于下，久之，不以时上，故善忘也。

远志强精，激发肾气，由下而上行气补益，由强肾精达到壮髓海的目的。此外，远志还有抑菌、抗突变、抗癌、兴奋子宫作用、溶解红细胞等作用。

2. 吴茱萸

（1）性味：辛苦温。归经：肝胃。

（2）功效主治：温中、止痛、理气、燥湿、治呕逆吞酸、厥阴头痛、脏寒吐泻、脘腹胀痛、经行腹痛、五更泄泻、高血压、脚气、疝气、口疮溃疡、齿痛、湿疹、黄水疮。

（3）药理分析：①呼吸轻度兴奋，增加颈动脉血流量。现代临床用药显示，小剂量吴茱萸有明显增强心肺功能作用，应用于五神治疗，可振奋心阳，通九窍，激发心阳与神气的交通，对于开九窍明心智亦有疗效。②对中枢有兴奋作用。大量吴茱萸兴奋中枢，并有致幻的记载。推论吴茱萸对中枢神经有双向调节作用。经临床观察，小剂量吴茱萸配合天麻钩藤在脑病领域有广泛应用。因吴茱萸具有疏肝解郁功效，对情志病疗效稳定。③此外还有镇静催眠、抗惊厥、镇痛、升高体温、驱虫抗菌等作用。

五、穴位例举

神阙

定位：位于脐中部，脐中央。归经：任脉。

功效：培元固本、回阳救脱、和胃理肠。

主治：泻痢、绕脐腹痛、脱肛、五淋、妇人血冷不受胎、中风脱证、尸厥、角弓反张、风痫、水肿鼓胀、肠炎、痢疾。

神阙为先天生化之根本，胎元期，一脉相贯脏腑肢骸，阴阳之气由此分化。神阙为人身之虚位，此位聚地气，六腑得以满而不能实，聚天气，先走五脏，再行筋脉，再行骨骼肌肉，骨骼肌肉得天气化生已不多矣。

六、医案

罗某，男，46 岁，农民。

患者间断性癫狂发作 6 月，加重 2 周。

平素多饮，饮酒后打人毁物。6 个月前一次性饮酒约 1.5 斤后持续性打人毁物 3 小时，逐于地上卧睡 5 小时余。此后病情渐加重，不饮酒时也常打人骂人，并有致幻现象。经地方医院诊断精神分裂症、酒精肝、狂症。两周前，未曾饮酒，无明显诱因，先于家中持刀伤人，后持木棒于村中伤人，口中狂言乱语并致幻，言及神鬼、亡故之人。后被村民合力制服，送至当地医院，给予镇静类药品治疗。院中留观 24 小时，病情稳定，开具精神类药物，回家服药并观察。今于我处就诊，刻下症见：目光呆滞、语速缓慢，表情淡漠，神志清醒、面色晦暗、头痛、坐立不安、易激惹、手关节僵硬。无明显幻听、幻视、幻味，有幻嗅现象。颈部皮温低，舌红、苔白厚，左手脉大略弦，右手脉沉弱。家属代述，饮酒后常在屋后、路旁卧睡，不论寒暑。

（1）既往史：精神分裂症、酒精肝。

（2）证候分析：患者平素多饮，酒精肝病史，则见肝胆湿热，酒气酿热生湿、炼液为痰，蒙蔽心窍。酒随肝风上扰清阳，致使神魂颠倒。语速缓慢、表情淡漠者，心力不济，面色晦暗者，肝气夹酒毒横逆犯脾。幻嗅者，肺魄出入于鼻，魄必不安，鼻后即脑，神不宁。头疼，酒精作用及精神类药品导致。舌红、苔白厚者，内生湿热。两手脉不同，阴阳不交，气机错乱正气不足，血热亢盛，随风上扰。

（3）诊断：癫狂病，痰火扰心证。

（4）治法：疏肝解毒，养血安神。

（5）药物：涤痰汤合养心汤加减。

1）方剂：法半夏 6g，陈皮 12g，胆南星 12g，茯苓 20g，香附 9g，木香 6g，远志 12g，石菖蒲 12g，龙胆草 9g，黄芩 15g，当归 12g，柏子仁 20g，炒枣仁 20g，党参 20g，丹参 20g，煅龙齿 30g（先煎），煅牡蛎 30g（先煎），生磁石 30g（先煎），熟大黄 4g，14 剂水煎服。

2）穴位贴敷：黄芩 10g，远志 10g，石菖蒲 10g，煅龙齿 20g，白僵蚕 6g，打粉调糊。外敷大椎、灵台俞、天枢，膏药纸外周固定。

3）足浴：龙胆草 12g，黄芩 15g，炒苍术 12g，石菖蒲 15g，水煎外洗，足浴 20 分钟，水温 40～45℃。

二诊患者情绪稳定，无明显致幻现象，服药期间无打人毁物现象，口服中药期间，原精神类药物减至原 1/3 量。原方再服 14 剂，外敷法同上。三诊患者病情较好，停用精神类药物。中成药柏子养心丸并龙胆泻肝汤善后。

第二节　魂病

肝藏魂，为魂之居所。“魂”主导肝脏的生理功能。同时，由于人的肝主情志，与“神、魄、意、志”联系紧密，而对人体全身的生理功能产生影响。肝主筋，爪为筋之余，故肝其华在爪，其充在筋。肝属木，其位居东方，为发生之始，木旺于春季，阳气尚未强盛，因此为阳中之少阳，通于春气。故《素问·六节藏象论》“肝者，罢极之本，魂之居也，其华在爪，其充在筋，以生血气，其味酸，其色苍，此为阳中之少阳，通于春气”。肝藏血，为魂的居处。肝主疏泄，与人的情志关系极为密切。一旦肝脏受扰，人体就会出现情志方面的改变。若肝气虚损则发生恐惧。若肝气壅实，不得疏泄，就会大怒。诚如《灵枢·本神》所云：“肝藏血，血舍魂，肝气虚则恐，实则怒。”反之，人若悲哀过度亦会损伤于魂，而发生各种临床症状。亦如《灵枢·本神》云：“肝悲哀动中则伤魂，魂伤则狂忘不精，不精则不正当人，阴缩而挛筋，两胁骨不举，毛悴色夭死于秋。”魂病，对应肝系疾病。

一、魂病之标病（苗窍）

（1）证候表现：目赤流泪、多眵、白睛泛青、目肿痛、夜盲、重视、幻视。

（2）证候分析：肝魂不宁，血不敛阴，阳神生化不济，魂生暗淡，则见夜盲、重视、幻视。有肝气郁滞，神魂滞于喉间不得上下。肝开窍于目，二目者日月，可依魂魄收摄众生之虚妄。此时若神昏滞喉间，有左旋无右转，即见目赤流泪、多眵、目肿痛。白睛犯青，寒气起于命门，上达巅顶，魂凝目系（是目系，不是目）。

（3）治法：清热养肝安魂。

1）贴敷：大青叶10g，车前子10g，当归10g，枸杞10g，煅龙骨30g，打粉糊丸，每穴位处取药约2g，外敷魂门、大椎、肝俞、期门，膏药纸外周固定。

2）药浴：吴茱萸10g，小茴香10g，陈皮10g，当归15g，红花10g，艾叶10g，水煎外洗，足浴20分钟，水温40～45℃，5天泡浴一次。

3）耳穴：肝、心、神门、脑、目。

二、魂病之本病（脏病）

1. 魂病之肝病虚证

（1）证候表现：头痛、眩晕、耳鸣、发热、眼干、畏光、急躁易怒、胁肋部疼痛等，女性患者还可出现月经异常。

（2）证候分析：魂病，累及本脏，肝藏血，血与阳神化肝魂。肝血不足，魂气不得借厥阴之力上达神庭，可见头疼、眩晕、耳鸣。魂气之余濡润二目，血力不周，见眼干、畏光。肝魂，白日不随神、夜间不入血，故见急躁易怒。

（3）治法：养血安神。

1）贴敷：当归10g，枸杞10g，北沙参10g，川楝子10g，钩藤10g，桑枝15g，打粉糊丸，每穴位处取药约2g，外敷魂门、肝俞、阴陵泉、蠡沟，膏药纸外周固定。

2）药浴：枸杞15g，菊花5g，艾叶5g，当归12g，车前草9g，水煎外洗，足浴20分钟，水温40～45℃，5天泡浴一次。

3）耳穴：肝、肾、神门、小肠、枕。

2. 魂病之肝病实证

（1）证候表现：善怒、善太息、胁痛、发搐、口赤肿痛、心下坚满、常两胁痛，或引小腹。

（2）证候分析：肝病实，魂气如固锁，背离神气往复中，故善怒，怒则气上逆，甚则呕血及飧泄。气上逆，肺气不降，善太息。固锁生滞，血不行，胁痛。发搐，属肝家邪热，热则生风，风主掉眩故也。口赤肿痛，属血热。

（3）治法：清热利湿安神。

1）贴敷：茵陈6g，熟大黄6g，栀子6g，当归12g，首乌藤12g，打粉糊丸，每穴位处取药约2g，外敷章门、阳陵泉、天宗，膏药纸外周固定。

2）药浴：大青叶10g，栀子10g，红花5g，金银花6g，黄芩12g。水煎外洗，足浴20分钟，水温40～45℃，5天泡浴一次。

3）耳穴：肝、胆、神门、大肠、内分泌。

三、魂病之标病（腑病）

1. 魂病之胆病虚证

（1）证候表现：苦眩、厥、痿、足指不能摇、躄、坐不能起、僵仆、目黄、失精、夜盲。

（2）证候分析：胆病虚，魂出不与神同，神独居于囟中，故苦眩。魂出不与肝气同，故厥。魂出不与胆经主时同，故痿、躄、坐不能起、足指不能摇。胆病虚，魂固锁膈中，甲乙相向，故僵扑。

（3）治法：温胆养肝安魂。

1）贴敷：茯苓10g，姜半夏3g，陈皮10g，竹叶3g，升麻10g，打粉糊丸，每穴位处取药约2g，外敷日月、风市、魂门，膏药纸外周固定。

2）药浴：枸杞15g，陈皮10g，何首乌15g，薄荷10g，柴胡10g，水煎外洗，足浴20分钟，水温40～45℃，5天泡浴一次。

3）耳穴：肝、胆、心、肾、神门、内分泌。

2. 魂病之胆病实证

（1）证候表现：胁痛、口苦、多梦眠不宁、耳鸣、目眩、头晕、目赤、尿黄。

（2）证候分析：胆病实，胆气冲肝，魂不安，则胁痛口苦。魂遇胆气则遁，故见多梦眠不宁。胆病实，循经上扰，见耳鸣、目眩、头晕、目赤。

（3）治法：化湿温胆，清热安魂。

1）贴敷：茵陈6g，龙胆草6g，车前草6g，枳实12g，打粉糊丸，每穴位处取药约2g，外敷大椎、胆俞、胆囊、手五里，膏药纸外周固定。

2）药浴：柴胡10g，黄芩10g，栀子10g，金银花10g，金钱草10g，水煎外洗，足浴20分钟，水温40～45℃。5天泡浴一次。

3）耳穴：肝、胆、大肠、神门、脑。

四、病例分析

患儿，男4岁。眨眼，喉间连发“嗯嗯”怪声，咽赤，烦躁易怒，冲动任性。舌红、苔腻，脉弦滑。

（1）既往史：抽动症。

（2）证候分析：眨眼，肝木为火所困，金水不得上呈。喉间怪叫，肝经上行而气不通，杂阴气痹于喉间。冲动任性者，神不主时，风气内动。舌红有热、苔腻化湿，脉弦者病发肝胆，滑者内凝痰饮。

抽动秽语综合征从肝郁辩证，小儿肝常有余，神气怯弱，肝主疏泄，性喜条达，若情志失调，五脏失和，则气机不畅，郁久化火，引动肝风。无论外感六淫或内伤饮食，还是责罚训斥，均可因受邪或气滞郁热而导致肝木旺盛。从肝论治抽动－秽语综合征。其立论依据为：①抽动－秽语综合征发病的根源在于肝失疏泄。②肝主筋、主动，肝病及筋可表现多部位抽动症状。③抽动－秽语综合征伴有行为障碍与肝藏魂的功能失调有关。《黄帝内经》中有“诸风掉眩，皆属于肝，诸热瞀瘛，皆属于火，诸暴强直，皆属于风”的记载。这与明代王肯堂《证治准绳》中“水生肝木，木为风化，木克脾土，胃为脾之腑，故胃中有风，瘛疭渐生，其瘛症状，两肩微耸，双手下垂，时腹动摇不已”的描述与本病临床症状的表现颇为相似。通过辨证，当以疏通经络，调理脏腑功能为主。侧重清肝，使魂安得藏，肝的疏泄功能正常，兼顾生克关系。

（3）诊断：抽动秽语综合征（肝风内动）

（4）治法：息风安神。

1）敷贴：生龙骨10g，龟甲10g，鹿茸3g，炒白术10g，桑寄生10g，续断10g，打粉糊丸，外敷神阙、大椎、膏药纸固定。

2）药浴：苏叶6g，荆芥穗6g，柴胡10g，黄芩10g，栀子10g，金银花10g，厚朴10g，桑枝10g，桂枝10g，水煎外洗，水温40～45℃，药浴20分钟，

3 天一次。

3）耳穴：神门、脑、胆、三焦、颈椎、胸椎、腰椎。

4）配合小儿推拿手法，每次治疗 20 分钟，隔日 1 次，10 次一疗程。

治疗 1 个月后，眨眼、怪叫得到明显缓解，1 周偶发一两次，且发作时间小于 30 秒。舌淡、苔白，脉缓，以温胆汤合安神定志丸善后。

第三节　意症

一、意症之标病（苗窍）

脾意受损，可致苗窍变化，口唇为脾之苗窍，脾意有损，口唇均可有变化。

意症之口唇病证

（1）证候表现：唇白无华，或唇皮皲裂如蚕茧、溃烂。并见多思多虑，精神疲倦，面色萎黄、纳差、便溏。

（2）证候分析：唇为厚土之像，土得阳升，聚而成山；得阴气而化湿入水，其类为泉，其色为脾土之本色。脾之苗窍，如月华无二，裹血而生，授气而赤，故唇色红，本虚而白，得风而裂，得燥生茧。

（3）治法：健脾祛湿。

1）贴敷：党参 12g，黄芪 12g，防风 6g，砂仁 3g，柴胡 3g，打粉糊，每穴位处取药 2g，外敷脾俞穴，膏药纸外周固定。

2）药浴：党参 20g，黄芪 20g，白术 15g，荆芥 12g，防风 12g，柴胡 9g，砂仁 9g，水煎外洗、足浴 20 分钟，水温 40 ~ 45℃，5 天泡浴一次。

3）耳穴：气质下、胃、脾、艇中、三焦。

二、意症之本证（本脏）

意症之虚证

（1）证候表现：思虑过度，思考不宁，面色萎黄，食少腹胀，坐卧不宁，舌淡、苔薄或黄腻，脉细或濡。

（2）证候分析：脾意受损，运化不足，故食少腹胀，脉濡为脾虚生湿之象。

（3）治法：健脾疏胃，祛湿除胀。

1）贴敷：党参 12g，黄芪 12g，防风 9g，白术 9g，陈皮 9g，柴胡 6g，白芷 6g，打粉糊丸，每穴位处取药约 2g，外敷中脘、神阙、足三里、脾俞穴，膏药纸外周固定。

2）药浴：党参 20g，黄芪 20g，陈皮 15g，荆芥穗 9g，柴胡 9g，白术 15g，鸡内金 20g，水煎外洗足浴 20 分钟，水温 40～45℃，5 天泡浴一次。

3）耳穴：脾、胃、三焦、肝、皮质下。

三、意症之腑证

意症之腹胀腹痛证

（1）证候表现：面色萎黄，多思多虑，腹胀腹痛于中脘部，大便秘结或黏腻不爽，舌白苔腻，或黄或白，脉弦或沉。

（2）证候分析：脾为仓禀之官与胃相表里，胃和脾位置相邻，功能相通，胃主收纳，脾主运化。并通过络属构成表里关系，脾脉属脾网络于胃，胃脉属胃横络于脾。脾属里，胃属表，二者经络相联，气血相通，发病时可相互影响，脾意受损则面色不华，多思多虑，腹胀腹痛，大便硬结或黏腻不爽。

（3）治法：和胃消胀，健脾理气。

1）贴敷：佛手 9g，山楂 12g，荆芥穗 9g，陈皮 9g，枳壳 12g，麦芽 25g，白术 12g，党参 20g，黄芪 20g，柴胡 12g，打粉糊丸，每穴位处取药约 2g，外敷脾俞、中脘、足三里穴，膏药纸外周固定。

2）药浴：麦芽 30g，艾叶 12g，佛手 12g，香橼 9g，槟榔 9g，党参 15g，黄芪 15g，陈皮 12g，小茴香 9g，桑叶 6g，水煎外洗，足浴 20 分钟，水温 40～45℃，5 天泡浴一次。

3）耳穴：脾，胃、三焦、肝、皮质下、艇中。

四、案例及分析

1. 脾意：茧唇

某女，37 岁。

患者无明显诱因患唇裂半年，激素疗法为主，中药治疗为辅。病情时好坏，停药即反复。现激素疗法已产生耐药性。自述生活压力大，情志抑郁，半年前唇干，饮水不止。不自主舔舐口唇，逐渐口唇裂痕。兼证：纳差、便溏、消瘦、舟车眩晕、面色萎黄，舌淡、苔薄水滑，脉细软无力。

（1）既往史：慢性胃肠炎、过敏性鼻炎。

（2）证候分析：脾主唇四白，唇裂多见肝克脾，风起于下，肾水不能封藏，风破土于巅之上。风地观，有孚颙若。

（3）诊断：思虑过度，耗伤脾意，苗窍受损。

（4）治法：健脾益气，疏风滋养。

1）内服：补中益气汤合加味逍遥丸。

2）贴敷：①桂枝 6g，茯苓 12g，白术 9g，吴茱萸 3g，打粉糊丸，外敷神阙穴，膏药纸固定。②党参 15g，茯苓 15g，黄芪 15g，柴胡 6g，芥穗 6g，打粉糊丸，外敷双脾俞、双足三里，膏药纸固定（中药磨粉研细过筛，生姜汁调和，贴于穴位 6～8 小时，取下后 2 小时不能洗澡）。

二诊：一周后，乘车而来。自诉敷贴后未见晕车，诸证悉减。内服原方不变，继续敷贴 1 周。

三诊：唇裂好转，未见晕车，纳差、便溏症状减轻，食欲增加，情志舒缓。治疗如下：

1）泡浴：黄芪 30g，党参 30g，白术 20g，桂枝 9g，茯苓 15g，艾叶 30g，砂仁 10g，生麦芽 15g，荆芥穗 6g，14 剂水煎泡浴。每 5 日做一次药浴。水温不要过热 40～45℃，一次 30 分钟。

2）耳穴：脾、胃、三焦、左肝、右肺。

四诊：唇裂已愈，面色红润，食欲好，大便正常，情志舒缓。

按语：

北京中医药大学东直门医院博士生导师徐荣谦教授指出：缓解患者的压

力，我们主要通过改善患者的体质，增强患者抗压能力，从前感觉有压力的事情，经过调理后而感到能承受，从而起到调理五脏，干预神魂意魄志的目的。

此患者唇裂诸治无效，盖唇为脾之苗窍，脾气不足，肝风上扰，故唇焦难愈。古人因其唇如蚕之茧，故又称茧唇，可参考明代薛立斋的《口齿类要》。薛氏将茧唇归之为脾虚生风，治之法用健脾益气，祛风补血。方药用补中益气汤使其脾足，血生而风息。其茧唇可愈。

此人平时焦虑，思虑过度，脾主意，思多则伤意损脾，有其年龄 37 岁，刚过五七之年。《素问・上古天真论》女子五七，阳明脉衰，面始焦，发始堕。由此可见其自身年龄也导致脾胃之气大衰，因而发病。

《金匮要略・痰饮咳嗽病》心下有支饮，其人苦冒眩。此患者晕车严重，思之也当属此相类病患，脾阳虚衰饮邪内生，故先用苓桂术甘汤法贴其神阙穴，温中化饮，缓解晕车。

又党参、黄芪、茯苓、柴胡、荆芥，敷贴脾俞、足三里，以健脾疏风，缓解症状。后期泡浴，固本求源，以调理其本。后面虽舍去了内服的汤剂，可是外用得法，辨证准确。以徐荣谦教授提出的神魂意魄志论法入手，从而达到了良好的治疗效果。

在选择其贴敷以及药浴的时候，尽量选择一些草本的，轻清之品，便于吸收，一般不选贝类、矿物质等重镇之品，难于吸收。并于操作之时适当加入一些促进透皮吸收的药物，比如砂仁、白豆蔻、白芷、薄荷、麝香、沙棘等辛香走窜之品。

中药穴位贴敷之法不可长时间久用，恐其皮肤不能透气而发生皮损，特别是细辛、白芥子、干姜、附子等辛阳之品，效果佳而刺激大。

进行药浴的时候，要注意水温不要过热，时间不要过久。水温以个体接受能力为准。对于高血压病史及自汗病史的人一定要注意。

2. 脾意：脾虚腹泻

某男，17 岁。

患者习惯性腹泻两年。患者就读市重点中学学习，平时成绩优秀，两年前，每到重要考试出现腹泻，严重影响成绩。患者学业较重，学习压力过大，用脑过度后腹泻加重。平素腹痛隐隐，大便溏干不调，泻后痛减，因腹泻导致脑力下降，自述脑力不济，专注力不集中。刻下证见：精神佳、目光灵活、蹙眉、山根下颌均见黄隐青。舌淡、苔薄、边微红，脉细微弦。

（1）既往史：腹泻

（2）证候分析：心脾相生，思虑过度，劳心伤脾，意尽则见脾不收约，脾津绝。土不生金，魄门不守。蹙眉而泻，神与意不及。又见山根青黄，肝必克脾，风入土中，地风升，肝愈旺而土愈虚，此为不守本位之相，应在思不宁，意惘。

（3）诊断：腹泻　分型：思伤脾意，脾虚肝乘

（4）治法：健脾舒意（扶土抑本）

1）方药：白术 12g，白芍 9g，防风 9g，陈皮 12g，6 剂水煎服。

2）敷贴：党参 9g，茯苓 9g，白术 6g，柴胡 6g，打粉糊丸，外敷脾俞、中脘、神阙，膏药纸固定。

3）足浴：白术 15g，白芍 15g，防风 12g，陈皮 12g，党参 20g，柴胡 9g，白芷 12g，黄芪 18g，麦芽 25g，水温 40～45℃，每日一次，一次泡浴 30 分钟。

4）耳穴：胃、十二指肠、脾、肝。

按语：

该患者年纪正于学习压力紧张之时，年虽刚过 17 岁，但也处于儿科之“肝常旺，脾常虚”之状态。又学习压力过大，自身又比较要强，而又不能缓解的时候就会出现紧张性腹泻的症状。

其辨证的要点：一是病史的询问多于紧张时或考试时有腹痛或腹泻。二是山根青黄及下颌青黄（T 字形）是脾虚肝乘的面色。三是该病例是典型的脾意受损的一个病例，脾与意，意与脾息息相关，脾主湿易洞泄，故而意对于脾的同步。

在治疗时选择了，痛泻要方，此方治疗土虚木乘，贴于神阙、中脘此二穴调理脾胃气机之升降，四君子加柴胡健脾舒肝贴于脾俞以调脾，补脾稍稍疏理肝气。药浴选用补中益气汤加减辨证准确，用药合证故效果明显。

特别是用神魂意魄志学说辨证方法中的脾意学说对于调理，现代社会高压力下的工作、学习人群有着积极的意义。

第四节　魄病

一、魄病之标证（苗窍）

肺魄受损而病，可致苗窍受损。鼻乃肺之窍，肺魄有碍，苗窍可见其发生病变。

肺病之鼻渊（脑漏）

（1）证候表现：呼吸不畅，做事犹豫，精神难以集中，面白或暗，平素易感易咳，重则香臭难闻，或涕不止，或衄、或晨咳。脉浮，寸脉显，舌淡苔薄，或黄，或水滑。

（2）证候分析：肺魄有碍，清窍不利，实则湿热上攘，黄涕；虚则肺气不摄而清涕。做事犹豫，易感易咳为肺魄有碍之象。

（3）治法：通窍醒脑，清肺利窍（温肺祛寒）

1）贴敷：①清涕：麻黄2g，杏仁6g，桂枝6g，甘草6g，干姜6g，五味子3g，辛夷3g，打粉糊丸，每穴位处取药约2g，外敷双肺俞、大椎穴，膏药纸外周固定。②浊涕：黄芪9g，金银花12g，辛夷6g，打粉糊丸，每穴位处取药约2g，外敷双大椎、双肺俞穴，膏药纸外周固定。③急性头痛：苍耳子3g，乳香6g，没药6g，打粉糊丸，每穴位处取药约2g，外敷印堂穴，膏药纸外周固定。

2）药浴：艾叶9g，辛夷6g，桂枝9g，白芍9g，金银花12g，黄芪15g，茵陈12g，细辛2g，白芷12g，水煎外洗，足浴20分钟，水温40～45℃，5天泡浴一次。

3）熏鼻法：桂枝12g，白芷15g，辛夷9g，苍术15g，熬水于盆碗之中，用硬纸卷一个倒喇叭型，大头扣于碗上，细头于鼻孔内吸其蒸汽，可通鼻窍。

4）耳穴：肺、内鼻、外鼻、内分泌、肾上腺、脾、肾、大肠。

二、魄病之本证（本脏）

魄病之虚证

（1）证候表现：平时易感易咳，犹豫不决，胆小怕事，无魄力，面色晄白，上楼气喘，不耐劳累，舌淡嫩、胎薄，脉浮细软。

（2）证候分析：肺魄受损，清虚无力，肺气不固，易感气喘，犹豫不决是肺虚气不摄之象，亦是肺气不固之象。

（3）治法：补肺纳气，培土生金，金水相生。

1）贴敷：黄芪 12g，白术 9g，防风 9g，淫羊藿 9g，肉苁蓉 12g，五味子 3g，打粉糊丸，每穴位处取药约 2g，外敷取穴：双肾俞穴，膏药纸外周固定。

2）足浴：黄芪 20g，白术 20g，五味子 9g，玄参 15g，熟地黄 18g，生牡蛎 30g，水煎外洗，足浴 20 分钟，水温 40～45℃。5 天泡浴一次。

3）耳穴：肺、脾、肾、肾上腺、内分泌。

三、魄病之腑证

魄病之大肠不运证

（1）证候表现：平日胆怯、犹豫、腹胀、腹痛、痰喘嗽、大便秘结难下、易齿痛、目黄、口干、鼽衄、面色晄白、少血色，舌红、苔黄腻，脉浮弦、紧，或沉。

（2）证候分析：肺为相傅之官，上为华盖，与大肠相表里。肺为水上源，肺气不调则宣降失司，水不能下降于大肠，故肠液干枯，大肠排泄糟粕的功能亦失调，若大肠气机不通反又使肺的肃降功能失调，而导致肺病难愈，二者通过经络相连互为表里。

（3）治法：利肺安魄（提壶揭盖），通大肠腑。

1）贴敷：黄芪 12g，杏仁 9g，紫菀 12g，牛蒡子 12g。取穴：华盖、双肺俞。党参 15g，生白术 9g，炮姜 6g，白芍 12g，厚朴 3g，打粉糊丸，每穴位处取药约 2g，外敷神阙穴，膏药纸外周固定。

2）药浴：黄芪 20g，杏仁 9g，苏叶 12g，桂枝 15g，白芍 15g，当归 12g，

水煎外洗，足浴20分钟，水温40～45℃。5天泡浴一次。

3）耳穴：肺、脾、大肠、便秘点、交感。

四、病例分析

某男，10个月，主诉：咳嗽2个月。

患儿2月前，因惊吓后，出现咳嗽，喉间痰鸣不畅，经雾化/输液治疗，效果不佳。刻下证见：面色晄白，唇无色，精神不佳，易惊，问其家长有惊吓病史，喉间痰鸣不畅，体温38℃，双肺湿啰音，咽扁（－），舌淡、苔薄水滑，指纹淡紫达命关，扪其腹部灼手发硬。

（1）既往史：咳嗽、小儿腹泻。

（2）证候分析：惊吓则肺魄不定，肺气不得肃降，气逆成咳。面色晄白，因惊吓胸中阳气不得宣发。腹部灼热且硬，中焦气满，升降枢机不利。

（3）诊断：咳嗽，肺魄不宁。

（4）治法：清肺定魄，通腑化痰。

1）敷贴：①苏子12g，葶苈子12g，芒硝5g，大黄5g，打粉糊丸，每穴位处取药约2g，外敷双肺底湿啰音处，膏药纸外周固定。②瓜蒌9g，半夏2g，黄连2g，干姜5g，五味子3g，打粉糊丸，穴位处取药约2g，外敷神阙穴，膏药纸外周固定。

2）药浴：半夏2g，茯苓20g，陈皮9g，苏叶9g，葶苈子20g，桂枝15g，黄芪30g，金银花12g，生白芍20g，水煎外洗，足浴20分钟，水温40～45℃，5天泡浴一次。

二诊：敷贴及药浴后一天，咳嗽症状消失，痰鸣音消失，双肺听诊（－）。

贴敷：①苏子12g，葶苈子12g，芒硝5g，干姜5g，五味子3g，打粉糊丸，每穴位处取药约2g，外敷双肺底处，膏药纸外周固定。②瓜蒌9g，半夏2g，茯苓15g，陈皮12g，枳实6g打粉糊丸，穴位处取药约2g，外敷神阙穴，膏药纸外周固定。

三诊：诸证悉减，药浴善后。

按语：

患儿因惊而咳，惊伤神于魄，魄离开本位时，肺气不敛，故见胀。早期气胀，中期痰凝，故见咳嗽，此水饮不得升降。有乳食转化为痰浊，从而发生痰喘难愈。治疗中，以葶苈大枣汤为基础，进行顶点敷贴，直指病所，取效甚捷。有敛肺即为安排之说。敷贴神阙处，通腹散邪，邪去正安，待排便后，病愈过半。

第五节　志病

一、志病之标证（苗窍）

肾志受损而病，可导致苗窍受损。肾之苗窍乃耳。肾志受损，苗窍可见其发生病变。

志病之耳鸣

（1）证候表现：精神不振，腰酸腿软，耳鸣嗡嗡如蝉，静则加重，听力下降，记忆力减退，做事信心明显不足，舌淡、苔薄，脉细。

（2）证候分析：肾志不足，不能滋养头脑；阳虚则神机不够，阴霾弥漫清空；阴虚则虚火上扰清空。故有耳鸣，腰酸腿软，信心下降为肾虚之象。

（3）治法：补肾益精，滋阴潜阳（回阳开窍）

1）敷贴：①阳虚四末寒凉者加：黄连9g，吴茱萸3g，肉桂3g，干姜9g，附子6g，淫羊藿9g，肉苁蓉12g，打粉糊丸，每穴位处取药约2g，外敷双涌泉、双肾俞、关元穴，膏药纸周固定。②阴虚手足潮热者加：黄连9g，吴茱萸3g，肉桂3g，胡黄连9g，肉桂6g，牛膝12g，沙参12g，熟地15g，砂仁6g，打粉糊丸，每穴位处取药约2g，外敷双涌泉、双肾俞、关元穴，膏药纸外周固定。

2）足浴：①阳虚手足不温：桂枝12g，当归18g，细辛2g，附子6g，生姜15g，艾叶15g，淫羊藿15g，肉苁蓉15g。水煎外洗，足浴20分钟，水温40～45℃，5天泡浴一次。②阴虚面部、手足潮热：怀牛膝15，肉桂6g，黄连9g，玄参15g，生地20g，肉苁蓉12g，百合12g，水煎外洗，足浴20分钟，水温40～45℃，5天泡浴一次。

3）耳穴疗法：内耳、神门、肾。

二、志病之本证（本脏）

（1）证候表现：头晕耳鸣、记忆力减退、腰酸腿软、骨痿、阳痿、早泄、五更泻、尿频、尿急、或余沥不尽。

（2）证候分析：神志不足则出现腰酸腿软，以及下焦、二便之变化。

（3）治法：补益肾气，强腰建骨。

A 阳虚畏寒

1）敷贴：干姜6g，附子6g，桂枝12g，熟地黄15g，淫羊藿9g，打粉糊丸，每穴位处取药约2g，外敷关元、双肾俞、腰阳关穴，膏药纸周固定。

2）药浴：干姜9g，附子6g，桂枝6g，熟地黄12g，淫羊藿12g，细辛3g，艾叶12g，水煎外洗，足浴20分钟，水温40～45℃，5天泡浴一次。

B 阴虚潮热

1）敷贴：肉桂6g，川牛膝15g，沙参15g，山萸肉15g，砂仁6g，黄连3g，肉桂3g，打粉糊丸，每穴位处取药约2g，外敷关元、双肾俞穴，膏药纸周固定。

2）药浴：山萸肉15g，怀牛膝15g，沙参20g，肉桂3g，生地黄15g，玄参20g，知母15g，百合15g，水煎外洗，足浴20分钟，水温40～45℃，5天泡浴一次。

3）耳穴：腰痛点、肾、神门、肾上腺。

三、志病之腑证（膀胱）

志病之小便失调证

（1）证候表现：小便不畅，涩痛，滴沥不畅或不禁，腰酸腿软或疼痛，脉细无力。

（2）证候分析：肾为水脏与膀胱相表里，膀胱与肾从功能上及经络的络属均构成表里关系。

肾主水液，膀胱为水液之库，津液之府。肾阳主开，肾阴主合，阴阳协调，开合适度，水液下输于膀胱，膀胱气化蒸津为汗，下输为尿。肾与膀胱相互为用的生理关系。

肾虚则水泛，肾不纳气，命门火衰，等均可引起膀胱气化不利，膀胱湿热，膀胱虚寒，膀胱气闭等证候。

（3）治法：补肾纳气，开阖膀胱。

1）敷贴：桂枝12g，茯苓30g，白术15g，泽泻12g，猪苓15g，山萸肉12g，五味子3g，茯苓20g，桂枝12g，砂仁9g，淫羊藿12g，打粉糊丸，每穴位处取药约2g，外敷神阙、肾俞、志室穴，膏药纸周固定。

2）药浴：桂枝12g，川牛膝12g，泽泻15g，猪苓15g，山萸肉12g，麻黄2g，水煎外洗，足浴20分钟，水温40～45℃，5天泡浴一次。

3）耳穴：艇角、膀胱、肾、肾上腺。

四、病例分析

肾志：耳鸣

某女，44岁，耳鸣2年余。

（1）证候表现：两年前无明显诱因出现耳鸣，夜间有幻听现象。患者白天昏沉嗜睡，无耳鸣现象，夜间耳鸣如蝉，并多梦易醒，醒后不易入睡。经西医诊断为焦虑症。服用抗抑郁药并安眠药，疗效不稳定，常有反复。刻下症见：面白无华，目下发暗，精神疲倦，对答欠流利，语速偏慢。平素手足凉，经期腰酸腿软并隐痛，白日嗜睡并昏冒，21点后耳鸣加重，并失眠易醒。剖宫产病史。舌淡、苔薄，脉细迟、无力。

（2）证候分析：肾开窍于耳，肾气养髓，髓海通达于外，候于耳。耳之轮廓，依肾气输布而生。患者失眠诸像，多由肾气亏虚，心神不交。此时肾志无以宁心神。肾虚耳鸣，蝉鸣时，志不达。肾志之输布，不同于肾精、肾气。肾志为精神意识的力量表现，以无形统领精气。志不达，故窍空，故见耳鸣。

（3）诊断：耳鸣，肾气亏虚。

（4）治法：补肾纳气，定志通窍。

1）方药：熟地黄24g，山茱萸12g，山药12g，茯苓9g，丹皮9g，泽泻

9g，车前子6g，干姜6g，附子6g，淫羊藿9g，肉苁蓉12g，煅龙牡40g。

外敷肾俞、关元、神阙、腰阳关，膏药纸外周固定，每周2～3次，每次6小时。

2）足浴：艾叶12g，桂枝13g，附子6g，细辛2g，黄芪25g，白芍25g，生姜9g，当归9g，水煎外洗，足浴20分钟，水温40～45℃，5天足浴1次。

3）耳穴：肾、内耳、神门，贴5日，休息2日。

复诊：患者综合外治两周，耳鸣症状改善大半。并述其月经来时也较为轻松，痛经缓解，腰酸痛减半，睡眠较前大为改善，以六味地黄丸并敷贴神阙穴善后。

按语：

《素问·上古天真论》："女子六七，三阳脉衰于上，面皆焦，发始白。"此患者于44岁时患病，正好与《黄帝内经》相符合对应。该女患者多年前剖宫产的经历，其剖宫产虽于当时解决了不少问题，比如减少痛苦、难产等问题降低了死亡率。可剖宫产对于女性的任、督、冲、带、脉伤害是深远并不可逆转的（提示其剖宫产对于女性的健康后续的问题值得医学界同仁深度思考），而冲、任、督、带的直接影响就是肾系经、脉、脏、腑、志，最多的表现就是以虚寒为主的一系列肾虚寒——肾阳虚的变化。

肾之苗窍为耳，七情变为"志"故其患者于就诊时表现的为耳鸣如蝉并夜重。《伤寒论·少阴病》篇描写少阴之为病："脉微细但欲寐。"故而出现了夜间睡不安稳而白天又精神不佳。

《黄帝内经》提道："肾技巧出焉。"故工作常常出错。此女患者月经时腰酸痛，并怕冷，手足冰凉则与孕产有相关联系。

在治法上，使用回阳温肾之法，用干姜、附子、淫羊藿、肉苁蓉，对双肾俞、关元、神阙、腰阳关交替刺激。在于药浴/泡脚的时候选用了当归回逆汤的加减，并配合耳穴：肾、神门、内耳。以达到温补肾阳之功效，辨证准确，立法对应，用药对症诸法配合使用故效果明显。

第十六章 “神魂意魄志辨证”之推拿按摩

小儿推拿，又称小儿按摩，是在中医基础理论和临床知识指导下，运用推拿手法作用于小儿体表的特定部位（穴位）治疗小儿疾病或用于小儿保健的一门临床学科。早在两千多年前，最早的医学经典《黄帝内经·素问》中就有了按摩疗法的记载，唐代设立按摩专科，有按摩博士、按摩师、按摩工等级，明代把按摩列为十三科之一，小儿按摩更为发展。中华人民共和国成立后，在当地政府各级的领导和支持下，不但培养了大批按摩人才，还从现代医学角度探讨了治病的机制。

《素问·皮部论》曰：“凡十二经络脉者，皮之部也……使者脉之部也。邪客于皮则腠理开，开则邪入客于络脉，络脉满则注于经脉，经脉满则入合于脏腑也。”十二皮部，是十二经脉功能活动反映于体表的部位，也是络脉之气散布的所在，居人体最外层，是机体卫外的第一道屏障，有保护机体、抵抗外邪的功能。当人体卫外功能失调，外邪可通过皮部深入络脉、经脉，甚至达于脏腑；相反，当人体脏腑功能失调或邪伏于内时，也可通过经脉、络脉而反映于十二皮部。所以轻摩于表皮，不仅仅是作用与相应的穴位，也是在刺激散布于皮部的络脉之气，通过络脉、经脉来调整脏腑，而脏腑伏邪也可从肌表而出，即为邪有出路。

小儿按摩接触的主要部位是皮肤，主要作用机理是通过摩挲皮肤，从而定魄安玄腑；调肺以安脏腑；轻摩调其五脏六腑；重按以理其肌肉筋膜。临床上小儿按摩多为重按手法，常有骨折现象发生，甚至有死亡病例的出现，十分令人震惊，而轻摩手法少见。临床实践显示，轻摩往往疗效显著。究其机理在于“重按理其筋膜肌肉，轻摩调其五脏六腑”。轻摩手法可以通过穴位，疏理经络，从而调整小儿全身气血，使其阴平阳秘、脏腑和调，从而达到防治疾病的目的。“神、魂、意、魄、志”病证之推拿按摩手法特点以轻柔、快速为特色。频率要求达到每分钟 100 次以上，每组穴位操作 5 分钟以上。

第一节　小儿推拿特点、禁忌证及注意事项

1. 小儿推拿的特点

小儿具有脏腑娇嫩、形气未充、生机蓬勃、生长发育迅速的生理特点和免疫力低下、容易发病、传变较快、易趋康复的病理特点，手法宜轻快柔和，平稳着实。小儿与成人不同，皮肤娇嫩，肢端位小，又不配合，所以只有熟练掌握操作手法，才能达到体表施术、体内感应和内呼外应的目的，收到满意的效果。

（1）操作顺序：小儿推拿操作常按一定顺序进行，一般先头面，次上肢，再胸腹腰背，最后是下肢；也可先重点，后一般；或先主穴，后配穴。操作过程中，应根据患儿精神、体位、病情等具体情况，因人而异，灵活掌握。

（2）操作时间及次数：一般情况下，小儿推拿的一次操作时间为 20～30 分钟。但是由于病情和小儿年龄的不同，在推拿次数和时间上也有一定的差别。年龄大，病情重，推拿次数多，时间相对长。反之，次数少，时间短。一般每日 1 次，重症每日 2 次。1 个疗程结束后，可休息数日，然后进行下一个疗程的治疗。

2. 小儿推拿禁忌证

（1）各种皮肤病患处以及皮肤有破损。如发生了烧伤、烫伤、擦伤、裂伤等，皮肤炎症如疔疮、疖肿、脓肿、透明肿块以及有伤口瘢痕等局部，均不宜做小儿推拿。

（2）感染性疾病。如骨结核、骨髓炎、蜂窝组织炎、丹毒等；

（3）急性传染病。如猩红热、水痘、病毒性肝炎、肺结核、梅毒等。

（4）有出血倾向疾病。如血小板减少性紫癜、白血病、血友病、再生障碍性贫血、过敏性紫癜等正在出血和内出血的部位禁止用推拿手法，因为手法刺激以后可导致再出血或加重出血。

（5）另外，危急重症也不适合做推拿治疗。

3. 注意事项

（1）宜在室内，保持空气新鲜和适宜的室温，光线充足利于观察病情及推拿后的反应，治疗结束后应令患儿避风，天冷时应避免患者受寒冷刺激而

加重痉挛，治疗时可穿贴身薄衣服进行。

（2）推拿时要注意指甲常修剪，以免抓破小儿皮肤，手法必须运用适度，刺激量由轻渐重，要掌握在患儿能耐受的范围之内。

（3）初治者不宜用重手法和重刺激，否则会引起患者对治疗产生恐惧和紧张。肢体活动幅度应由小到大，但不宜超过正常生理活动幅度。

（4）运用重手法仍要求柔和，不能使猛力，手法要带有节律性，要避免突然性冲击动作。在进行循经推拿或揉摩时，可用滑石粉、爽身粉等保护皮肤。

（5）推拿手法要由轻到重，操作时间的长短，轻重缓急，应根据患儿的病情、症状，选用相应的治疗手法。

（6）治疗安排应每日上午、下午各一次，最好于进食、进奶半小时至一小时后进行，治疗后给予饮水和休息。

（7）有惊厥、癫痫发作者，应配合止痉剂或抗癫痫药物治疗，以防意外。

第二节 常用穴位位置及操作方法

1. 天门

【位置】两眉中间至前发际成一直线。

【操作】医者用两拇指桡侧或指腹自眉心向额上交替直推，称为“开天门”，又称推攒竹。开天门与推坎宫、揉太阳、揉耳后高骨合称为头面部四大手法。

2. 坎宫

【位置】自眉头起沿眉向眉梢成一横线。

【操作】医者先以两拇指端分别轻按鱼腰一下，再自眉头起向眉梢作分推，称推坎宫或推眉弓。

3. 太阳

【位置】眉后凹陷处。

【操作】医者用中指或拇指桡侧揉该穴，称揉太阳或运太阳。向眼前方向揉为补，向耳后方向揉为泻。以两拇指桡侧自前向后直推，称推太阳。

4. 耳后高骨

【位置】耳后入发际，乳突后缘高骨下凹陷中。

【操作】用两拇指端揉之，称揉耳后高骨。

5. 脾经

【位置】在拇指桡侧缘，指尖至指根成一线。

【操作】医者用左手握患儿之左手，同时以拇、食二指捏住患儿拇指，使之微屈，再用右手拇指自患儿拇指尖推向拇指根，称为补脾经；将患儿拇指伸直，自拇指根推向指尖，称清脾经；来回推之，称为清补脾经。

6. 肝经

【位置】食指末节螺纹面。

【操作】医者左手握住患儿之手，使其手指向上，手掌向外，然后用右手拇指掌面自食指末节指纹起推向指尖，称清肝经，亦称平肝；反之为补，称补肝经。

7. 肺经

【位置】无名指末节螺纹面。

【操作】用推法，自无名指掌面末节指纹起推至指尖为清，称清肺经；反之为补，称补肺经。

8. 肾经

【位置】在小指掌面稍偏尺侧，自小指尖直至掌根成一直线。

【操作】医者用推法，自掌根推至小指尖为补，称补肾经；反之，自指端向指根直推为清，称清肾经。

9. 胃经

【位置】在大鱼际桡侧，赤白肉际处。

【操作】用拇指或食指自掌根推向拇指根，称为清胃经；反之为补，称补胃经。

10. 小肠经

【位置】在小指尺侧边缘，自指尖至指根成一直线。

【操作】用推法自指尖向指根直推为补，称补小肠；反之，称清小肠。

11. 大肠经

【位置】在食指桡侧缘，由尖至指根成一直线。

【操作】医者用右手拇指桡侧面，自指尖直推至指根为补，称补大肠；反之为清，称清大肠；来回推之，称清补大肠。

12. 板门

【位置】手掌大鱼际平面。

【操作】拇指或食指指端揉之，称揉板门或运板门；以拇指桡侧自拇指根推向腕横纹，称板门推向横纹，反之，称为横纹推向板门。

13. 内八卦

【位置】以掌中心为圆心，从圆心至中指根横纹约 2/3 处为半径，画一圆圈，八卦穴即在此圆圈上（对两鱼际中点者为坎，对中指者为离，离至坎在拇指侧半圆的中点为震，在小指侧半圆的中点为兑）共八个方位，即乾、坎、艮、震、巽、离、坤、兑。

【操作】用拇指面自乾向坎运至兑为一遍，在运至离时轻轻而过，称顺运内八卦；若从兑卦运至乾卦，称为逆运内八卦。

14. 合谷

【位置】在手背，第一、二掌骨间，当第二掌骨桡侧的中点处。简易取法：拇、食两指张开，以另一手的拇指关节横纹放在虎口指蹼缘上，屈指当拇指尖处。

15. 三关

【位置】前臂桡侧，腕横纹至肘横纹成一直线。

【操作】用食、中二指并拢，自桡侧腕横纹起推至肘横纹处，称推三关。

16. 天河水

【位置】前臂内侧正中，腕横纹至肘横纹成一直线。

【操作】用食、中二指指腹，从腕横纹起推至肘横纹，称清天河水。

17. 六腑

【位置】在前臂尺侧自肘关节至掌根成一直线。

【操作】以食、中二指指腹，自肘关节推至掌根，称退六腑。

18. 掌小横纹

【位置】在掌面小指根下，尺侧掌纹头。

【操作】医者以中指或拇指端按揉之，称揉掌小横纹。

19. 中府

【位置】在胸前壁外上方，平第一肋间隙，距前正中线6寸。

【操作】医者以中指或拇指端按揉，称揉中府。

20. 云门

【位置】在胸前壁外上方，肩胛骨喙突上方，锁骨下窝凹陷处，距前正中线6寸。

【操作】医者以中指或拇指端按揉，称揉云门。

21. 膻中

【位置】在胸部，当前正中线上，平第四肋间，两乳头连线的中点。

【操作】医者以两拇指端自穴中向两旁分推至乳头，称为分推膻中；用食指、中指末节面自胸骨切迹向下推至剑突，称推膻中；用中指端揉之，称为揉膻中，三者合称推揉膻中。

22. 八道

【位置】在胸部两侧第一至第五肋间隙。

【操作】医者以两手拇指桡侧缘，自胸骨柄起，沿一至五肋间隙顺序向左右分推，称推八道。

23. 腹

【位置】腹部。

【操作】患儿取仰卧或坐位，医者用两拇指端沿肋弓角边缘或自中脘至脐向两旁分推，称分推腹阴阳；用掌面或四指摩之，称摩腹。逆时针摩为补，顺时针摩为泻，往返摩之为平补平泻。

24. 神阙

【位置】位于肚脐，属任脉。

【操作】医者用中指端或掌根揉，称揉脐；用掌或指摩之，称摩脐，逆时针摩或揉为补，顺时针摩或揉为泻，往返摩或揉之为平补平泻。神阙静振1～3分钟。

25. 关元

【位置】在下腹部，前正中线上，当脐中下3寸。

【操作】医者以食、中指端或两拇指端揉之，称揉关元。

26. 风池

【位置】在头部，当枕外隆突的上缘外侧陷窝中。

【操作】医者以一手拇指和食指相对用力按揉或两手中指同时按揉，称揉风池。

27. 肩井

【位置】在肩背部，大椎与肩峰连线的中点。

【操作】医者用拇指与食、中二指对称用力提拿本穴，称拿肩井；用指端按之，称按肩井。

28. 脊柱

【位置】大椎至长强成一直线。

【操作】医者用食中指腹自上而下做直推法称推脊；双手用捏法自下而上称捏脊，每捏三下将背脊提一下，称捏三提一法；捏之前先在背部轻轻按摩几遍，使肌肉放松。

29. 肺俞

【位置】在第三胸椎棘突下旁开 1.5 寸。

【操作】医者用食、中指端或两拇指端揉之，称揉肺俞；用两拇指端分别自肩胛骨内缘由上向下做分向推动，称为分推肩胛骨或分肩胛。

30. 风门

【位置】在背部，第二胸椎棘突下，后正中线旁开 1.5 寸。

【操作】医者用食、中指端揉之，称揉风门。

31. 膏肓

【位置】在背部，当第四胸椎下，后正中线旁开 3 寸。

【操作】医者以食、中指端或两拇指端揉之，称揉膏肓。

32. 定喘

【位置】在背部，第七颈椎棘突下，后正中线旁开 0.5 寸。

【操作】医者以食、中指端揉之，称揉定喘。

33. 心俞

【位置】在第五胸椎棘突下旁开 1.5 寸。

【操作】医者以食、中指端或两拇指端揉之，称揉心俞。

34. 肝俞

【位置】在第九胸椎棘突下旁开1.5寸。

【操作】医者以食、中指端或两拇指端揉之，称揉肝俞。

35. 脾俞

【位置】在第十一胸椎棘突下旁开1.5寸。

【操作】医者以食、中指端或两拇指端揉之，称揉脾俞。

36. 胃俞

【位置】在第十二胸椎棘突下旁开1.5寸。

【操作】医者以食、中指端或两拇指端揉之，称职揉胃俞；用指端按之，称按胃俞。

37. 肾俞

【位置】在第二腰椎棘突下旁开1.5寸。

【操作】用食、中或两拇指端揉之，称揉肾俞。

38. 天柱骨

【位置】颈后发际正中至大椎成一直线。

【操作】用一手食、中指并拢，用指腹由上而下直推，称推天柱骨。

39. 足三里

【位置】在小腿外侧，外侧膝眼下3寸，胫骨外侧约一横指处。

【操作】医者以拇指端按揉之，称为揉足三里。

40. 涌泉

【位置】在足底，屈趾，足掌心前正中凹陷中。

【操作】医者用拇指指腹向大趾方向直推，称推涌泉；用指端揉，称揉涌泉。

41. 水底捞明月

【位置】此为小儿推拿复式操作方法，在小儿手掌操作。

【操作】医者先以左手持患儿四指，再以右手食指，中指固定患儿拇指，然后以拇指自患儿小指尖，推至小天心处，再转入内劳宫为一遍。推30～50遍。

42. 按弦走搓摩

【位置】此为小儿推拿复式操作方法，在小儿胁肋操作。

【操作】患儿取坐位，医者两手掌自患儿两腋下搓摩至天枢处，称为按弦走搓摩。

第三节　神病的推拿按摩

“心者，君主之官，神明出焉”，心藏神，神明由之而变化，“神”主导心脏的生理功能，而且“神”还主导其他四脏的“魂、魄、意、志”，通过“魂、魄、意、志”主导人体全身五脏六腑的生理功能。《素问·五脏生成》云：“心之和、脉也，其荣、色也。”若心神受扰，导致心气虚则易于出现心悸、脉短、悲哀不休；若心气实则大喜过度而喜笑不停止。如《灵枢·本神》云：“心气虚则悲，实则笑不休。”“神安”则“魂、意、魄、志”皆安；“神不安”则可导致“魂、意、魄、志”皆不安宁，出现各种神志异常类疾病。《灵枢·本神》云：“心怵惕思虑则伤神，神伤则恐惧自失。”

1. 神病之苗窍病症的推拿按摩

（1）证候表现：舌体生疮，疼痛流涎。小便黄赤，大便秘结。舌红、苔腻，脉象弦滑。

（2）证候分析：心神受损，心火内生，上炎苗窍，则舌体生疮，疼痛流涎。舌红苔腻为心火上炎之象。

（3）推拿治则：泻火祛疮，清心安神。

（4）推拿处方：清心经 100 ~ 300 次，清脾胃 100 ~ 300 次，清大肠 100 ~ 300 次，清肝经 100 次，清小肠 100 次，清天河水 100 ~ 300 次，捣揉小天心 300 次。

（5）方义：清心经、清小肠、清天河水可清热利尿，泻火除烦；清肝经可平肝泻火；辅以清脾胃、清大肠可消食导滞，清胃肠之实热；捣揉小天心能清热除烦，安神定惊。

2. 神病之本证（实证）的推拿按摩

（1）证候表现：失眠狂妄、谵语溲赤或神情不宁，骂声不绝，狂扰不安，少腹硬满之狂证。

（2）证候分析：若心火亢盛，灼伤心神，出现失眠狂妄、谵语溲赤；瘀血攻心，心神失常，则出现神情不宁，骂声不绝，狂扰不安，少腹硬满之狂证。

（3）推拿治则：祛瘀宁心，清心安神。

（4）推拿处方：清心经 100～300 次，清肝经 100 次，清小肠 100 次，清天河水 100～300 次，捣揉小天心 300 次，分推手阴阳 300 次，捏脊 5～7 次。

（5）方义：清心经、清小肠、分推手阴阳可清心导赤，泌别清浊；清肝经、清天河水、捣揉小天心可泻热除烦，宁心安神。

3. 神病之本证（虚证）的推拿按摩

（1）证候表现：心神不宁，面色少华，心悸虚烦，失眠健忘，狂躁多梦，舌淡、苔腻，脉结或代。

（2）证候分析：心阴血不足，心神失养，出现心悸虚烦、失眠健忘、狂躁多梦等症状。

（3）推拿治则：滋阴降火，养血安神。

（4）推拿处方：清心经 100～300 次，补脾经 100～300 次，捣揉小天心 300 次，掐揉五指节 100 次，清肝经 100 次，分推手阴阳 300 次，按百会 100 次，摩神阙 100～300 次。

（5）方义：清心经、清肝经、掐揉五指节可宁心安神，平肝定志；捣揉小天心补气养心；分推手阴阳可平衡阴阳，调和气血；补脾经、按百会、摩神阙补脾益气，养心安神。

第四节　魂病的推拿按摩

肝藏魂，为魂之居所。“魂”主导肝脏的生理功能。同时，由于人的肝主情志，与“神、魄、意、志”联系紧密，而对人体全身的生理功能产生影响。肝主筋，爪为筋之余，故肝其华在爪，其充在筋。肝属木，其位居东方，为发生之始，木旺于春季，阳气尚未强盛，因此为阳中之少阳，通于春气。故《素问·六节藏象论》云：“肝者，罢极之本，魂之居也，其华在爪，其充在筋，以生血气，其味酸，其色苍，此为阳中之少阳，通于春气。”肝藏血，为魂的居处。肝主疏泄，与人的情志关系极为密切。一旦肝脏受扰，人体就会出现情志方面的改变。若肝气虚损则发生恐惧。若肝气壅实，不得疏泄，就会大怒。诚如《灵枢·本神》所云：“肝藏血，血舍魂，肝气虚则恐，实则怒。”反之，人若悲哀过度亦会损伤于魂，而发生各种临床症状。亦如《灵枢·本神》云：“肝悲哀动中则伤魂，魂伤则狂忘不精，不精则不正当人，阴缩而挛筋，两胁骨不举，毛悴色夭死于秋。”

生理上“随神往来者谓之魂”，魂受神支配，神动则魂应，魂动则神知。由于魂受心神的影响迅速，一旦心神蒙蔽不清，就可能会随之发生“魂”功能、状态的异常，如言语行为失常及意识障碍等。神魂相搏则患者表现出不能随意控制自己的精神、不能自主地控制关节肌肉的运动的病态，临床表现强迫思维、强迫行为等症状。

“魂”具有兴奋性、主动性的阳性特点。“魂不守舍”是精神心理活动处于一个偏于兴奋、激动、反应迅疾之状态。

魂伤第一种病症表现在“梦寐”异常，非良性梦境如梦中惊骇、噩梦、梦游、梦呓、梦魇等病症。这是因为魂不能随神往来，所以表现出魂不能与神相互呼应的症状。如梦游是人在梦中游荡行走而神不知，所以醒后亦不复记忆；梦魇是神动而魂不应，故人体欲动而不能。

“恍惚”是魂伤的第二种病症表现，此“恍惚”包括思维不能集中，谋虑功减，甚至思维散乱，谋虑不能等病状。肝魂妄动，患者还常伴有情绪异常，如冲动易发怒，常不能自控。

“变幻”则是魂伤的第三种病症表现。中医把人所产生各种幻觉，如幻视、幻闻、幻听等归为魂病。如离魂病出现患者自觉身体化作两人并行并卧、难辨真假的幻觉。

综上，梦寐异常、恍惚、变幻游行之类的病症，是常见的魂伤的病症表现。

1. 魂病之苗窍病的推拿按摩

（1）证候表现：能近怯远，眼前黑影飘动，头晕耳鸣，腰膝酸软，舌淡，脉细弱。

（2）证候分析：肝开窍于目，肝肾两虚，目失濡养，神气虚弱，以致目不能及远，仅能视近；眼前黑影飘动、头晕耳鸣、腰膝酸软、舌淡、脉细弱为肝肾两虚之象。

（3）推拿治则：补肾平肝，强体明目。

（4）推拿处方：主穴：清肝经、补肾经各500次，推坎宫100次、推揉太阳穴100次，振按睛明穴10秒；配穴：点按百会、风池、太阳穴各300次，按揉肾俞300次。

（5）方义：清肝经、补肾经以补肾平肝，强体明目；推坎宫、推揉太阳穴、四白、振按睛明穴以明目；点按百会、风池、太阳穴以通络明目；按揉肾俞以加强补肾平肝、强体明目之功效。

2. 魂病之本证（实证）的推拿按摩

（1）证候表现：失眠、多梦、惊骇、谵语、狂言等症。

（2）证候分析：肝风内动，风煽火动，魂不守舍，出现失眠、多梦、惊骇、谵语、狂言等症。

（3）推拿治则：平肝息风，清肝定魂。

（4）推拿处方：四大手法（开天门、推坎宫、揉太阳、揉耳后高骨）各揉30次，点按风池10次；配穴：清脾经100～300次，清肝经100次，清肺经100～300次，清胃经100次，清大肠100～300次，清天河水100～300次，揉大椎100～300次，拿肩井5次，按揉涌泉穴100～300次。

（5）方义：开天门、推坎宫、揉太阳、点按风池能疏风解表，开通经络，调节阴阳，清利头目；揉耳后高骨能疏风解表，镇静安神，除烦，防止因发热引起烦躁、惊风；清脾经、清肝经、清肺经、清胃经能清热利湿，化痰止呕；清大肠能清利肠道，除湿热；清天河水、揉大椎能清热解表；推涌泉能引火归元。

3. 魂病之本证（虚证）的推拿按摩

（1）证候表现：表情抑郁、善怒太息、神志恍惚、悲忧欲泣等症状。

（2）证候分析：肝气郁结，曲意难伸，郁气内闭，扰乱神魂，患者则出现表情抑郁、善怒太息、神志恍惚、悲忧欲泣等症状。

（3）推拿治则：疏肝解郁，平肝安魂。

（4）推拿处方：揉小天心300次，清肝经100次，补肾经100次，揉二马300次。

（5）方义：揉小天心、清肝经能镇惊安神，揉二马、补肾经滋阴补肾。

第五节 意病的推拿按摩

《灵枢·本神》谓“心有所忆谓之意”，即意出于心而宅于脾。“意”是心神对外界信息的起心动念的意识反映，而形成的初步意象。《灵枢·本神》：“心有所忆谓之意……脾藏营，营舍意。”“荣者，水谷之精气也”（《素问·痹论》），这里，“荣”同“营”，即脾能化生水谷精微，进而化生营气，营气是水谷精微中精纯部分，可营养全身。营是脾运化的水谷精气所化生，而《灵枢·平人绝谷》又说：“神者，水谷之精气也。”这是因为“营舍意”，脾胃所受承运化的水谷精微化生营气的功能活动的正常与否，与“意”这种思维活动相关。

意为脾所主，脾气的盛衰直接影响“意”的活动。水谷精微运化功能正常，五脏六腑才有所养，“意”神得到充养，因而思路宽广而敏捷，注意力集中，此为营气充养意。又可说，脾与意具有了特殊的相关性，脾气健营充则意能含蓄，脾病则可使意不能藏而异常。因此，“脾藏营，营舍意”是说营气是维持人类思维活动，如记忆、思维的物质基础。

脾在志为思，脾位置居于中央以灌四旁，升降枢纽，在脾主运化提供物质基础的前提下，协助心君调节、统摄人的情志、思意及智慧活动。

在人体中，正常的意念和记忆能力是由脾的作用来主持的。脾伤可出现“意”方面的病证。常表现为对事物的关联性思维较差，注意力易转移，难以集中精神或集中时间短暂，记忆力低下或陡然健忘而尽力思索不来，意识昏沉、思维反应迟钝、健忘、心悸、怔忡、失眠、多梦、眩晕、肌肉脱陷消瘦等症状。

1. 意病之苗窍病的推拿按摩

（1）证候表现：形体消瘦，面色少华，毛发稀疏，食欲不振，精神不振，易发脾气，睡眠不宁，口唇干燥，大便不调；重者皮肤干瘪起皱，大肉已脱，皮包骨头，精神萎靡，目无光彩，啼哭无力，毛发干枯，腹凹如舟，杳不思食，大便干或清稀，时有低热。

（2）证候分析：久吐、久泻等因素耗伤脾胃阴液，则形体消瘦，面色少华，毛发稀疏，食欲不振，精神欠佳。脾虚导滞肝木亢盛，故而心烦易怒。胃有伏热，脾失健运则能食不充形骸。心肝之火内扰，故夜寐不宁，烦躁易激惹。积滞于中，络脉瘀阻，故腹膨如鼓，青筋暴露。多进入病证后期，为气血俱虚、脾胃衰败阶段。气阴衰竭，气血津精化源欲绝，无以滋养肌肉，故形体极度消瘦，毛发干枯，呈舟状腹；脾虚气衰，故精神萎靡，目无光彩，啼哭无力；脾阳极虚，故不思饮食，大便稀溏。

（3）推拿治则：调养心脾，安神定意。

（4）推拿处方：主穴：清补脾经300次，揉板门300次，捣小天心300次，分阴阳200次，清肝经300次，按揉内关30次，推四横纹100次，推三关100次，揉中脘100次，捏脊5～7次；配穴：往返摩腹300次，揉天枢穴100次，按揉脾俞、胃俞100次，按揉足三里300次，分推腹阴阳100次，揉血海30次。

（5）方义：清补脾经补脾助运；揉板门治疗食欲不振；推四横纹调中行气除胀；捣小天心配分阴阳安神镇惊，平衡阴阳；清肝经平肝镇惊；按揉内关穴达宁心安神，调和气血作用；按揉中脘、推三关加强调理脾胃助消化之功；捏脊调和一身气血；摩腹、揉天枢、按揉足三里健脾和胃，助运消食。揉血海能补血活血。

2. 意病之本证（实证）的推拿按摩

（1）证候表现：狂躁不绝、烦扰不安、不得卧、谵语狂言等。

（2）证候分析：脾胃热盛，扰乱神明，脾不藏意，导致狂躁不绝、烦扰不安、不得卧、谵语狂言等症状。

（3）推拿治则：清泻脾胃。

（4）推拿处方：主穴：揉二人上马300次，清补脾经300次，清补胃经300次，顺运内八卦200次，推四横纹100次，清胃经300次，按揉板门500次，水底捞明月30次，退六腑200次，顺时针摩腹300次；配穴：捏脊5～7次，点揉三阴交50次，清肝经200次，分推阴阳200次，推天柱骨200次，推三焦200次。

（5）加减：腹胀明显，加揉中脘穴50次，拿肚角5次；热重者，清天河水300次，按揉膊阳池各100次。

（6）方义：揉二人上马以补水增液，配清补脾经，以增液健脾助运；顺运内八卦理气和胃，以助消食开胃；推四横纹，用以调理中焦，行气和血；清补胃经以开胃健脾，消食通便；按揉板门、水底捞明月可清热除烦、降逆和胃；退六腑与清大肠有清热通便之功；捏脊调阴阳，理气血；三阴交调节肝脾肾三经阴血，以养阴血，肠燥得润。肝主疏泄，清肝经恢复中焦气机，清热降逆止呕；分阴阳调和脏腑，平衡阴阳，配推天柱骨理气降逆止呕。配顺摩腹，消食化滞以泻热通便，积热去则腹痛除，顺运内八卦以理气消食，除胀满；合用推三焦调理中焦而止腹痛。

3. 意病之本证（虚证）的推拿按摩

（1）证候表现：身形瘦弱、少气懒言、寐而恍惚、自言自语、言语重复、智力较差等。

（2）证候分析：脾胃气虚，气血不足，脾不藏意，出现身形瘦弱、少气懒言、寐而恍惚、自言自语、言语重复、智力较差等症状。

（3）推拿治则：健脾益意。

（4）推拿处方：补脾经500次，补肺经500次，补肾经300次，揉肺俞300次，揉板门300次，揉二马500次，按揉百会50次；配穴：揉外劳宫300次，摩丹田300次，搓涌泉300次。揉肾俞、揉血海、揉关元、揉足三里、揉三阴交各300次。

（5）方义：补脾经和补肺经能以补益肺脾之气，以固下元；补肾经温补下元；补肺经、揉肺俞能调补肺气；揉板门、揉二马能健脾益胃、温肾壮阳；按揉百会，百会为诸阳之会，可升清阳。揉外劳宫温阳益气；摩丹田、搓涌泉培肾固本，温补下元；揉肾俞、揉血海、揉关元、揉足三里、揉三阴交加强温肾健脾之功效。

第六节　魄病的推拿按摩

肺藏魄，为魄居住之处。“魄”主导肺脏的生理功能。肺主一身之气，运营全身。“魄”通过与“神、魂、意、志”的联系，维系全身气的运行流畅。

肺主一身之皮毛，其华在毛，其充在皮肤。而皮肤为人体第六感官，与全身“经络”相连通，联系五脏六腑。肺藏于气中，舍于玄腑。玄腑者，毛孔是也。故“魄”通过皮肤之“经络”可以联系“神、魂、意、志”，而影响及“五脏六腑”以及人体全身的生理功能。皮毛对外界的刺激极为敏感。故《素问·六节藏象论》：“肺者，气之本，魄之处也，其华在毛，其充在皮，为阳中之太阴，通于秋气。”肺与心同居上焦，心为君主，肺为宰辅。肺乃一人之下万人之上。辅助心脏共同完成对身体其他脏腑的管理。因此，《素问·灵兰秘典论》云：“肺者，相傅之官，治节出焉。”魄除了主导肺辅助心脏完成“君主之官”的任务外，还要主导肺脏完成“主气，司呼吸，宣发与肃降”等功能。如《灵枢·本神》亦云：“肺藏气，气舍魄，肺气虚，则鼻塞不利少气，实则喘喝胸盈仰息。”而且“魄”还要完成肺主皮毛，抵御外邪。同时完成皮肤正常的主感觉与痛痒等生理功能。《类经·藏象》注曰：“盖精之为物，重浊有质，形体因之而成也。魄之为用，能动能作，痛痒由之而觉也。精生于气，故气聚则精盈；魄并于精，故形强则魄壮。”“魄壮”不但胜任“魄”本身主神志的生理功能，而且，“魄”还知道“肺”主气，司呼吸，外合皮毛等全部生理功能。若魄伤则神乱而为狂。因此，《灵枢·本神》：“肺，喜乐无极则伤魄，魄伤则狂，狂者意不存人，皮革焦，毛悴色夭死于夏。”

“能动能作，痛痒由之而觉”，为魄的功能表现。魄伤除了表现有精神意识异常，还包括一些感知觉障碍方面，如视、听、嗅、皮肤等感知减退或过于敏感的症状。

若魄不藏可使本能的感觉迟钝，如睡时不知冷暖、辗转不知，或视物不清、听力下降，或手足运动欠灵活、肢体活动迟缓。百合病魄无所舍，出现精神恍惚及寒热感觉异常伴饮食行为异常等症状。又如脏躁见常默默、喜悲伤欲哭等情绪低落的症状，都是魄伤的表现。另外，过敏性鼻炎、过敏性皮肤病、过敏性胃肠病等多与嗅、触觉或内在反应机制过于敏感有关，这些都是魄伤的症状表现。

1. 魄病之苗窍病的推拿按摩

（1）证候表现：鼻塞、鼻痒、咽干、咽痛、打喷嚏、流鼻涕、鼻腔不通气、头昏、头痛、耳闷、眼睛发红发痒及流泪。

（2）证候分析：小儿肺偏虚，鼻窍为肺之外窍。由于肺气虚，卫表不固，腠理疏松，外邪乘虚而入，犯及鼻窍，邪正相搏，肺气不得通调，津液停聚，鼻窍壅塞，遂致喷嚏，流涕。肺气的充实，有赖于脾气的输布，脾气虚弱，可致肺气不足，肺失宣降，津液停聚，寒湿久凝鼻部而致病。肾主纳气，为气之根，若肾的精气不足，气不归元，肾失摄纳，气浮于上可致喷嚏频频。若肾之阳气不足，寒水上泛，则致鼻流清涕不止。

（3）推拿治则：疏散外邪，通鼻定魄。

（4）推拿处方：主穴：补肺经300次，补脾经300次，揉迎香200次，按揉风池穴200次，推鼻通穴100次，推三关200次；配穴：横擦肺俞穴令热为度（300~500次），开璇玑3~5次，揉丹田令热为度。

（5）加减：鼻塞、喷嚏明显，加交替按揉鼻通穴各20次；头痛明显加开天门、推坎宫各300次。

（6）方义：补肺经、补脾经补益肺脾，以固卫表；推鼻通、揉迎香有通窍止涕之功；拿风池益气解表；推三关、擦揉肺俞、揉丹田以补土生金之意；开璇玑以宣畅肺脾之气，以助卫表。

2. 魄病之本证（实证）的推拿按摩

（1）证候表现：胸闷痰稠、心烦意乱、言多语乱、神识昏蒙不清等。

（2）证候分析：邪实壅肺，痰热互结，阻滞气道，肺气不能肃降，扰乱神魄，出现胸闷痰稠、心烦意乱、言多语乱、神识昏蒙不清等症状。

（3）推拿治则：分清泌浊，清心安神。

（4）推拿处方：清心经100~300次，清肝经100次，清小肠100次，清天河水100~300次，捣揉小天心300次，分推手阴阳300次，捏脊5~7次。

（5）方义：清心经、清小肠、分推手阴阳可清心导赤，泌别清浊；清肝经、清天河水、捣揉小天心可泻热除烦，宁心安神。

3. 魄病之本证（虚证）的推拿按摩

（1）证候表现：气短，善悲，反应迟钝，易惊善恐，怔忡不寐等。常有默默、喜悲伤欲哭等情绪低落表现。声音嘶哑，咽干口苦，午后潮热或手足心热，常感痰滞咽喉而咳之难出，舌红、舌苔薄黄少津，脉细数。或咳嗽反复不已，咳而无力，痰白清稀，面色苍白，气短懒言，语声低微，自汗畏寒；舌淡嫩、边有齿痕，脉细无力。

（2）证候分析：魄无所舍，出现精神恍惚、淡漠、悲伤欲哭等情绪低落的症状，干咳无痰、声音嘶哑常由痰热咳嗽转化而来，阴津耗伤故咽干口苦；

阴虚重者午后潮热或手足心热。久咳，尤多见于痰湿咳嗽转化而成，以咳嗽无力、痰白清稀为特征。偏肺气虚者气短懒言，语声低微，自汗畏寒；偏脾气虚者面色苍白，痰多清稀，食少纳呆，舌边齿痕。

（3）推拿治则：益气补肺，安定肺魄。

（4）推拿处方：主穴：清补肺经 100～300 次，清肝经 100 次，运内八卦 100～300 次，推揉肺俞 300～500 次，推三关 300 次；配穴：补肾经 100～300 次，按揉足三里、百会穴各 20 次，揉二马 100～300 次，水底捞明月 5～10 次，揉天突 100～300 次，揉膻中 100～300 次，搓摩两胁 5～10 次。

（5）加减：久咳体虚咳促者加补肾经 50 次，推三关 50 次，捏脊 6 次；阴虚咳嗽加揉二马 300 次，补肾经 100 次；痰吐不利加揉丰隆 50 次，揉天突 100 次。

（6）方义：清肺经、清肝经、运内八卦能宣肺清热，养阴润肺；补肾经能补肾益脑，温养下元；揉二马能滋阴补肾，顺气散结；推揉肺俞能调肺气；按揉足三里、百会穴能健脾益气；揉二马、水底捞明月、搓摩两胁能滋阴加强补肾、益气化痰之功效。

第七节 志病的推拿按摩

肾藏志，“志”主导肾的生理功能。肾主骨生髓，主人的智慧与意志。《素问·灵兰秘典论》云：“肾者，作强之官，伎巧出焉。”而“志”为先天之本，与“神”关系极为密切，称为“神志”。与其他脏腑亦关系密切，“志”通过与“神、魂、魄、意”主导人体全身的生理功能。肾主封藏，为先天之本。主藏精，其华在发，其充在骨，为阴中之少阴，通于冬气。肾为胃之关，开窍二阴而司约束。肾主水，受五脏六腑之精而藏之，故为精之处。发为血之余，精足则血足，则毛发润泽。故《素问·六节藏象论》云：“肾者，主蛰，封藏之本，精之处也，其华在发，其充在骨，为阴中之少阴，通于冬气。”肾藏精，而精为“志”的居所。如人盛怒则损伤于“志”。“志”受损伤则健忘，腰为肾之府，肾气受损，则腰和脊背功能受到影响。故《灵枢·本神》所云：“肾藏精，精舍志，肾气虚则厥，实则胀。”又云“肾盛怒而不止则伤志，志伤则喜忘其前言，腰脊不可以俛仰屈伸，毛悴色夭死于季夏。”

立志坚定不移，须依赖于人体精气的充盛。若肾志不足，每易表现为优柔寡断，意志比较脆弱，病态的意志消沉。

肾为先天之本，若肾精不足导致肾志伤的病症通常可见脑失精明，如小儿智迟、更年期天癸竭见焦虑、狂躁、易怒或抑郁悲伤而难以自控、老人痴呆，记忆力严重减退。

1. 志病之苗窍病的推拿按摩

（1）证候表现：尿频，眩晕耳鸣，虚烦不寐，腰膝酸软，骨蒸劳热，五心烦热。

（2）证候分析：肾气不固，膀胱失约，故尿频；虚火上炎而出现眩晕耳鸣、咽干口燥、颧红唇赤、虚烦不寐等症状；腰为肾之腑，肾虚故腰膝酸软，骨蒸劳热，五心烦热。

（3）推拿治则：固肾培元，补肾定志。

（4）推拿处方：补肾经 500 次，清肝经 500 次，补脾经 500 次，清小肠 200 次，清天河水 200 次，摩丹田 500 次，揉肾俞穴 300 次，按揉三阴交 300 次；配穴：揉外劳宫 300 次，揉二马 300 次。

（5）方义：补肾经、清肝经滋阴补肾；补脾经补土制水；清小肠、清天河水以清热降火；摩丹田、点揉肾俞、按揉三阴交培肾固本，温补下元；揉外劳宫升举阳气；揉二马温补肾阳。

2. 志病之本证（虚证）的推拿按摩

（1）证候表现：肾志不坚，出现精神萎靡、反应迟钝、夜寐不安、惊惕善恐、善忘遗恐等。

（2）证候分析：肾阳虚衰，精不化髓，脑海不充，肾志不坚，出现精神萎靡、反应迟钝、夜寐不安、惊惕善恐、善忘遗恐等症状。

（3）推拿治则：温肾补阳，填精强志。

（4）推拿处方：主穴：补肾经 500 次，补脾经 500 次，揉肾俞穴 300 次，摩丹田 300 次；配穴：补肺经 200 次，揉外劳宫 300 次，揉二马 300 次，揉百会 200 次，揉关元 300 次，揉足三里 300 次，按揉三阴交 300 次。

（5）方义：补脾经、补肾经、揉二马温补肾阳、温肾健脾；揉外劳宫升举阳气；摩丹田、揉肾俞、揉关元、揉足三里、揉三阴交，加强温肾健脾，补肾益髓，温补下元；补肺经以补益肺气；揉百会以升提阳气。

3. 志病之本证（实证）的推拿按摩

（1）证候表现：健忘神呆、虚烦不眠，或妄见妄闻、骨蒸潮热；小儿发育迟缓，智能低下、动作迟钝，成人健忘恍惚、呆滞愚笨等。

（2）证候分析：肾阴不足，阴不制阳，虚火内扰，肾失藏志，则健忘神呆、虚烦不眠，或妄见妄闻、骨蒸潮热等症状；肾精亏虚，化髓无源，脑海空虚，肾志不健，出现小儿发育迟缓，智能低下，动作迟钝，成人健忘恍惚、呆滞愚笨等症状。

（3）推拿治则：益精添髓、滋肾安志。

（4）推拿处方：主穴：清补脾经 300 次，清心经 300 次，清小肠经 300 次，补肾经 300 次，清四横纹 300 次，推三关 300 次，推箕门 10 遍，捏脊 5 ~7 次；配穴：下推七节骨 300 次，往返摩腹 2 分钟，按揉板门穴 300 次，点揉足三里、三阴交、丹田各 300 次，搓涌泉 500 次。

（5）方义：清补脾经、清心经、清小肠经、补肾经、清四横纹、以清热凉血，行气和血；推三关益气健脾，配推箕门、捏脊调阴阳，理气血；下推七节骨，点揉足三里、丹田，揉板门，搓涌泉调节肝脾肾三经，培补元气，温复督阳，有增强行滞化瘀、清热除烦之功效。

第十七章　“神魂意魄志辨证”之药膳食疗

神魂意魄志相关病证，除了药物治疗及其他治疗方法外，药膳治疗是非常安全、实用、有效的疗法。

《黄帝内经》提出“药以祛之，食以随之”。中医药膳是在中医理论指导下，用药物和食物相配合，通过各种方法烹调加工，制成具有防病治病，保健养生作用的美味佳肴。中医药膳食疗，具有医疗保健的内涵，是中医学的一个重要组成部分，以中医学的阴阳五行、脏腑经络、辨证施治的理论为基础，其主要功能是以食物、药物的偏性来矫正脏腑功能的偏性，使之恢复正常。《灵枢·本神》云：“故生之来谓之精；两精相抟谓之神；随神往来者谓之魂；并精而出入者谓之魄；所以任物者谓之心；心有所忆谓之意；意之所存谓之志；因志而存变谓之思；因思而远慕谓之虑；因虑而处物谓之智。”人体健康，有赖于“神，血、脉、营、气、精、神”功能正常。“神、魂、意、魄、志”平和，则体质平和，身体康泰；“神、魂、意、魄、志”失和，则体质偏颇，身体可能出现亚健康，甚至导致疾病发生。“神、魂、意、魄、志”失和，需要中医调理保健，中医药膳就是很好的调理方法之一。

第一节　“神”病证之药膳食疗

1. 龙莲参膏

组成：龙眼肉250g，莲子60g，西洋参20g，白糖适量。

制法服法：将桂圆捣烂如泥，莲子、西洋参研为细末，加入白糖搅拌均匀，放在密封的瓷质容器中。在锅中用文火蒸2小时即可。早晚各服用1匙，开水送服。

功效：补血益气，养心补脾，益智安神，改善睡眠。

适应证：适用于心脾劳伤，神不安宁，失眠多梦，夜寐不安，心悸头晕，食欲差。

2. 桂圆百合药酒

组成：桂圆肉200g，百合100g。

制法服法：将桂圆肉、百合浸泡于500ml，60度白酒之中，密封半月，每日少量饮之。

功效：补养心气，助精提神。

适应证：适用于体质虚弱、心气不足、神虚失养、失眠健忘、惊悸不安。

3. 人参养荣汤

组成：人参、白术、黄芪、当归、桂心、陈皮、炙甘草各50g，白芍35g，熟地黄、五味子、白茯苓各30g，制远志20g。

制法服法：以上各味研为粗末。每服20g，加生姜2片，大枣3枚（去核），加水适量，煎煮30分钟左右即成。

功效：益气、补血、养心、安神。

适应证：适用于心气血亏虚所致神疲、气乏、瘦弱无力、惊悸不安、失眠、多梦。

4. 熟地黄酸枣仁茯苓猪蹄煲

组成：猪蹄500g，油菜100g，熟地黄20g，酸枣仁30g，茯苓20g，葱、姜各10g，料酒10g，精盐3g，味精1g，胡椒粉3g，芝麻油5g，清汤2000ml。

制法服法：猪蹄洗净，劈开，斩块，入沸水焯透捞出。将熟地黄、酸枣仁（打碎）、茯苓装入药包。砂锅内放入清汤、料酒，入药包后烧开，再入猪蹄块、葱段、姜片烧沸，以文火煲至猪蹄熟烂，拣出葱、姜、药包。油菜从中间顺长剖开，入锅，加精盐烧开。炖至熟烂，加味精、胡椒粉，淋芝麻油，即成。

功效：补血滋阴，平心安神。

适应证：适用于妇女更年期综合征、月经紊乱、心悸、心烦、神不安宁、眩晕、失眠多梦、宫寒、汗多。

5. 甘麦大枣汤

组成：红枣9枚，炙甘草12g，浮小麦30g。

制法服法：以水6升，将3味原材料以小火煎煮，取300mL，早晚温服。

功效：益心安神，和中缓急。

适应证：适用于心血不足所致神失所舍、精神恍惚、神经衰弱、心中烦乱，失眠健忘。

6. 猪心茯神大枣汤

组成：猪心1个，茯神30g，大枣25g，味精、食盐适量。

制法服法：猪心剖开、洗净、切片，大枣洗净去核。二味入砂锅加适量水同煮，先以大火烧沸，继之以小火慢炖1小时。至枣、猪心熟烂，加入食盐、味精即成。

功效：养血，补心，安神。

适应证：适用于心血亏虚所致神虚乏力、心悸失眠、记忆衰退、面色不华。

7. 酸枣仁汤

组成：酸枣仁18g，茯苓、知母各10g，炙甘草9g，川芎6g。

制法服法：以上诸味加水煎煮，沸后小火再煮30分钟。复煎，日服2次。

功效：补心养血，安神除烦。

适应证：适用于心肝血虚所致神不安宁、心烦、心悸、不眠、多梦、噩梦、盗汗、头晕、目眩。

8. 酸枣仁红枣粥

组成：酸枣仁30g，红枣10g，粳米100g。

制法服法：将酸枣仁炒熟，打碎，红枣去核，入锅，加水适量煎煮，沸后改为小火，煮1小时左右，取汁备用。将粳米洗净，加入锅内与药液同煮。米熟烂时即可服用。早晚各一次，温服。

功效：养心安神。

适应证：适用于心血不足所致神失所养、神经衰弱、心烦心悸、失眠多梦、目周黯暗、乏力。

9. 蜜汁枸杞花生枣

组成：红枣、花生各100g，枸杞子50g，蜂蜜200g。

制法服法：先将红枣、花生仁和枸杞子以温水浸泡，透后入锅，加水2000ml。以小火煮至三味熟软，加蜂蜜至汁液黏稠，停火温服。也可以高压锅煮红枣、花生仁和枸杞子半小时左右，蜂蜜则可在红枣、花生仁和枸杞子完全熟后才入锅。

功效：补气养血，滋养心神。

适应证：适用于心血不足、神失所养所致面色无华、失眠、多梦、心悸、乏力等。女士此方常服，有美颜美容之功效。

10. 五味子珍珠母桂圆肉酒

组成：五味子50g，珍珠母30g，桂圆肉30g，白酒500mL。

制法服法：将五味子、珍珠母、桂圆肉洗净后，晾干，放入装有白酒的玻璃瓶中，将瓶口密封，每日振摇1次，浸泡15天后即成。日服3次，每次服3~5mL。

功效：宁心安神，滋补心阴。

适应证：适用于神不安宁、神经衰弱、心烦、心悸、头晕、失眠、健忘等。

11. 生地百合玄参玉竹卤羊心

组成：生地黄60g，百合、玉竹各50g，玄参30g，羊心600g，生姜、葱、花椒少量，香油、卤汁、白糖、味精、食盐适量。

制法服法：前四味洗净，切如米粒长小节，以水稍淘，熬煮2次，取汁1500ml。羊心破开，洗净，与药汁、生姜、葱、花椒一并入锅，在火上煮至六成熟，捞出晾凉。单将羊心放于卤汁锅中，以文火煮熟，捞起后撇掉浮沫。往锅内加适量卤汁，同时加入适量食盐、白糖、味精及香油，煮成浓汁，将其涂在羊心里外即成。

功效：滋阴清热，宁心安神。

适应证：适用于心血不足、心阴亏虚所致神烦不安、心烦不寐、口干咽干、夜梦纷纭、手脚心热等症。

12. 玄参柏子仁龙眼粥

组成：玄参20g，柏子仁15g，龙眼30颗，糯米100g，白糖适量。

制法服法：各味洗净。龙眼去壳去核，与玄参一起切片。龙眼肉、玄参、柏子仁和糯米入锅内，加清水适量。先以武火烧沸，继之以小火煮至成粥，加入白糖调味即可服用。

功效：养心安神，滋补心脾。

适应证：适用于心脾两虚所致神虚疲乏、心烦心悸、头晕、口干、失眠、便秘、面色无华、体虚多汗、体质虚弱者也可用其来滋补强壮。

13. 远志五味子合欢花饮

组成：炙远志20g，五味子、合欢花各10g，白糖适量。

制法服法：加水2000ml，大火煎煮沸后，再煮30分钟，加入糖适量调味。

功效：宁心、解郁、安神。

适应证：适用于心火偏亢、肝气郁结所致神不安宁、神经衰弱、心悸、失眠、心烦易怒、情绪低落诸症。

14. 远志石菖蒲鸡心汤

组成：鸡心300g，胡萝卜60g，葱2根，炙远志20g，石菖蒲15g，郁金10g。

制法服法：将炙远志、石菖蒲、郁金装在棉布袋内，扎紧。鸡心汆烫，捞起，备用；葱洗净，切段。胡萝卜削皮洗净，切片，与第一步骤中准备好的材料先下锅加4碗水煮汤；以中火滚沸至剩3碗水，加入鸡心煮沸，下葱段，盐调味即成。

功效：滋补心神、安神益智。

适应证：可改善神虚气郁所致的神志恍惚、失眠多梦、健忘、惊悸、心烦、心悸胸闷等。

15. 酸枣仁莲子麦冬茶

组成：干莲子30g，酸枣仁10g，麦冬5g，冰糖适量。

制法服法：干莲子泡水10分钟，酸枣仁打碎，放入棉布袋内备用。将莲子沥干水分后和麦冬一起放入锅中，放入酸枣仁后，加入清水，以大火煮沸，再转小火续煮30分钟，关火。加入冰糖搅拌至融化，滤取茶汁即可。

功效：养心安神、清心除烦。

适应证：特别适合因情绪烦躁、心火偏旺、神不安宁导致的心烦易怒、失眠多梦、乏力易惊等症。这道茶饮对产后抑郁、神经衰弱、经前烦躁均有效。

16. 清心宁神茶

组成：淡竹叶3g，栀子2g，灯心草1g，蝉衣1～3g，绿茶0.5～1g。

制法服法：将淡竹叶、栀子、灯心草、蝉衣洗净，放进锅中，加适量水，用小火煮30分钟煮沸。可依个人口味加上白糖调味，一日内随饮。

功效：清心安神。

适应证：主治神志不安、心火旺盛所致之小儿夜啼、夜卧不安、哭闹不宁、手足心热或午后潮热、口干者。

17. 红枣桂圆莲子百合粥

组成：糯米60g，桂圆肉10g，莲子20g，百合10g，红枣6g，冰糖适量。

制法服法：莲子洗净，去心；桂圆肉、百合洗净；红枣洗净，去核；糯米淘洗净，备用。锅内放入莲子、桂圆肉、百合、红枣、糯米、清水适量，先以大火烧沸，再改用小火煮30分钟。最后加入冰糖末拌匀即可。

功效：此品具有养血益心、安神定志的功效。

适应证：适用于因思虑过度、神志不安所致的失眠、多梦、心悸、乏力、健忘者。

18. 酸枣仁珍珠末粳米羹

组成：粳米100g，酸枣仁末15g，珍珠末3g，白糖适量。

制法服法：将酸枣仁、粳米分别洗净，备用；将酸枣仁、珍珠打成粉。锅中倒入粳米，加水煮至将熟，加入酸枣仁末、珍珠末，搅拌均匀，再煮片刻。起锅前，加入白糖调好味即可。

功效：本品具有益气镇惊、安神定志的功效。

适应证：适用于心神不安所致之小儿惊风、夜间啼哭、夜卧不安、眠差、心烦等症。

第二节　“魂”病证之药膳食疗

1. 蝉蜕菊花薄荷茶

组成：蝉蜕5g，菊花5g，薄荷汁10g，冰糖适量，冰块适量。

制法服法：蝉蜕、菊花洗净，放入锅内，加水煎汁，去渣取汁，放凉。将冰块放入杯内约2/3满。加入薄荷汁、蝉蜕汁、冰糖，摇匀即可饮用。

功效：本品具有清肝、泻火、安魂的功效。

适应证：适合肝火伤魂所致之小儿惊风、夜间啼哭不止、口渴、咽干、心烦易怒患者饮用。

2. 当归郁金猪蹄汤

组成：当归 10g，郁金 15g，香附 10g，猪蹄 300g，红枣 5 颗，生姜 15g，盐适量。

制法服法：将猪蹄刮去毛，处理干净然后用清水洗净，在沸水中煮 2 分钟，捞出，过冷后，斩块备用；其他用料洗净备用。将全部用料放入锅内，加适量水，大火浇沸后，转成文火煮 1 小时。待猪蹄熟烂后加入盐，调味即可。

功效：理气活血，疏肝解郁。

适应证：用于肝郁血瘀、神魂不安所致之情志不畅、情绪低落、面色萎黄、头晕、痛经等症的辅助调理。

3. 天麻钩藤鱼头汤

组成：鱼头 2 个，天麻 10g，钩藤 10g，香菇、火腿各 30g，料酒、香油、葱末、姜末、食盐、味精各适量。

制法服法：天麻切成丝。钩藤洗净。香菇洗净，切片。火腿肉切丁。鱼头去鳃，洗净，与香菇、火腿丁一起放入炖锅中，加入适量清水，倒入少许料酒，共煮熟，拣出天麻丝、钩藤，加香油、葱末、姜末、食盐、味精调味即可。适量食用。

功效：健脑益智，养肝安魂，延缓脑力衰退。

适应证：适用于肝虚魂弱之头晕、头痛、记忆力差、疲乏等症。

4. 银耳枸杞五味子里脊汤

组成：银耳 10g，枸杞子 30g，五味子 5g，猪里脊肉 80g，鸡汤、盐、味精、料酒、水淀粉各适量。

制法服法：将银耳用温水泡发，洗净；猪里脊肉洗净，切丝，放入鸡汤中大火烧沸，放入银耳改小火炖 30 分钟，再加入枸杞子、五味子煮熟，加盐、味精、料酒调味，用水淀粉勾芡即可，可佐餐服食。

功效：枸杞子、五味子合用，具有滋阴保肝养魂、抗脂肪肝、降血糖、降血脂的作用，与银耳、里脊肉、鸡汤相配，可滋补肝肾。

适应证：适宜乙肝表面抗原阳性并伴有脂肪肝和肝功能轻度受损者，也适用于魂伤气弱、虚劳精亏、腰膝酸痛、眩晕耳鸣、目昏不明、糖尿病、高脂血症者服食。

5. 山药枸杞女贞熟地黄茯神甲鱼汤

组成：山药、枸杞子各50g，女贞子、熟地黄各20g，茯神10g，甲鱼1只，盐、味精各适量。

制法服法：将甲鱼去头杂，切块，洗净，与诸药加水同炖至甲鱼熟后，加盐、味精调味即可，可佐餐服食。

功效：山药、枸杞子、女贞子、熟地黄可滋补肝肾；茯神安神壮魂。此膳养肝、护肝、补魂，兼有美容作用，可润泽皮肤、美发乌发、抗衰老。

适应证：适用于肝虚魂伤、肝炎胁痛隐隐、口干、味觉减退、眼目干涩、视物不清、手脚心热等症者。

6. 天麻夜交藤炖猪脑

组成：天麻10g，夜交藤20g，鲜猪脑1副，银耳、木耳各20g，熟鸡蛋1个。

制法服法：天麻、夜交藤、猪脑洗净；银耳、木耳分别泡发，洗净。将所有材料放入碗中，加适量清水，隔水蒸熟服用。每日1次或隔日1次。

功效：天麻、夜交藤、猪脑合用，有养肝安魂、镇痛止眩、强筋骨、补脑髓、抗虚劳等功效。

适应证：肝风内动、魂不安宁所致之失眠、多梦、眩晕、头痛、眼花、高血压、动脉硬化等症者。

7. 菊楂钩藤栀子决明饮

组成：菊花、钩藤、栀子各5g，炒山楂、炒决明子各10g，冰糖适量。

制法服法：将钩藤、栀子、生山楂、决明子加水煎汁，约500mL。用药汁冲泡菊花，调入冰糖，代茶饮即可。此方水煎、泡茶均可，疗效无明显差异。

功效：菊花、决明子、山楂、钩藤、栀子合用，有清肝、安魂、定惊、止眩之效。

适应证：适用于肝阳上亢、神魂不宁所致之头晕头痛、目眩眼花、心悸胸闷、烦躁易怒、口苦口干、耳鸣耳聋、精神萎靡等症者。

8. 萱草忘忧汤

组成：合欢花、百合各10g，黄花菜、蜂蜜各20g。

制法服法：将黄花菜用清水泡发，洗净备用。将黄花菜、合欢花、百合一同放入砂锅内，加适量水，大火煎沸后转小火煎煮20分钟。取汁，加入蜂蜜即可。每3日1剂，睡前温服。

功效：本品有除烦解郁、安神益魂之效。

适应证：适用于肝气郁结、神魂不安所致之易怒忧郁、虚烦不妥、忧郁烦恼、夜不能眠、注意力难以集中、记忆力下降者服用。

9. 柴胡白芍苏叶白菜汤

组成：柴胡15g，白芍10g，苏叶5g，白菜200g，盐、味精、香油各适量。

制法服法：将白菜洗净，掰开；柴胡、白芍、苏叶洗净，备用。锅中加适量水，放入白菜、柴胡、白芍、苏叶，以小火煮10分钟。出锅时放入盐、味精调味，淋上香油即可。

功效：此汤具有和解表里、疏肝解郁、理气调魂、降低脂肪的功效。

适应证：适用于肝郁魂伤所致之心烦易怒、失眠多梦、情绪低落等症者，也可辅助治疗脂肪肝、抑郁症等患者。

10. 香附百合陈皮炒肉

组成：猪瘦肉200g，香附、百合各10g，陈皮5g，盐3g。

制法服法：将香附、百合、陈皮分别洗净；陈皮切丝备用；猪瘦肉洗净，切片备用。锅中放少许油，烧热后，放入肉片，煸炒片刻。加适量清水烧至猪肉熟，放入陈皮、百合、香附及盐一同煸炒几下即可。

功效：本品具有疏肝解郁、行气安魂的功效。

适应证：尤其适合肝胃不和、气郁不舒、魂不安宁、月经不调者，凡气虚无滞、阴虚血热者忌服。

11. 玫瑰素馨花枸杞茶

组成：玫瑰花6朵，去核红枣3枚，素馨花5g，枸杞子8g。

制法服法：将所有材料洗净。红枣切两半；干玫瑰花先用热开水浸泡再冲泡。将所有材料放入茶壶中，倒入热开水。浸泡约3分钟，即可饮用。

功效：玫瑰花味甘，药性温和，能温养人的心肝血脉，有疏肝解郁、活血止痛的作用；素馨花疏肝安魂；枸杞子则可保肝护肝。三者合用，能有效缓解肝气郁结、神魂不安之证。

适应证：适用于肝郁魂伤所致之情绪低落、惊悸不宁、失眠多梦、心烦易怒、疲乏无力等症者。

12. 猪肝黄豆粥

组成：大米200g，猪肝、黄豆各100g，姜丝、盐各3g。

制法服法：取大米洗净，浸泡半小时；黄豆洗净，泡发；猪肝切片，汆水，捞出后洗净。将大米、猪肝、黄豆一起放入锅中，大火烧沸，转小火熬煮成粥。加入姜丝、盐，拌匀即可食用。

功效：猪肝味甘、性温，入肝经，有补血健脾、养肝明目的功效；黄豆富含蛋白质、钙、锌、铁、磷等营养物质。本粥为养肝护肝、滋润神魂的滋补佳品。

适应证：本品适用于肝虚魂亏、神乏易疲、腰酸脚软、视物模糊等症者，也能有效预防脂肪肝的形成。

13. 归芪白芍瘦肉汤

组成：当归、黄芪、党参各10g，白芍15g，猪瘦肉60g，盐2g。

制法服法：将当归、黄芪、党参、白芍分别用清水洗净；猪瘦肉洗净，切块。锅洗净，置于火上，注入适量清水，将当归、黄芪、党参、白芍与猪瘦肉一起放入锅内炖熟。最后加盐调味即可。

功效：此汤可补气活血、健脾和胃、养肝护魂。

适应证；对体质虚弱、纳谷不馨、神魂受损、胁肋疼痛者有食疗作用。

14. 菊花沙苑羊肝汤

组成：羊肝300g，菊花15g，沙苑子10g，生姜片、葱花各5g，盐2g，料酒10mL，胡椒粉1g，蛋清淀粉15g，食用油适量。

制法服法：鲜羊肝洗净，切片；菊花、沙苑子洗净，浸泡。羊肝片入沸水中稍汆一下，用盐、料酒、蛋清淀粉浆好。锅内加油烧热，下姜片煸出香味，注水，加入羊肝片、胡椒粉、盐煮至汤沸，下菊花、沙苑子、葱花煲至熟即可。

功效：此汤可清热祛火、疏风散热、养肝明目。

适应证：对消除肝热魂伤所致之眼睛疲劳、恢复视力有较好的食疗保健作用。

15. 柴胡枸杞麦芽山楂羊肉汤

组成：柴胡5g，枸杞子20g，生麦芽、炒山楂各15g，羊肉片200g，油菜

200g，盐5g。

制法服法：柴胡、麦芽、山楂冲净，放入煮锅中加适量水熬药汁，熬到约剩3/4，去渣留汁。油菜洗净切段；枸杞子放入药汁中煮软，羊肉片入锅，并加入油菜。待肉片熟，加少量盐调味即可。

功效：此汤可疏肝调魂、健脾和胃、升托内脏。

适应证：对肝郁魂伤引起的茶饭不思、纳谷不馨、郁郁寡欢、情绪低落等有食疗作用。

16. 天麻钩藤饮

组成：天麻10g，钩藤9g，黄芩9g，杜仲10g。

制法服法：天麻、钩藤、黄芩、杜仲分别洗净备用。将天麻、钩藤、黄芩、杜仲一起放进锅内，加入600mL水，大火将水煮开后续煮8分钟。使用干净纱布滤去药渣，将药汁倒入杯中即可饮用。

功效：本品有平肝潜阳、息风止痉、安神定魂之效。

适应证：对小儿惊风、神昏魂伤有食疗保健的作用。

17. 排骨牡蛎覆盆子鱼汤

组成：鲫鱼1条，排骨、牡蛎各100g，覆盆子20g，盐2g，食用油10mL，葱段5g。

制法服法：排骨、牡蛎、覆盆子冲洗干净，入锅加1500mL水熬成高汤。鲫鱼去腮、肚，洗净、切段，拭干，入油锅炸至酥黄，捞起。将炸好的鱼放入高汤中，熬至汤汁呈乳黄色时，加葱段、盐调味即成。

功效：此汤可平肝潜阳、安魂息风、敛汗固精。

适应证：对神魂不安、惊痫眩晕、自汗盗汗有食疗作用。

18. 逍遥散

组成：甘草（微炙赤）4.5g，当归（去苗、剉、微炒）、茯苓（去皮、白者）、芍药（白者）、白术、柴胡（去苗）各9g。

制法服法：上为粗末，每服6g，水一大盏，烧生姜一块切破，薄荷少许，同煎至七分，去渣热服，不拘时候（现代制法服法：加生姜3片，薄荷6g，水煎服；丸剂，每服6～9g，日服2次）。

功效：疏肝解郁，养血补魂。

适应证：肝郁血虚魂伤证，神疲食少、两胁作痛、头痛目眩、口燥咽干、或往来寒热，或月经不调、乳房胀痛、脉弦而虚。

19. 柴胡加龙骨牡蛎汤

组成：柴胡12g，龙骨、牡蛎（熬）、生姜（切）、人参、桂枝（去皮）、茯苓各4.5g，半夏（洗）9g，黄芩3g，铅丹1g，大黄6g，大枣2枚。

制法服法：上十二味，以水八升，煮取四升，内大黄，切如棋子，更煮一二沸，去滓，温服一升。

功效：和解少阳，通阳泻热，重镇安魂。

适应证：伤寒少阳兼痰热扰心、神魂不安证。症见胸满烦惊、小便不利、谵语、一身尽重、不可转侧。

第三节 “意”病证之药膳食疗

1. 栗子怀山洋羹

组成：栗子250g，怀山药150g，红豆、白糖各300g，洋菜40g。

制法服法：栗子、怀山药洗净，放入锅中略煮后去皮，蒸熟。将红豆煮烂，去皮筛净，滤干后制成豆沙。将清水煮沸，放洋菜煮烂，入白糖，开后滤渣，加入豆沙同煮，豆沙黏稠时起锅。将豆沙、怀山药和栗子搅拌均匀。凝固后切成糕块食用。

功效：补气健脾。

适应证：适用于脾虚意损所致之泄泻、乏力、纳差、神疲、腹胀、体弱等症者。无病亦可服用，可以强身健体。

2. 茯苓莲子糕

组成：茯苓、莲子、怀山药各500g，白糖、桂花各适量。

制法服法：茯苓切片，莲子以温水泡过后去皮、心。将茯苓、莲子、怀山药研为细末，放入白糖和桂花并拌匀，加入适量清水成糕坯，上笼，以武火蒸15~20分钟即成。

功效：健脾益气，补心安意。

适应证：适用于脾虚意不足所致之饮食不振、四肢懈怠、懒言少动、心悸怔忡、口渴、乏力等症者。

3. 补意正气粥

组成：人参10g，黄芪30g，益智仁20g，粳米90g，白糖适量。

制法服法：将黄芪、人参烘软切片，入冷水中浸泡约半小时。益智仁洗净。放入砂锅加水适量煎沸，去渣取浓汁。在药渣中加冷水，再煎，方法同上，取汁。将两煎药汁合并，等分成两份，早晚各服1份。同粳米加水适量，以文火煮粥，熟后入白糖即成。空腹食用。

功效：健脾胃，补元气，强意志。

适应证：适用于脾虚气弱、意志不强所致之久病羸瘦、劳倦内伤、生长缓慢、心慌气短、浮肿等症者。

4. 桂圆当归鸡内金老鸭汤

组成：老鸭500g，桂圆干30g，当归10g，鸡内金8g，生姜3片，盐、鸡精适量。

制法服法：老鸭去毛和内脏洗净，切件，入沸水锅汆水；桂圆干去壳；生姜洗净，切片；当归、鸡内金洗净。将老鸭肉、桂圆干、当归、鸡内金、生姜放入锅中，加入适量清水，以小火慢炖。待桂圆干变得圆润之后，调入盐、鸡精即可。

功效：桂圆干补血安神，补养心脾；鸭肉养胃滋阴，大补虚劳；当归活血补血；鸡内金健胃消食。

适应证：对脾胃虚弱、脾意不足所致之肢体倦怠、食欲不振、服满不适、月经量少等都有效。

5. 牛奶山药莲子陈皮麦片粥

组成：燕麦片100g，山药200g，陈皮5g，豌豆、莲子适量，牛奶300ml。

制法服法：麦片洗净；豌豆、莲子、陈皮均洗净，泡发后将莲子的心剔除；葱洗净，切花；山药去皮，洗净，切片。锅置火上，加适量水，放麦片，大火煮开。加入豌豆、莲子、山药、陈皮同煮至浓稠状，再倒入牛奶煮5分钟后，上葱花，加白糖即可。

功效：具有补脾养胃、安神养意的功效。

适应证：适用于脾虚意伤所致之小儿营养不良、厌食挑食、胃脘不适、腹胀腹痛等症者。

6. 莲子百合桃仁葛根排骨汤

组成：排骨500g，莲子、百合各30g，桃仁10g，葛根50g。

制法服法：将排骨洗净，斩块，放入沸水中汆去血水，捞出备用。将莲子和百合一起洗净，莲子去心，百合掰成瓣，备用；桃仁、葛根洗净，备用。将所有材料一同放入锅中炖煮至排骨完全熟烂，起锅前放入调味料即可。

功效：具有补气健脾，安神壮意，滋润肌肤等功效。

适应证：常食可改善小儿皮肤干燥、指甲起倒刺、腹胀、便秘等症。

7. 怀山柏子仁枳壳陈皮鱼头汤

组成：鱼头300g，怀山药100g，柏子仁、枳壳各15g，陈皮10g，葱、姜、盐、鸡精适量。

制法服法：将鱼头洗净剁成块，怀山药浸泡洗净备用，柏子仁、枳壳、陈皮洗净。净锅上火倒入油、葱、姜爆香，下入鱼头略煎加水，下入怀山药、柏子仁、枳壳、陈皮，煲1小时，调入盐、鸡精，撒上香菜即可。

功效：健脾益胃，补心强意，理气通便。

适应证：适用于脾胃虚弱、心意不安、消化不良、便秘腹痛、病后体弱无力等症者。

8. 姜枣龙眼仁蜜膏

组成：龙眼肉250g，大枣肉250g，益智仁50g，陈皮10g，蜂蜜250g，鲜姜汁2汤匙。

制法服法：先将益智仁洗净打粉；陈皮洗净切丝；龙眼肉、大枣肉洗净，一同放入锅内，加水适量。煎煮至熟烂时，加入姜汁、蜂蜜，文火煮沸，调匀。待冷后，装瓶即可。每日2次，每次取1汤匙，开水化开，饭前食用。

功效：开胃健脾，益智养意。

适应证：适宜于思虑劳伤太过、损脾伤意所致之心脾亏虚、纳呆、腹胀、健忘失眠者食用。

9. 黄精五爪龙党参山药蒸鸡

组成：黄精、五爪龙、党参、山药各30g，母鸡1只（重约1000g），生姜3片，川椒、食盐、味精各适量。

制法服法：将鸡宰杀，去毛及内脏，洗净，剁成3cm见方的块，放入沸水锅烫3分钟捞出。洗净血沫，装入砂锅内，加入葱、姜、食盐、川椒、味精，再加入黄精、五爪龙、党参、山药，盖好汽锅盖上笼蒸 3 小时即成。空腹分顿食用，吃鸡喝汤。

功效：益气补虚。

适应证：适宜于意志不足、体倦无力、精神疲惫、体力及智力下降者服食，也可以用于体弱儿童日常保健使用。

10. 参苓怀山粥

组成：党参 20g，茯苓 10g，怀山药 100g，生姜 3 片，大米 100g，冰糖适量。

做法：将党参、怀山药、生姜洗净、切片；茯苓研成粗末。党参、茯苓、怀山药浸泡 30 分钟后煎取药汁共 2 次，将 2 次药汁混合后分早晚 2 次同大米煮粥，待粥熟时，放入适量冰糖调味即可。

功效：党参益气补虚，健脾养胃；茯苓健脾利湿；怀山药健脾补肾。本粥具有益气补意、健脾养胃之功效。

适应证：用于脾胃虚弱、消瘦、乏力、少食欲呕等症者，以及小儿反复呼吸道感染之缓解期保健使用，有内热烦躁的患者不宜食用。

11. 山药茯苓鸡内金包子

组成：山药、茯苓各 100g，炒鸡内金 20g，发酵面团 1000g，白糖 100g，猪油、青丝、红丝、面粉各适量。

制法服法：山药、茯苓、炒鸡内金研成粉，放在大碗中，加适量水，浸泡成糊。将山药、茯苓、鸡内金糊蒸 30 分钟，加面粉、白糖及猪油、青丝、红丝制成馅。面团擀成皮，包入馅料制成包子，蒸熟即可。

功效：本品益脾胃、补气阴。茯苓有健脾宁心、利水渗湿之效；山药可健脾补肺，鸡内金健胃消食，三物合用，是一种性质温和的滋补食品。

适应证：适用于脾胃虚弱、意志不足所致之食少、纳呆、消渴、尿频、遗尿、消瘦、体弱等症。

第四节 “魄”病证之药膳食疗

1. 黄芪茯苓猴头汤

组成：黄芪 30g，茯苓 20g，猴头菌 150g，嫩鸡肉 250g，胡椒粉 2g，小白菜心100g，葱姜、料酒、味精、食盐、清汤适量。

制法服法：诸味洗净。将猴头菌用温水浸泡约30分钟，捞出削去底部木质，切成大片（浸泡的水用纱布过滤，备用）。鸡肉切成条方块，黄芪切成薄片，葱姜切成细节。锅烧热入油，先将黄芪、鸡块、葱、姜共煸炒，放入料酒、食盐、发猴头菌的水及少量清汤，以武火烧沸，继之以文火烧约1小时，再下猴头菌片煮约半小时，撒上胡椒粉。先将鸡块捞出，再捞出猴头菌片盖在上面，汤中则下小白菜心，略煮后加入味精调味即可。

功效：补益肺气，安魄强身。

适应证：适用于肺气虚、魄不足所致之神疲气短、形体消瘦、面色㿠白、怕风怕冷、体弱易感冒等症者。

2. 北芪浮小麦防风牛肉汤

组成：鲜牛肉250g，北黄芪、浮小麦各30g，防风10g，生姜10g，大枣10枚，味精、精盐适量。

制法服法：牛肉洗净切小块；北黄芪、浮小麦、生姜、防风、大枣拣洗干净。牛肉与北黄芪、浮小麦、生姜、防风、大枣入砂锅，并加适量清水煎煮，先以武火烧沸，再以文火慢炖至牛肉烂熟，加入味精、精盐调味，食肉饮汤。

功效：益气固魄，调和营卫，祛风止汗。

适应证：适用于肺气虚卫外不固、营卫不和、魄失所养所致之神疲气短、体怯恶风、自汗、动则尤甚、易感冒等症者。

3. 人参五指毛桃白术粥

组成：人参10g，五指毛桃30g，白术15g，粳米各60g，大枣（去核）10枚。

制法服法：将人参、白术洗净，切片；五指毛桃洗净，加水2000mL，煮至1500mL，去渣后加入粳米和大枣煮粥，粥熟即成。

功效：健脾补肺，益气安魄。

适应证：适用于脾肺气虚、魄不安宁所致之食欲不振、神疲气短、怕风怕冷、遇风喷嚏、鼻痒流涕、慢性腹泻、大便溏等症者。

4. 太子参白芷防风银耳炖鹿肉

组成：鹿肉300g，银耳50g，太子参20g，白芷、防风各10g，生姜20g，清汤 1200g，白砂糖 1g，胡椒粉 1g，鸡精 3g，盐 3g。

制法服法：鹿肉切如蚕豆大小丁，氽过水捞出；银耳以温水泡发；太子参、白芷、防风洗净，姜切片。锅置火上，入鹿肉、太子参、白芷、防风、银耳、姜片及清汤，开大火烧沸，再以小火炖 50 分钟，入糖、胡椒粉、鸡精和盐即成。

功效：润肺补气，滋阴安魄。

适应证：适用于肺虚魄伤所致之面色萎黄、体虚、时有喷嚏流涕等症者，也可以用于过敏性鼻炎、慢性鼻炎的辅助保健。

5. 玉竹百合西洋参茶

组成：玉竹 20g，百合 10g，西洋参 5g，蜂蜜 15g。

制法服法：先将玉竹、百合与西洋参用沸水 600mL 冲泡 30 分钟。滤渣，待温凉后，加入蜂蜜拌匀即可。

功效：西洋参可益肺阴、补气养身；玉竹可滋阴润肺、养胃生津；百合滋阴润肺；蜂蜜可调补脾胃、缓急止痛、润肺止咳、润肠通便、润肤生肌、解毒。本品具有滋阴润肺、益气养魄的功效。

适应证：适用于因肺气阴虚、魄失所养而引起口干、咽干、鼻干、乏力、皮肤干燥、神经衰弱、健忘、精神恍惚症者，也可以用于儿童偏肺虚质的保健。

6. 虫草鸽子银耳汤

组成：鸽子 1 只，冬虫夏草 2g，水发银耳 20g，胡萝卜 100g，盐 4g。

做法：将鸽子洗净，剁块，氽水；冬虫夏草洗净；水发银耳洗净，撕成小朵；胡萝卜去皮，洗净，切小块备用。汤锅上火倒入水，放入鸽子、冬虫夏草、胡萝卜、水发银耳，调入盐煲至熟即可。

功效：此品具有滋养、补气、养肺、安魄的功效。

适应证：适用于儿童偏肺虚质、体质虚弱、产后体虚、反复呼吸道感染缓解期等保健。

7. 沙参玉竹哈密瓜汁

组成：哈密瓜 220g，沙参、玉竹各 10g，蜂蜜 30mL，豆浆 180mL。

制法服法：将哈密瓜洗净，去掉皮、去子，切成小块；沙参、玉竹洗净。在豆浆中加入蜂蜜，倒入榨汁机中搅拌均匀。将哈密瓜块、沙参、玉竹放入榨汁机，搅打成汁，去渣，即可饮用。

功效：此饮具有补肺润燥、清热防暑的功效。哈密瓜不仅是夏天消暑的水果，而且还能够有效防止皮肤被晒出斑来，配以蜂蜜食用，补肺润燥的功能更佳。

适应证：适用于肺阴虚、魄不安所致之口干、咽干、出汗多、乏力、神疲、懒言等症者，也可以用于夏季苦夏的儿童保健使用。患有脚气病、黄疸、腹胀、便溏、寒性咳喘以及产后、病后的人不宜多饮此款果汁；哈密瓜含糖较多，糖尿病患者应慎饮。

第五节 “志”病证之药膳食疗

1. 金樱子益智仁覆盆子粥

组成：金樱子30g，益智仁15g，粳米200g。

制法服法：将金樱子、益智仁洗净，入锅，加水500mL，置文火上蒸煮至300mL，去渣取汁，加入粳米，再添水600mL煮粥，熟后即可服用。

功效：收涩，固精，补肾，定志。

适应证：适用于肾气虚弱、志不安宁所致小便频数、遗尿、脾虚久泻等症者。

2. 黄精狗脊当归莲子党参母鸡汤

组成：黄精30g，狗脊15g，当归30g，莲子30g，党参30g，老母鸡1只，盐适量。

制法服法：老母鸡宰杀，去毛、肠杂，洗净，烫去血水；当归、莲子、党参、黄精、狗脊用纱布包好，与老母鸡同放入砂锅，加适量清水，武火煮沸后，转文火煮至鸡肉熟烂脱骨，加盐调味即可。吃肉喝汤，每周2次。

功效：补肝肾，益气血，养神志。

适应证：适用于肝肾不足、气血亏损、神志失养所致之心慌、心悸、头晕、耳鸣、健忘、麻木、眩晕等症者，也可以用于产后气血虚弱、产后抑郁、全身关节疼痛、肢体酸痛等。

3. 灵芝百合莲子银耳羹

组成：灵芝10g，百合15g，莲子20g，银耳20g，冰糖15g。

制法服法：将上述各味放入砂锅内，加水适量，以文火炖2～3小时，至银耳成稠汁，取出灵芝残渣即可服用。分3次服。

功效：滋阴补肾安志。

适应证：可治神志不安、失眠、梦多、记忆力衰减、健忘诸症。

4. 山药芡实黄精粥

组成：山药、芡实、黄精、韭菜各30g，粳米100g。

制法服法：山药捣碎；韭菜切末；黄精、芡实煮熟后捣碎。以上材料同粳米入锅同煮，粥熟即可，每周2次。

功效：壮阳补虚，强志益气。

适应证：适用于脾肾阳虚所致虚劳羸弱、精神萎靡不振、头晕、健忘、失眠、多梦、气短、乏力、泄泻日久等症者。

5. 韭菜籽肉苁蓉补骨脂锁阳豆腐羹

组成：肉末100g，韭菜籽、肉苁蓉、补骨脂、锁阳各15g，嫩豆腐300g，盐少许。

制法服法：韭菜籽、肉苁蓉、补骨脂加适量水，煎30分钟后，滤渣取汁；锅中放油，烧热后，倒入肉末煸炒，再倒入煎取的药汁，加入豆腐，翻炒，煮熟，加盐调味即可。

功效：温肾、固精、强志。

适应证：适用于肾阳虚者症见神志不振、腰膝酸软、夜尿频数、小儿遗尿、尿频等症者。

6. 核桃枸杞子茯苓蒸糕

组成：糯米粉100g，核桃25g，枸杞子、茯苓各15g，白糖适量。

制法服法：核桃切成小片，备用；茯苓洗净，打粉，备用；枸杞子洗净泡发。糯米粉、茯苓粉加糖水拌匀，揉成糯米饼备用。锅中加水煮开，将加了糖的糯米饼移入锅中，蒸约10分钟，将核桃、枸杞子撒在糕面上，续蒸10分钟至熟即可。

功效：本品具有柔肝养脾、补脑益志、润肠通便等功效。

适应证：用于脾肾亏虚、神志失养所致之健忘、神疲、乏力、失眠、多梦、头晕、耳鸣等症者。

7. 燕麦核桃仁黑米粥

组成：燕麦30g，核桃仁15g，黑米适量。

制法服法：黑米、燕麦淘洗干净备用；核桃仁压碎。锅置火上，倒入适量水烧开，加入燕麦后煮开，文火熬煮，加核桃碎、黑泥，煮开后加冰糖调味即可。

功效：粥中含丰富的磷脂和赖氨酸，燕麦可延缓衰老，核桃有润肺、补肾、壮阳、健肾等功能，是温补肺肾的理想滋补食品。

适应证：长期从事脑力劳动或体力劳动者，能有效补肾、补充脑部营养、健脑益志、增强记忆力。

8. 桂圆百合莲子益智仁炖鹌鹑

组成：桂圆20g，百合30g，莲子30g，益智仁10g，鹌鹑2只，生姜2~3片，红枣5颗。

制法服法：将鹌鹑宰杀后去毛和内脏，洗净；桂圆、百合、莲子、益智仁洗净。鹌鹑与桂圆、百合、莲子、益智仁同放碗内，加适量沸水，再上笼隔水炖熟，调味后饮汤食肉。

功效：此方可以养血补脑，益志安神。

适应证：对缓解老年痴呆、记忆力减退有一定的食疗作用。

9. 核桃熟地黄桂圆肉猪肠汤

组成：核桃仁60g，熟地黄20g，桂圆肉15g，红枣10颗，生姜5片，猪肠。

制法服法：核桃仁用开水烫，去衣；熟地黄、桂圆肉、生姜洗净；红枣（去核）洗净。猪肠洗净，汆烫，切成小段。把全部材料放入蒸锅内，加适量清水，文火隔水蒸3小时，调味即可。

功效：有健胃、补血、补肾、养志等功效。

适应证：用于神虚志亏所致之健忘、记忆力减退、神疲、乏力、失眠、多梦、易醒等症者。本药膳常食，可有效地补脑益智，缓解健忘症。

10. 益智仁石斛石菖蒲天麻炖牛肉汤

组成：益智仁30g，石斛15g，石菖蒲、天麻各10g，牛肉500g，生姜片、盐各适量。

制法服法：益智仁、石斛、石菖蒲、天麻洗净。牛肉洗净，切块，入沸水中汆去血水，捞出洗净。将益智仁、牛肉、天麻、生姜片一起放入炖盅内，加适量开水，隔水炖3小时，加盐调味即可。

功效：益智仁、石斛、石菖蒲、天麻与牛肉同煮，具有醒脑开窍益志、平衡大脑神经功能、改善脑部血液循环的功能。

适应证：尤其适宜用脑过度的人群食用。

11. 菟丝子黄精何首乌大米粥

组成：大米100g，菟丝子、黄精、制何首乌各20g，白糖、葱适量。

制法服法：大米淘洗干净，置于冷水中浸泡半小时后捞出沥干水分，备用；菟丝子、黄精、制何首乌洗净；葱洗净，切花。锅置火上，倒入清水，放入大米，以大火煮至米粒开，再加入菟丝子煮至浓稠状，撒上葱花，调入白糖拌匀即可。

功效：此粥有滋补肝肾、填精益髓、强阴、坚志之功效。

适应证：适用于肾气不足所致的神志疲乏，精神萎靡，小便频数等症者。

12. 杞精珍珠母炖鹌鹑

组成：鹌鹑1只，枸杞子、黄精、珍珠母各30g，盐、味精少许。

制法服法：将鹌鹑宰杀，去毛及内脏，洗净。枸杞子、黄精、珍珠母装鹌鹑腹内，加水适量。文火炖酥，加盐、味精适量调味即成。弃药，吃肉喝汤，每日1次。

功效：滋养肝肾，填精益志。

适应证：适宜于肝肾亏虚、神志不足所致之神疲、乏力、腰膝酸软、头晕、健忘、失眠、多梦等症者。

13. 地黄核桃沙苑子乌鸡

组成：雌乌鸡1只（重约1000g），生地黄、核桃、沙苑子各50g，白糖适量。

制法服法：将乌鸡宰杀，去毛、内脏，洗净，备用。生地黄、核桃、沙苑子洗净，生地黄切成条状，加白糖拌匀，装入鸡腹内。将鸡放置瓷盆中，隔水用小火蒸熟即成，分2日食用，吃肉喝汤。

功效：填精益髓，养脏益志。

适应证：适宜于用脑过度、脑髓不足、神志虚弱所致之头晕、耳鸣、记忆力衰减、腰膝酸痛、神疲、气短等症者。

14. 养元鸡子

组成：鸡蛋2枚，枸杞子20g，菟丝子15g，桑寄生10g，蜜炙黄芪10g。

制法服法：鸡蛋打入碗中备用。枸杞子、菟丝子、桑寄生、蜜炙黄芪放入砂锅中，加水适量，煎煮2小时。趁沸时滤取药汁，冲调蛋花，可依个人口味调以白糖或食盐。每晚睡前服1次。

功效：补肾健脑，强壮神志。

适应证：常服可治疗肾气亏虚、神志不足所致之儿童智力低下、全面发育落后，以及早衰、记忆力减退、神疲乏力等症者。

15. 益智健脑粥

组成：大米100g，核桃30g，干百合20g，莲子、黑芝麻60g，冰糖适量。

制法服法：核桃仁打碎成小粒。大米洗净，与核桃仁末、干百合、莲子、黑芝麻一起放入锅中，加入适量清水。武火煮沸后，改用文火炖煮，熟透成粥后，调入适量冰糖，搅拌均匀即可。佐餐食用，温服，每日2次。

功效：补虚滋阴，柔肝强肾，健脑益志。

适应证：尤其适用于思维迟钝，伴肾虚腰疼，腿脚软弱无力等症者。

16. 桑椹覆盆子桂圆苹果羹

组成：鲜红桑椹、桂圆肉各25g，覆盆子15g，苹果200g，冰糖适量。

制法服法：桑椹洗净，打碎成泥。桂圆肉、覆盆子、苹果洗净，均切成小丁。锅中加入适量清水，加入准备好的所有原料。用中火煮至桂圆肉熟软即可。每日1剂，分早、晚2次食用，连食10剂为1个疗程。

功效：健脑益志。

适应证：适用于学习繁重，记忆力衰减，易疲劳，注意力不集中的青少年。

17. 冬虫夏草洋参肉苁蓉枸杞茶

组成：冬虫夏草2g，西洋参片10g，肉苁蓉、枸杞各20g。

做法：将冬虫夏草研磨成粉末；将西洋参片、肉苁蓉、枸杞洗净备用。将冬虫夏草粉、西洋参片、肉苁蓉、枸杞一起放入杯中，冲入约500mL的沸水，静置数分钟后即可饮用。

功效：补益精气，强神益志，滋补肺肾。

适应证：经常用于治疗肾阳亏虚、神志不足所致之神疲乏力，精神萎靡不振等症；以及肺肾两虚引起的肺源性心脏病、慢性支气管炎、肺气肿等疾病，同时对于心律失常也有很好的保健效果。

18. 益智山药覆盆子乌药炖猪脬

组成：猪膀胱1个，益智仁（盐炒）、怀山药各60g，覆盆子30g，乌药10g，味精、精盐各适量。

制法服法：益智仁、怀山药、覆盆子、乌药烘干，共为细末，并用纱布袋装好，扎紧口。将猪膀胱划开，翻过洗净后翻回去，将药袋放入其中，入砂锅，加水适量。以武火烧沸，继之以文火炖至猪膀胱烂熟，拣出药袋，加入味精、食盐即成。吃肉饮汤，每日2次。

功效：温补肾阳，益志缩尿。

适应证：适用于肾阳亏虚、神志不足所致之遗尿、小便频数、小腹冷痛、腰膝酸软、量多等症者。

19. 益智仁枸杞子炙远志炒鳝段

组成：益智仁、枸杞子各20g，炙远志10g，笋片、黄瓜片各30g，水发木耳15g，黄鳝250g，植物油、酱油、盐、水淀粉、料酒、白糖各适量，鸡蛋1个，高汤少许。

制法服法：将益智仁、枸杞子、炙远志加入适量水煎煮两次，弃渣取汁；黄鳝洗净，去肠杂后剁成3cm长的段，放入碗内，加入水淀粉、蛋清、盐及少量药汁拌匀备用。锅中放入植物油，待油七分热时，下笋片、黄瓜片、水发木耳、盐，略为煸炒后盛起备用。另起油锅，将处理好的黄鳝段入油锅略加煸炒后，加入料酒、酱油、盐、白糖以及剩余的药汁，盖上锅盖煮沸煮透，加入笋片、黄瓜片，略微翻炒即可，每周1~2次。

功效：温肾、补脾、益志。

适应证：用于脾肾阳虚、志失温养所致之精神萎靡不振、健忘、情绪低落、腹冷腹痛、中寒吐泻、遗精、小便余沥、小儿遗尿、智力低下、全面发育落后等症者。

参考文献

[1] 袁珂．山海经校注［M］．上海：上海古籍出版社，1980：403.

[2] 王薛，滕晶．基于“形神统一”理论的中医五神探讨［J］．中医研究，2011，24（04）：1－3.

[3] 唐思诗．中医五神理论溯源及运用阐发［J］．广州中医药大学博士学位论文．

[4] 徐荣谦．儿童体质学［M］．北京：中国中医药出版社，2020，12：3－13.

[5] 潘肖珏，方磊等．自然医学概论［M］．武汉：湖北科学技术出版社，2018，4：42－43.

[6] 王叔岷．左传考校［M］．北京：中华书局，2007.

[7] 胡平生．孝经译注［M］．北京：中华书局，2009.

[8] 汪文绮．杂症会心录［M］．北京：中国医药科技，2011.

[9] 郝闻致，龚炼，薛飞飞等．中医魂本质初探［J］．中国中医基础医学杂志，2018. 24（12）：1656－1657.

[10] 张星平，刘在新，黄刚．根据失眠症状表现不同归属五脏辨识探析［J］．中华中医药杂志，2009. 14（5）：554－557.

[11] 石学敏．脑卒中与醒脑开窍［M］．第2版．北京：科学出版社，2015.

[12] 张大千．中国针灸大辞典［M］．北京：北京体育学院出版社，1988.

[13] 张奇文．中国灸法大全［M］．天津：天津科学技术出版社，1993.

[14] 贺普仁．针灸三通法临床应用［M］．北京：人民卫生出版社，2013.

[15] 周德安，等．周德安针灸六治［M］．北京：北京科学技术出版社，2016.

[16] 刘慧林，夏淑文．德高术精——周德安［M］．北京：中国中医药出版社，2016.

[17] 张智龙．针灸临床穴性类编精解［M］．北京：人民卫生出版社，2009.

[18] 曲生健．针灸学研读［M］．北京：人民卫生出版社，2015.

［19］郑魁山，等．郑氏针灸全集［M］．第2版．北京：人民卫生出版社，2017.
［20］李世珍，李传岐，李宛亮．针灸临床辨证论治［M］．第2版．北京：人民卫生出版社，2017.
［21］李世珍，李传岐．常用腧穴临床发挥［M］．第2版．北京：人民卫生出版社，2018.
［22］吴鎏桢．杨介宾教授学术思想述略［J］．陕西中医函授，1990，5：5～8.
［23］党文，水竹林，等．杨介宾教授针灸学术思想述要［J］．甘肃中医学院学报，1993，10（1）：39～41.
［24］肖延龄，杜元灏．论四海理论及其临床意义［J］．中国针灸，1999，8：495～496.
［25］幸孔进．四海理论的临床应用［J］．四川中医，2009，27（8）：118～119.
［26］武国富，任路．“气街”“四海”论治情志病［J］．中华中医药学刊，2012，30（3）：588～589.
［27］吕明庄．标本、根结、气街、四海理论在针灸临床上的应用［J］．贵阳医学院学报，1989，14（3）：221—222.
［28］吴丽红，何扬子．论四海理论与针刺治疗中风［J］．陕西中医，2007，28（10）：1361—1363＋1398.
［29］张登部，王安珍．略谈气街四海理论及其临床应用［J］．云南中医杂志，1988，9（2）：33—35.
［30］黄荣国．四海理论与针灸临床［J］．山东中医学院学报 1988，12（3）：18～20.
［31］王桐，刘炜宏．“标本气街”理论——针灸辨证论治的雏形［J］．中国中医基础医学杂志，2012，18（6）：650—652.
［32］谷忠悦．气街理论对针灸临床的指导意义［J］．吉林中医药，2007，27（2）：7—8.
［33］谷世喆．气街理论及应用［J］．北京中医药大学学报，1995，18（6）：19—21.

[34] 史勇，王之虹．四“气街”探幽［J］．中国中医基础医学杂志，2005，11（2）：142—143.
[35] 肖延龄，杜元灏．“六腑之气街”质疑［J］．天津中医，2000，17（1）：39—40.
[36] 何世鹰．标本、根结、气街理论及其临床应用［J］．宁夏医学杂志，1992，14（4）：253—255+218.
[37] 孙曙霞．论四海、气街、标本、根结［J］．上海针灸杂志，1996，15（3）：410—412.
[38] 郭海媚，陈波，陈泽林，等．浅析标本根结、气街四海理论在针灸临床取穴与配伍中的应用［J］．陕西中医，2019，40（8）：1112—1115.
[39] 谷世喆．论根结标本气街理论是经络学说的重要内容［J］．中国针灸，1996，9：45—49.
[40] 赵丽，江钢辉．气街理论探析［J］．辽宁中医药大学学报，2007，9（1）：53—54.
[41] 张登本．论“气街”［J］．现代中医药，2002，5：1—2.
[42] 李媛媛，雒成林，杨惠宇，等．针刺治神思想临床应用概况［J］．甘肃中医药大学学报，2020，37（6）：97—100.
[43] 石宇奇，王莹莹，王卫，等．“神”字穴临床应用规律探析［J］．内蒙古中医药，2016，12：58—59.